정신병 고위험군을 위한 인지행동치료

초발 삽화 정신병의 위험이 있는 사람들에 대한 인지행동치료

Mark van der Gaag, Dorien Nieman and David van den Berg 저

정도운 · 정성수 · 김성진 옮김

圖書出版 하나醫學社

CBT for Those at Risk of a First Episode Psychosis

Evidence-based psychotherapy for people with an 'At Risk Mental State'

by Mark van der Gaag, Dorien Nieman and David van den Berg

역자 서문

환각과 망상, 비논리적 사고, 와해된 행동 등의 증상이 있으면서 현실감을 잃게 되는 병을 우리는 정신병이라고 한다. 가장 대표적인 정신병은 조현병(Schizophrenia)이다. 19세기 후반 독일의 에밀 크레펠린(Emil Kraepelin)은 오랜 기간 정신병을 앓은 환자들을 관찰한 후, 만성적이며 퇴행적인 경과를 가진다는 사실을 인식하고 조발성 치매(dementia praecox)라 일컬었다. 이후 여러 학자들의 노력을 통해 현재의 조현병 진단 체계가 완성되었다. 또한 뇌영상 기술 등 과학기술이 발달하면서 조현병 환자의 뇌에서 나타나는 여러 변화들을 확인할 수 있었고, 이를 통해 조현병을 뇌의 질병으로 인식하게 되었다. 1950년대에 항정신병약물을 개발하면서 약물치료의 시대가 열렸고, 정신의학계는 지난 수십 년 동안 효능은 더 뛰어나면서 부작용은 더 적은 약물을 개발하여 정신병의 재발을 막고 삶의 질을 개선하려고 노력해왔다. 그럼에도 불구하고 조현병을 가진 환자들의 상당수가 증상이 호전된 후에도 병전과 같은 인지적 및 사회적 기능을 회복하지 못하고, 사회적 관계 및 직업활동에 어려움이 지속되는 등 조현병은 아직까지 현대의학으로 극복하지 못하는 질병으로 남아있다.

이런 흐름 속에서 1990년대 호주의 패트릭 맥고리(Patrick McGorry)등 일부 전문가들은 조기 정신병(early psychosis) 혹은 초발 삽화 정신병(first episode psychosis)에 대한 전문적 개입 방법과 효과를 연구해왔다. 또한 정신병의 초고위험(ultra high risk for psychosis) 상태를 정의하고 선별된 대상자들에게 적절한 정보를 제공하거나, 인지행동치료와 같은 심리치료를 시도하거나, 소량의 약물치료 등의 개입을 통해 그들이 정신병으로 진행되는 것을 예방하는 시도를 해왔다. 연구 결과 조기 정신병 개입을 통해 증상 발생 이후 최초 치료를 받을 때까지의 기간(duration of untreated psychosis, DUP), 입원률, 재발률 등을 줄이고, 환자의 기능 향상을 가져올 수 있다는 사실을 알게 되었다.

역자들은 그 동안 정신건강의학과 전문의로 정신병 환자들을 치료해오면서 시대의 변화와 함께 대중들이 정신질환을 대하는 양상이 바뀌고 있음을 실감하게 되었다. 과거에는 정신병을 앓고 있음에도 불구하고 질병을 숨기려 하거나 신병이라고 여겨 굿이나 천도제 등을 하면서 적절한 치료 시기를 놓쳐버려, 증상이 매우 심해지거나 치료 이후에도 기능 장애가 현저히 남아 정상적인 사회생활을 영위하기 어려운 경우가 많았다. 그러나 오늘날에는 인터넷이나 책을 비롯한 여러 매체를 통해 다양한 정보를 손쉽게 접하고 때로는 자가평가를 해보고 진료를 받으러 오는 경우가 많다. 이들 중에는 증상이 생긴지 수일 밖에 되지 않았거나 아직은 임상적 진단을 내릴 정도가 아닌 고위험 정신 상태인 경우도 있다. 이런 경우 약물치료의 부작용에 대한 부담 없이 조기 개입할 수 있는 인지행동치료는 매우 매력적인 선택이 될 수 있을 것이다.

이 책은 네덜란드의 심리학자인 Mark van der Gaag, Dorien Nieman, David van den Berg 등이 저술한 초발 정신병 위험에 처한 사람들을 위한 인지행동치료(CBT for Those at Risk of a First Episode Psychosis)를 번역한 것이다. 이 책에 소개된 다양한 사례들이 환자들의 이해를 돕는 데 큰 도움이 되며, 다양한 인지행동치료 기술과 자료들 또한 전문가들이 임상 현장에서 활용하는 데 많은 도움이 될 것 같아 번역서를 출간하기로 결정하였다.

이 책이 출판되기까지 여러 분들의 도움을 받았다. 우선 함께 공부하면서 번역의 기틀을 마련해준 인제대학교 부산백병원 정신건강의학과 김현정, 임지섭, 김임규, 김정민, 강은찬, 김연수, 이상민, 주현빈 선생님께 깊은 감사의 마음을 전한다. 또한 출판을 허락해주시고 번역을 마칠 때까지 오랫동안 기다려주신 하나의학사 오무근 대표님께 감사의 마음과 죄송한 마음을 함께 전한다. 끝으로 텍스트 위주의 번역본을 독자들의 입장에서 쉽게 이해될 수 있도록 아름답게 편집해서 한 권의 책으로 만들어 주신 편집부 스태프 선생님들께도 이 자리를 빌어 깊은 감사를 전하고 싶다.

이 책을 번역하는 과정에서 독자들이 이해하기 쉽도록 번역하려고 노력을 기울였으나 전문적인 용어와 생소한 용어로 인해 다소 어렵게 느껴질 수도 있을 것 같다. 이는 모두 역자들의 부족함의 소치라고 너그러이 이해해주시기를 당부 드린다. 조현병 등 정신병을 앓고 있는 당사자나 가족들이 겪는 어려움과 절망, 사회적 낙인과 차별은 말로 표현하기 어려운 고통일 것이다. 이 부족한 역서가 그들의 고통을 경감시켜주고 다른 사람들과 더불어 살아갈 수 있도록 질병에서 회복하는 데 조금이라도 기여할 수 있으면 더 없이 좋겠다. 또한 다양한 분야에서 헌신하시는 정신보건전문가들이 손쉽게 이용할 수 있는 도구로 널리 활용되기를 바란다.

정도운 · 정성수 · 김성진

초발 삽화 정신병의 위험이 있는 사람들에 대한 인지행동치료

조기 개입으로 심각한 정신 질환을 예방할 수 있을까?

정신 질환은 일반 인구에서 높은 유병률을 가지며, 청소년기나 젊은 성인기에 대부분 시작된다. 조기 개입은 보통 향상된 예후를 가지게 된다. 이 책은 새롭게 개발된, 증거-기반의 인지행동적 개입에 대해 기술하였고, 이는 임상가들에 의해 정신병 및 다른 중증 정신 질환의 전구 증상들을 치료하기 위해 사용될 수 있다. *초발 삽화 정신병의 위험이 있는 사람들에 대한 인지행동치료*는 초발 삽화로의 이행 가능성을 줄이고 회복에 대한 가능성을 높이는 상세하고 새로운 정신치료를 제공한다. 이는 다음이 포함된다:

- 정신병전 증상들에 대한 정신의학적교육;
- 정신병의 발병과 관련이 있는 것으로 알려진 심리적 과정들에 대한 문헌 고찰;
- 포괄적인 지침서-수많은 임상적 삽화가 예시된-이는 정신병의 발병 위험성이 증가된 도움을 필요로 하는 대상자들을 치료하기 위해 사용될 수 있다;
- 치료와 교육에 사용되는 온라인 자원 및 연습들을 연결;
- 이 새로운 정신치료를 검토한 다기관 무작위 임상 시험에 대한 기술.

저자들의 방대하게 집합된 경험 및 전문 지식은 정신 건강 관리에 종사하는 임상가 뿐 아니라 학생들, 조현병 및 다른 중증 정신 질환의 예방에 흥미를 가지고 있는 강연자나 연구자들에게 귀중한 자료가 될 것이다.

Mark van der Gaag는 암스테르담 VU 대학의 임상 심리학 교수이며, 헤이그의 파르나시아 정신 기관에서 정신병 연구 책임자를 맡고 있다.

Dorien Nieman은 암스테르담 대학 병원 정신건강의학과의 임상 및 연구 심리학자이다.

David van den Berg는 헤이그, 파르나시아 조기 발견 및 개입 팀의 건강관리 심리학자이다.

목 차

그림 목차

표 목차

서 문

Patrick McGorry

지난 20년 동안 정신병에 대한 조기 개입 전략의 극적인 변화를 목격할 수 있었다. 이러한 패러다임의 대전환은 21세기 정신건강관리의 진전과 개혁을 인도하고 유지하기 위한 근거 기반을 개발하는데 전념하고 있는 국제적인 임상가들과 연구자들의 집단에 의해 주도되었다. 이 훌륭한 문헌의 저자들은 그 집단의 선도자 중 하나이며, 이 개혁 과정의 가장 중요한 특징들을 모두 보여준다. 치료적 관계에 깊은 뿌리를 두고 혁신적인 생각들을 그려내면서, 그들은 정신병의 가장 이른 임상 단계–'위험한 정신 상태' 또는 질환의 전구기–에서 사람들을 치료할 수 있는 새로운 지식과 기술들을 개발하고 검증하기 위해 과학적 연구 방법들을 사용해왔다.

해리 스택 설리반과 같은 조현병 분야의 초기 선지자들부터 그 이후 세대의 임상가들은 잠재적인 중증 정신 질환들이 일반적으로 갑자기 발생하지는 않는다고 이해했다; 오히려, 그것들은 '일상 생활에서의 문제'와 구별하기가 어려울 수 있는 시기인 경한 초기 단계로부터 어느 사이엔가 나타났다. 그들은 문제의 첫 신호에 개입함으로써 명백한 정신병의 시작이 지연될 수 있거나 심지어 예방될 수 있다는 희망을 제시하였고, 이것이 이 질환들의 영향을 줄이기 위한 핵심 전략이 될 것이다. 좀 더 현대적으로 표현하자면, 이것은 질병의 수정 또는 '선제적' 정신의학을 나타내며, 잠재적으로 심각하거나 지속적인 모든 질환에서 찾아볼 수 있다.

1990년대 초반의 '위험한 정신 상태' 또는 'UHR'(초고위험) 상태의 실무적 정의는 정신병에 대한 초기 위험이 매우 정확하게 예측될 수 있음을 보여줌으로써, 연구자들이 위험을 줄이기 위한 개입들을 만들고 연구할 수 있도록 해주었다. 만성 조현병에서 지속적인 정신병적 증상들에 대해 놀라운 효과가 있는 것으로 나타난 인지행동치료는 그것의 안전성과 수용성 때문에 환자들의 가장 초기 단계에서 시험해 볼 수 있는 명백한 후보였다. 인지행동치료는 여러 번의 시험에서 효과적인 것으로 나타났으며, 초고위험 환자들에게 일차 치료로 제공되어야 한다는 결과가 나왔다. 저용량 항정신병약물들은 일반적으로 약물과 관련된 위험성들의 증가 때문에, 정신사회적 개입에도 불구하고 지속되며 완전한 역치 부근의 정신병이 발생할 때까지 사용이 유보된다.

이 귀중한 자료는 이 분야의 상황을 잘 정리했으며, 이러한 형태의 임상적 개입에 대해 어떻게 접근하는지를 알려준다. 이것은 조기 개입에 대한 증거 기반 접근에서 핵심 요소이며, 시간이 지날 수록 그 중요성이 증가한다. 저자들은 이 중대한 단계에서의 개입들을 공식화하고, 제작하며, 안전하게 전달하는 것에 대해 일련의 중대한 기여를 했다; 또한, 이러한 치료를 필요로 하는 환자들의 풍부한 표본에게 접근하는 방법에 있어서도 많은 공헌을 했다. 환자와 가족 뿐만 아니라 전 세계의 새로운 세대의 임상가들은 이 매우 재능 있는 저자들의 헌신과 기술에 대해 진심으로 감사해야 할 많은 이유가 있다.

약 어

ABCs	유발 사건, 믿음 그리고 결과 (activating event, beliefs and consequences)
ACC	전방 대상 피질(anterior cingulated cortex)
ADHD	주의력 결핍 및 과잉 행동 장애 (attention deficit and hyperactivity disorder)
ARMS	위험한 정신 상태(At Risk Mental State)
BADE	불확증적 증거에 반하는 편향(bias against disconfirmatory evidence)
BAI	Beck 불안척도(Beck Anxiety Inventory)
BDI	Beck 우울척도(Beck Depression Inventory)
BLIPS	단기 제한의 간헐적 정신병적 증상 (brief limited intermittent psychotic symptoms)
BSABS	기본 증상들의 평가를 위한 Bonn척도 (Bonn Scale for the Assessment of Basic Symptoms)
BSABS-P	기본 증상-예측 항목의 평가를 위한 Bonn척도 (Bonn Scale for the Assessment of Basic Symptoms-Prediction list)
CAARMS	위험한 정신 상태에서의 포괄적 평가 (Comprehensive Assessment of At Risk Mental States)
CBM	인지 편향 수정(cognitive bias modification)
CBT	인지행동치료(cognitive behavioral therapy)
DSM	정신장애의 진단 및 통계 편람 (Diagnostic and Statistical Manual of Mental Disorders)
DUP	증상 발생 이후 최초 치료를 받을 때까지의 기간 (duration of untreated psychosis)
EDIT	조기 발견 및 개입 팀(Early Detection and Intervention Team)

EF	실행 기능(executive functioning)
ESP	초감각적 지각(extrasensory perception)
FEP	초발 정신병(first episode psychosis)
fMRI	기능적 자기공명영상 검사(functional magnetic resonance imaging)
GAF	전반적인 기능 수준(Global Assessment of Functioning)
GP	일반의(general practitioner)
JTC	비약적 결론(jumping to conclusions)
MANSA	삶의 질에 대한 맨체스터 단기 평가 (Manchester Short Assessment of Quality of Life)
MC	운동 피질(motor cortex)
MCT	메타인지 훈련(metacognitive training)
NAcc	측좌핵(nucleus accumbens)
NNT	치료가 필요한 환자 수(number needed to treat)
OCD	강박장애(obsessive-compulsive disorder)
OCS	강박 증상들(obsessive-compulsive symptoms)
PANSS	양성 및 음성 증후군 척도(Positive and Negative Syndrome Scale)
PFC	전전두 피질(prefrontal cortex)
PQ	전구 설문지(Prodromal Questionnaire)
PRIME	위험 인식, 관리, 교육을 통한 예방(Prevention through Risk Identification, Management and Education)
PSYRATS	정신병적 증상 평가 척도(Psychotic Symptom Rating Scales)
PTSD	외상 후 스트레스 장애(post-traumatic stress disorder)
RCT	무작위 대조군 연구(randomized controlled trial)
SC	감각 피질(sensory cortex)
SCAN	신경정신과적 임상 평가를 위한 일정 (Schedules for Clinical Assessment in Neuropsychiatry)
SIAS	사회적 상호 작용 불안 척도(Social Interaction Anxiety Scale)
SIPS	전구 증후군에 대한 구조적 면담 (Structured Interview of Prodromal Syndromes)
SMA	보조 운동 영역(supplemental motor areas)

SMART	구체적인, 측정 가능한, 달성할 수 있는, 관계된, 시간 안에 끝낼 수 있는 (Specific, Measurable, Attainable, Relevant and Time bound)
SOFAS	사회기능 및 직업기능 평가척도 (Social and Occupational Functioning Assessment Scale)
TAU	통상적인 치료(treatment as usual)
UHR	초고위험(ultra high risk)
VP	배쪽 창백(ventral pallidus)
VTA	복측피개 영역(ventral tegmental area)

소 개

저자들은 조현병 환자들 곁에서 수년간 일해왔으며, 이 질환이 그들의 삶과 가족 및 친구들의 삶에 끼치는 끔찍한 영향을 보았다. 우리의 환자들 중 거의 대부분에서, 조현병은 알려지지 않은 병인과 변함없는 유병률 및 장애를 초래하는 결과를 가진 정신 질환으로 남아있다. 다양한 치료들, 특히 약물학적 치료는 평생 장애를 가지게 되는 이 질환의 경과를 개선시키는 것을 목표로 시도되었다(Lieberman et al., 2005). 하지만, 증상적 및 기능적 결과 모두에서 여전히 최선의 상태와는 거리가 멀다.

최근에 일부에서는, 조현병이 신경퇴행성 질환으로 분류되는 대신에 병의 후기 단계로서 초발 및 재발 정신병적 삽화를 가진 신경발달성 질환으로 간주된다(Insel, 2010). 이 새로운 개념에도 불구하고, 대부분의 환자들이 겪는 직장/학교에서의 기능 저하와 사회적 관계의 감소에 대해서는 근본적인 메커니즘이 알려져 있지 않다. 정신병에서 사회적 기능의 부족은 질환의 초기에 나타나기 쉽고 심지어 전구기에도 나타날 수 있으며, 만성화 될 수 있다(Carpenter and Strauss, 1991).

정신병 발병의 가능성이 있는 위험한 정신 상태(ARMS)의 젊은 사람들에 대한 연구는 조현병의 병인학과 관련된 발달 메커니즘을 밝히기 위한 유망한 접근법이다. 정신병은 일반적으로 대상자가 가끔 목소리를 듣거나 때때로 편집적 발작을 겪는 등의 경한 정신병적 증상들을 경험하는 것에서 수 개월(또는 심지어 수 년) 후에 나타난다. 비록 이러한 증상들을 가진 대상자들에서 초발 정신병으로의 이행 위험성이 증가하지만, 정신병은 미리 피할 수 없다. ARMS에 대한 연구는 우리가 정신 건강 관리에 중요한 영향을 가지는 예방 전략들을 개발할 수 있게 한다. ARM 단계에서의 개입은 정신병이 시작된 이후의 개입보다 더 효과적일 수 있다. 왜냐하면 대상자들이 신경생물학적 및 정신사회적 손상이 덜해서 더 치료에 잘 반응하는 질환 단계이기 때문이다.

우리 기관에서는 ARMS 대상자들을 인지행동치료(CBT)로 치료해왔으며, 대상자들이 그들의 증상에 대한 정신의학적교육에 매우 관심이 있다는 것을 알게 되었다; 이것은 종종 정상화와 사회적 기능의 향상으로 이어진다. 비록 소수의 ARMS 대상자들만이 결국 초발 정신병적 삽화를 겪지만, 거의 모든 ARMS 대상자들은 그들이 미쳐버리고 도움을 필요로 하게 될 까봐 두려워한다. 인지 편향들(예: 비약적 결론, 위협에 대한 선택적 주의, 부정적 기대 편향)은 ARMS 증상들의 경과에 부정적인 영향을 미치며, 초발 정신병의 시작에 중요한 역할을 하는 것으로 보인다(Moritz and Woodward, 2007a, 2007b). 따라서, 2008년에 우리는 ARMS 대상자들의 인지 편향들과 ARMS 증상의 재앙적 해석들을 목표로 새롭게 개발된 CBT의 효과를 조사하기 위해서 무작위 대조군 연구를 시작하였다.

French와 Morrison에 의해 기술된 기본 CBT 기술들이 우리 지침서의 기초를 형성하는데 사용되었다(French and Morrison, 2004). 하지만, 우리는 인지 편향과 지각 및 추론에서 도파민 초민감성의 효과에 대한 자세한 정신의학적교육까지 프로토콜을 확대했다. 게다가, 우리는 증상 및 행동에 대한 인지 편향들의 효과를 설명하기 위해 ARMS 집단을 대상으로 특별하게 개발된 많은 훈련들을 추가하였다.

책의 첫 번째 부분(1~5장)은 입문적인 주제를 다룬다. 1장은 ARMS 개념의 배경을 설명한다. 2장에서는 ARMS 집단에 포함되게 되는 진단적 과정의 개요와 ARMS 진단 기관의 설립 가능성에 대해 간략한 소개를 제공한다. ARMS는 종종 인지되지 않고 잘못 치료될 수 있기 때문에, ARMS 대상자들을 위한 진단 및 치료 기관을 설립하는 것은 대단한 임상적 가치가 있을 수 있다. 3~5장은 이러한 ARMS 환자들의 기이한 경험들과 인지 편향들의 과학적 및 임상적 배경이 기술된다.

이 책의 두 번째(6장) 및 세 번째 부분들(7~8장)은 더욱 세부적인 내용들을 다룬다. 6장에서 우리는 새롭게 개발된 CBT의 효과를 보여주는 무작위 대조군 연구를 기술했다. 7장은 우리가 연구에 사용했던 지침서를 기술하였다. 게다가 우리는 치료자들을 위한 실용적인 조언들 뿐 아니라 실제 상황에서 지침서의 사용을 명확히 할 수 있게 해주는 설명적 대화들을 포함시켰다. 환자를 위한 지침서와 관련된 부분들은 페이지 우측에 검은 선으로 표시를 하였다. 기본 지침서(부가적인 내용이 없는)는 본 CBT에서 사용되는 서식들 및 다른 유용한 자료들과 함께 이 책과 관련된 웹사이트에서 구할 수 있다(www.routledge.com/9780415539685). 마지막으로, 8장은 지침서로 치료한 전형적인 ARMS 대상자들의 (익명) 사례 예시들을 보여준다.

우리는 이 책 및 관련 웹사이트가 ARMS 환자들에게 안전하고 근거-기반의 치료를 선택하고자 하는 정신 건강 관리에 종사 중인 심리학자, 정신치료자, 그리고 정신과 의사들에게 도움이 되기를 바란다.

1부
이론과 근거

1장

위험한 정신 상태(At Risk Mental State, ARMS)란 무엇인가?

대부분의 조현병 환자들은 전구기를 거치면서 우울, 불면, 초조, 인지저하, 사회적 및 직업적 기능 저하 등의 문제를 경험한다. 게다가, 준임상적 수준의 정신병적 증상을 경험할 수도 있다. 돌이켜보면, 이러한 특징들이 초발 정신병적 삽화의 발생에 대한 전구증상으로 생각된다.

전구기의 특징들 중 상당수는 비특이적이어서, 정신병 발병의 단일 예측인자로 사용될 수 없다. 예를 들어 우울 기분을 경험한 사람들의 경우, 우울은 초발 삽화들의 전구 증상으로 앞서 나타날 수 있지만 이들에게서 우울 기분이 반드시 정신병적 상태로 이어지는 것은 아니다. 이러한 이유로, 재발을 예측하는 것은 매우 어려우며 초발 정신병적 삽화로의 이행을 예측하는 것은 더욱 더 어렵다고 볼 수 있다. 정신병으로의 이행을 예측하기 위한 최고의 전략은 초발 정신병 발병에 있어 초고위험 상태의 대상자들을 추적관찰하는 것이다. 최근의 국제적인 합의에 따르면, 초고위험 대상자들은 4가지 집단으로 구분되며(McGorry, Yung and Phillips, 2003; Miller et al., 2003; Yung et al., 2005), 이들 집단에 속한 개개인들이 위험한 정신 상태(ARMS)에 속한다고 볼 수 있다.

1. 유전적 집단: 분열형 인격 장애 또는 정신병 환자의 일촌과 같이 유전적으로 타고난 집단

2. 역치하 빈도 집단: 준임상적 정신병적 증상이 적절한 강도와 낮은 빈도로 존재하는 집단
3. 역치하 강도 집단: 준임상적 정신병적 증상이 낮은 강도와 적절한 빈도로 존재하는 집단
4. 단기 제한의 간헐적 정신병적 증상(brief limited intermittent psychotic symptoms, BLIPS): 7일 미만의 기간 동안 화려한 정신병적 증상들을 지니나, 항정신병약물 같은 외부적인 중재가 없이 완화에 도달함

위에 기술된 기준 외에도, 사회기능 및 직업기능 평가척도(Social and Occupational Functioning Assessment Scale, SOFAS)(Goldman, Skodol and Lave, 1992)로 평가한 사회적 기능에서의 장애도 존재해야 한다.(예: 최근 12개월 이상의 기간 동안 사회기능 및 직업기능 평가척도 점수가 50점 이하, 지난 해에 적어도 1개월 동안 사회기능 및 직업기능 평가척도 점수의 30%가 저하)

ARMS에서 정신병의 발생률은 어떠한가?

위험한 정신 상태에서 명백한 정신병으로의 이행률은 상대적으로 넓은 범위를 가진다. 초기의 연구들은 높은 이행률을 보고하였으나(약 40%; McGorry, Yung and Phillips, 2003; Miller et al., 2003), 최근의 연구들은 좀 더 낮은 이행률을 보였다(7–20%; Ruhrmann et al., 2010). 오스트레일리아 그룹에서는 수년 간 이행률이 감소해왔고, 연구자들은 이를 향상된 보건 시스템이 예전에 비해 위험한 정신 상태의 대상자들을 조기에 발견하였기 때문인 것으로 보았다(Yung et al., 2007). 이는 초기 전구기(early prodromal state)에 더욱 효과적인 치료를 할 수 있으며, 이행률의 감소도 가져올 수 있기에 임상적 이득을 제공할 수 있다. 낮은 이행률에 대한 다른 설명으로는 연구 표본에 상당 부분의 '위양성'이 포함되었다는 것이다. 위양성은 대상자가 정신병 발병의 위험성을 가지는 것으로 추측되나, 실제로 초발 정신병이 발병하지 않은 것을 의미한다.

표 1.1은 여러 연구들에서 보고된 이행률을 보여준다(출판연도: 2002–2012). 최근의 메타 분석에서는 6개월 후 18%; 1년 후 22%; 2년 후 29%; 3년 후 36%의 이행률을 보고했다(Fusar-Poli et al., 2012).

표 1.1 초고위험 연구들에서의 이행률

제1저자 및 출판연도	*환자 수(명)*	*추적 기간(월)*	*이행률(%)*	*초기 1년간 이행률(%)*
Miller 2002	13	6 및 12	46 및 54	54
Yung 2003	49	12	41	41
Lencz 2003	37	6	27	
Mason 2004	74	26	50	23
Yung 2004	104	12	35	
Haroun 2006	50	12	13	13
Yung 2006	119	6	10	
Lemos 2006	30	12	27	27
Lam 2006	62	6	29	
Riecher Rossler 2007	50	12	23	23
Yung 2008	292	24	16	8
Cannon 2008	291	30	35	14
Nieman 2009	72	36	25	8
Riecher Rossler 2009	64	평균 5.4년	34	29
Ruhrmann 2010	245	18	15	7
Demjaha 2012	122	24	15	11
Ziermans 2011	72	24	13	10
Bechdolf 2012 control group	65	24	20	17
Addington 2011 control group	24	18	13	13
Morrison 2012a control group	144	24	9	7
Van der Gaag 2012 control group	99	18	22	20
Mean				19

정신병 유사 경험들의 유병률 및 발생률

정신병적 특징들은 일반 인구에서 드물지 않다. 미국 대상자들의 24.8%(5877명)(Kendler, Gallagher, Abelson and Kessler, 1996), 네덜란드 대상자들의 17.5%(7076명)(van Os, Hanssen, Bijl and Vollebergh, 2001), 독일 대상자들의 17.5%(2548명)(Spauwen, Krabbendam, Lieb, Wittchen and van Os, 2003)에서 하나 이상의 정신병

적 증상이 발견되었다. 출생코호트 연구에서는 25%(761명)가 적어도 하나의 정신병적 증상을 가진다고 보고되었다(Poulton et al., 2000). 영국-독일-이탈리아 사람을 대상으로 한 연구에서는, 입면 및 출면 환각을 포함할 경우 38.7%(13,057명)까지 증가한다(Ohayon, 2000).

일반 인구에서 드문 질환을 발견하는 것은 어려운 일이다. 준임상적 정신병적 증상의 발생률은 정신병의 발생률보다 약 100배나 높다(Hanssen, Bak, Bijl, Vollebergh and van Os, 2005). 네덜란드의 NEMESIS 코호트(7,076명)를 이용한 모집단기반 조사에서는 대상자의 18.1%가 하나 이상의 정신병적 증상을 가진다고 스스로 보고한 반면에 0.4%가 비정동성 정신장애, 1.1%가 정동성 정신장애를 가지고 있었다. 하나 이상의 정신병적 증상을 가진 집단에서 3년이 지난 후 84%의 대상자가 더 이상 증상을 보이지 않았다. 대상자의 8%는 정신병의 진단기준에 맞지 않으면서 지속적인 정신병적 증상을 보였으며, 나머지 8%는 정신병적 증상으로 인한 치료를 필요로 하는 더욱 심각한 상태로 발전했다.

정신병으로의 공통경로에서, 심리적 평가 과정들은 중요한 역할을 하는 것으로 보인다. 증상에 대한 부정적인 감정적 평가가 정신병으로의 이행에 앞서 이루어진다(Hanssen et al., 2005). 게다가, 이차적 망상적 믿음 및 평가가 있을 때 준임상적 환각들이 명백한 정신병으로 발전하는 발생률이 더 높아진다(Krabbendam et al., 2004).

NEMESIS 연구에서, 자가-평가한 증상들은 전문가의 판단을 통해 타당성이 검증되었다. 대상자의 37%에서 전문가들은 증상이 존재하지 않는다고 판단했다. 자가-평가가 증상들을 과대 평가할 수 있다는 것을 인식하는 것은 매우 중요하다. 하지만, 전문가들이 자가-평가한 증상들을 저평가한 위양성 대상자들에서도 3년 후 높은 비율에서 정신병의 발생이 확인되었다(OR=19.2). 물론, 진양성에서는 훨씬 높은 비율로 정신병이 발생했다(OR=77.1)(Bak et al., 2003).

접근적 전략

준임상적 증상들은 일반 인구에서 흔하게 존재하고 이들 증상들의 대부분은 자발적으로 사라지므로, 예방적 개입은 신중해야 한다. 정신병으로 발병하지 않을 너무 많은 위양성 대상자들이 불필요한 치료를 받을 수 있다. 위양성의 숫자를 줄이기 위해, 평가되는 표본이 풍부해야만 한다.

풍부함은 위험 인자들의 조합: 접근적 전략을 통해 얻어질 수 있다. 예를 들어, 하나의 정신병적 증상을 경험한 대상자가 2년 안에 정신병으로 발병할 위험성은 8%이며, 조현병의 가족력을 가진 대상자가 2년 안에 정신병으로 발병할 위험성은 단지 1%이다. 하지만, 위의 두 가지 위험 인자가 조합된 경우, 2년 안에 정신병으로 발병할 위험성은 25%이다.

이러한 위험성의 증가는 또한 다른 위험 인자들의 조합에서도 나타난다(van Os and Delespaul, 2005):

준임상적 증상과 동반된 고통 및/또는 도움 추구	14%
준임상적 증상과 동반된 우울 기분	15%
준임상적 증상과 동반된 사회적 기능의 장애	16%
두 개 이상의 준임상적 증상	21%
두 개 이상의 준임상적 증상과 동반된 우울 기분	40%

어리고 도움을 필요로 하는 사람들을 선별하기 위해서는 자가-평가 도구를 이용하고, 정신병적 및 위험한 소집단을 발견하기에 '최적 표준'인 위험한 정신 상태에서의 포괄적 평가(Comprehensive Assessment of At Risk Mental States, CAARMS) 면담을 시행하는 것이 필요하다. 초고위험 집단은 축 1 장애 및 정신병 유사 경험들과 동반된 일부 고통을 갖고 있는 어린 사람들로 구성된다. 이 집단은 이론상 2년 안에 15-25%가 이행될 위험성을 내포하고 있다.

도움을 필요로 하는 ARMS 대상자들에서 정신병의 위험성은 어떠한가?

도움을 필요로 하는 인구에서는, 1년에 59.2%의 환자들이 완화되었으며, 13.5%는 명백한 정신병으로 이행되었고, 27.3%는 지속적인 준임상적 증상을 가졌다(Simon et al., 2009). 일반 인구와 비교해보면, 이행되는 환자의 수가 거의 두 배이며, 지속적인 준임상적 양성 증상을 가지는 환자는 세 배 이상인 것으로 나타났다. 2년 간의 기간 동안, 어떤 개입을 통해서 완화되지 않은 환자들의 수를 40%에서 20%로 감소시킬 수 있다면 이는 가치 있는 개입으로 여겨질 것이다. 이행되는 것의 비용적 측면을 고려해 볼 때, 조현병은 높은 입원 비용과 지속적인 직업적 장애 및 장애 연금으로 인한 손실로 일생에 걸쳐 매우 금전적으로 희생이 큰 상태이기에 완화율의 증가는 비용효과적일 수 있다.

윤리적 문제

예방적 개입의 주요 문제는 불필요하게 치료를 받는 사람들의 수에 있다. 이는 불완전한 치료(약 50%의 성공률)와 항정신병약물 등에 의한 부작용을 고려할 때 특히 문제가 된다. 최소한의 요구사항은 정신병으로의 이행률이 25% 이상으로 확인된 대상자이며, 개입을 통해 이행의 50%를 감소시킬 수 있다. 이 경우 치료가 필요한 환자 수(number needed to treat, NNT)는 10으로 확인되며, 개입이 받아들여질 수 있는 것으로 고려된다. 집단이나 개인이 그들 스스로 도움을 필요로 할 경우, 불필요한 치료와 관련된 반대 의견은 더 이상 타당하지 않다.

2장

ARMS 대상자들을 어떻게 확인할 수 있을까?

ARMS 대상자들을 확인하는 것의 중요성

많은 연구들에서 초발 정신병 환자들의 장기적 예후와 관련하여 '증상 발생 이후 최초 치료를 받을 때까지의 기간(duration of untreated psychosis, DUP)'의 중요성이 보고되었다(Drake, Haley, Akhtar and Lewis, 2000; Large, Nielssen, Slade and Harris, 2008; Larsen et al., 2011; Melle et al., 2008). 긴 DUP를 가진 환자들은 첫 발병 때 더욱 심각한 증상을 보였으며, 항정신병약물에 대한 반응의 감소와도 관련이 있는 것으로 나타났다(Perkins, Gu, Boteva and Lieberman, 2005).

DUP를 평가한 이전의 연구들에서는 넓은 범위의 중간값과 평균값이 보고되었다. Marshall 등은 체계적 문헌고찰을 시행하였으며, 26개의 연구들을 통해 DUP의 평균값이 103주인 것으로 확인했다(Marshall et al., 2005). 더 최근의 문헌고찰에서는 24개의 연구들의 분석을 통해 DUP의 중간값이 21.6주라고 보고했다(Anderson, Fuhrer and Malla, 2010).

Northwick Park 연구에서는 정신병의 초기 단계에서 적절한 관리가 이루어지지 않으면, 결국 빈번하게 경찰과 관련되는 위기상황에 다다를 때까지 악화가 지속된다고 했다(Johnstone, Crow, Johnson and MacMillan, 1986). 정신적 증상이 매우 심각한 환자들은 비자발적으로 입원될 수 있다. 하지만, 이러한 입원들은 외상 후 스트레스 장애(post-traumatic stress disorder, PTSD)를 일으킬 수도 있다(Frame and Morrison, 2001; McGorry et al., 1991). 정신병을 겪는 동안, 대상자들은 종종 일을 할 수 없으며 사회적으로 고립된다. 환자들은 그들의 병에 대한 병식이 부족하고 가족 및 친구들과 멀어진다. 돌이켜보면, 전구기라고 불리는 명백한 정신병의 시작 전 시기는 5년까지 지속될 수 있다. 미래적 관점에서, 이 시기는 ARMS 기간이라고 불리는데, 모든 ARMS 대상자들이 정신병으로 이행되지는 않기 때문이다.

ARMS 기간 동안, 대상자들은 종종 뭔가 잘못되었다는 것을 알아차린다. 그들은 미쳐 버릴까 봐 두려워할 수도 있다. ARMS 대상자들은 이렇게 말할 수 있다: '가끔 누가 나를 따라오는 것 같지만, 그렇지 않다는 걸 알아', 반면에 정신병 환자는 이렇게 말한다: '누가 나를 따라온다'. 만약 대상자가 병식과 병에 대한 관심을 여전히 가지고 있다면, 개입이 더 쉬워질 것은 분명하다. 게다가 ARMS 대상자들은 비록 그들의 증상으로 인해 범위는 감소하겠으나 계속해서 사회적 접촉, 직업, 학업 등을 유지할 수 있다. ARMS 기간에 개입을 하는 것은 대상자들이 그들의 활동을 유지하고 기능의 감소를 피하도록 도울 수 있는 기회를 제공하는 것이다. 게다가, 만약 대상자들이 그들의 첫 정신병적 삽화 이전에 이미 도움을 받고 불운하게도 정신병으로 이행되더라도 그들의 DUP는 거의 0주에 가깝게 된다.

일부에서는 ARMS 대상자들을 발견하는 것이 이들에게 낙인을 찍을 위험성을 가져오며, 필요 이상의 걱정을 하게 만든다고 주장한다. 우리의 경험에 따르면, ARMS 대상자들은 그들의 증상에 대해 상의하고 조치하는 것에 대해 낙인을 찍는다고 느끼지 않는다. 접근적 전략(1장 참조)으로 인해, 대상자들은 도움을 필요로 하고 있으며 이미 걱정하고 있다. 정신의학적교육의 형식으로 치료를 제공하고 그들의 일상 생활들(직업/학업/사회적 접촉들)을 유지하도록 돕는 것은 기이한 경험들에 대한 재앙적 해석을 감소시키며, 대개 낙인 찍히는 것으로 경험되지 않는다.

도구들

수년 간 여러 도구들이 정신병으로 발전하는 ARMS 대상자들을 확인하기 위해서 개발되어져 왔다. 전구 증후군에 대한 구조적 면담(Structured Interview of Prodromal Syndrome, SIPS)과 그것의 평가척도인 전구 증상 척도(Scale of Prodromal Symptoms,

SOPS)가 미국 예일 대학에서 McGlashan 등에 의해 개발되었다(miller et al., 2003). CAARMS라는 도구는 이전에 널리 쓰이던 다른 척도들과 유사할 수 있으나 약간의 차이점을 가진다. 이 도구는 호주에서 개발되었으며, 최신의 과학적 연구 결과에 근거하여 몇 년마다 갱신된다(Yung et al., 2003).

CAARMS(3판)은 7개의 부분으로 이루어진다.

1 양성 증상(4개 항목)
2 인지적 변화 - 주의력/집중력(2개 항목)
3 감정적 장애(3개 항목)
4 음성 증상(3개 항목)
5 행동적 변화(4개 항목)
6 운동/신체적 변화(4개 항목)
7 전반적 정신병리(8개 항목)

양성 증상 항목들은 ARMS 대상자들의 근간을 이루는 주요 항목들이며, 아래와 같다.

1.1 특이한 사고 내용
1.2 괴상하지 않은 생각
1.3 지각 장애
1.4 와해된 언어

이 항목들은 그 강도 및 빈도/기간에 대해 0–6점까지 리커트 척도를 이용한 기준점 방식으로 점수를 매긴다. 또한 증상의 시작일과 종료일, 고통의 정도(0–100)와 약물 사용과의 관계(0–2)도 기록하도록 한다. CAARMS는 이 책과 관련된 웹사이트에서 확인할 수 있다. 만약 대상자가 약화된 양성 증상, 단기 제한의 간헐적 정신병적 증상, 정신병, 또는 역치 부근의 증상을 갖는 경우라면, 양성 증상의 강도 및 빈도/기간의 조합을 확인하는 것이 중요하다(아래의 사례 예시를 참조)

1960년대에 Huber와 Gross는 Bleuler(Bleuler, 1911)가 제시한 조현병의 일차 증상에 기반하여 기본 증상들의 평가를 위한 Bonn 척도(Bonn Scale for the Assessment of Basic Symptoms, BSABS)를 개발했다. 기본 증상들은 미묘하고 주관적이며, 인지

와 운동 및 감정적 기능에서 잠재적인 장애를 준다. 9개의 인지 장애를 바탕으로 시행한 기본 증상들에 대한 이후의 분석들을 통해 일련의 예측 기준(BSABS-P)이 만들어졌다(Klosterkotter, Hellmich, Steinmeyer and Schultze-Lutter, 2001; Schultze-Lutter and Klosterkotter, 2002). BSABS-P는 10년 이상의 기간에서 초발 정신병 삽화에 대해 예측적 타당성을 가지며, 조현병의 발병에 대한 조기 징후 및 증상들을 반영할 수 있다.

최근에는, Loewy 등에 의해 ARMS 증상들을 선별하기 위한 자가-보고형 전구기 설문지(self-report Prodromal Questionnaire, PQ)가 개발되었다(Loewy, Bearden, Johnson, Raine and Cannon, 2005). 만약 대상자들이 특정 분할점수 이상의 점수를 가질 경우, CAARMS 같은 반구조화 면담을 통해 대상자가 ARMS 기준을 만족하는지 확인하는 것이 추천된다. Ising 등은 PQ의 92개 항목들을 16개로 축약시켰으며 적절한 민감도와 특이도가 유지되었다(Ising et al., 2012). 16개 항목의 PQ는 정신적 증상을 가진 도움을 필요로 하는 대상자들에게서 ARMS 증상들을 선별하는 데 사용될 수 있다(Rietdijk, Linszen and Van der Gaag, 2011).

정신과적 증상을 가진 도움을 필요로 하는 대상자들에게서 정신병이나 ARMS를 선별하는 것은 중요하다. 왜냐하면 대상자들이 정신병적 증상 이외의 다른 증상들에 대해 도움을 받게 되면서, 정신병이 간과될 수 있기 때문이다. 여러 연구들은 정신병적 질환의 진단기준을 만족하는 대상자들 중 상당수가 임상가들에 의해 발견되지 않았다고 보고하였으며, 이는 정신 건강 관리에 있어 관리자가 다른 종류의 정신 질환으로 인해 치료를 받고자 하는 환자들에게서 정신병적 증상의 존재를 종종 알아차리지 못한다는 것을 의미한다(Boonstra et al., 2011; Marshall et al., 2005). 그러므로, 2차 정신 건강 관리 때 도움을 필요로 하는 대상자들에서 PQ-16을 이용해 선별작업을 하는 것은 DUP를 줄이고 초고위험 대상자들을 확인하는 데 도움이 될 수 있다. 따라서, ARMS 기획의 중요한 기능은 정신병의 인식을 시기적으로 좀 더 앞당겨서 DUP를 감소시키는 것이다.

절차

1장에서 언급했듯이, 정신병 유사 증상들은 일반 인구에서 너무 흔하기 때문에 여러 집단들(예: 학교)에서 ARMS 대상자들을 선별하는 것은 어려움이 있다. 그러므로, ARMS 단계에 주의를 기울이는 대부분의 시설들에서는 접근적 전략이 채택된다. 잠재적인 ARMS 대상자들은 1차 또는 2차(정신) 건강 서비스 기관에서 의뢰되거나, 도움을 찾고 있는 정신과 내원자 중에서 선별검사를 통해 발견된다. 초고위험 집단으로 분류되기 전에, 대상자들이 ARMS 기준을 만족하는지 확인하기 위해서 대개 CAARMS나 전구 증후군에 대한 구조적 면담(SIPS)이 이루어진다. 환자와 가까운 다른 사람(예: 부모, 형제/자매, 남편/부인)과의 면담은 SIPS나 CAARMS 점수의 신뢰도를 증가시켜준다. 얻어진 모든 정보는 평가에 사용되어야 한다. 때때로(특히 나이가 어린) 대상자들이 그들의 증상을 대수롭지 않게 보거나 그들의 모든 기이한 경험들을 드러내기 주저하는 경우가 있다. 부모와 이야기하는 것은 대개 많은 부가적 정보를 제공하며, 평가를 더욱 믿을 수 있게 만들어준다.

CAARMS나 SIPS 면담은 대개 1-1.5시간이 소요된다. ARMS의 도입부는 대개 왜 대상자가 도움을 찾게 되었는지 묻는 것부터 시작된다. CAARMS를 사용할 경우, 사회기능 및 직업기능 평가척도(Goldman et al., 1992)가 그 다음으로 시행된다. 이 척도는 전반적인 기능 수준(Global Assessment of Functioning, GAF)과 유사하나 증상학적인 측면이 포함되지 않았다. 대상자들은 그들의 사회기능 및 직업기능에 따라 0에서 100까지 범위의 점수를 받게 된다. CAARMS의 경우, 모든 포함 집단들은 SOFAS 점수가 50 이하이거나, 지난 1년 간의 병전 기능과 비교하여 최소 한달 동안 30%의 점수 감소가 있어야 한다. 이 기준은 많은 ARMS 연구들에서 ARMS 집단의 유의하게 낮은 평균 기저 SOFAS 또는 GAF 점수가 나중에 정신병으로의 이행을 일으킨다는 보고들(Yung et al., 2003)로 인하여 CAARMS에 추가되게 되었다. 임상적인 측면에서, 가벼운 양성 증상을 가지면서 기능의 감소가 없는 대상자들은 대개 정신병으로 이행되지 않는다. 또한, 과거 및 현재의 약물 사용과 신체 질환 및(정신과적) 약물 복용력도 기록된다.

특히 대상자가 상대적으로 어릴 경우, 부모와의 면담도 추천된다. 부모와의 면담은 환자에게 CAARMS가 시행되는 것과 동시에 시행된다. 일반적으로, 부모들은 자녀의 증상들을 인지하고 있으며, 이에 대해 걱정하기 때문에 면담에 기꺼이 협조한다. 게다가, 부모들은 환자가 그것(예: 환각)에 대해 언급하기 부끄러워하거나, 그것(예: 와해)을 잘 알아차리지 못하기 때문에 언급하지 않았던 증상들에 대해서 보고할 수도 있다. 부모와의 면담에서 임신부터 현재까지 아이의 발달에 대해서도 논의할 수 있다. 발달력은 전반적 발달 장애를 선별하기 위해서 중요하다. 대상자가 전반적 발달 장애에 대한 DSM-IV 진단기준(APA, 2001)을 만족하는지 아는 것이 중요한데, 왜냐하면 이 진단은 치료에 영향을 주기 때문이다. 만약 증상들이 강도 및 빈도, 기간의 증가 없이 5년 이상 존재했다면, 대상자는 ARMS 집단에 포함될 수 없다.

부모 및 환자와의 면담이 끝난 뒤, 전문가들은 결과를 상의하게 된다. 모든 정보는 보고서의 형식으로 기록되며, 그 정보들을 바탕으로 CAARMS가 점수화된다. 그 후에, 정신과 의사, 심리학자, 간호사, 정신과 전공의 및 심리학과 학생이 참여한 합의 회의에서 환자에 대한 논의가 이루어진다. 때때로 대상자를 ARMS 집단에 포함시킬지, 명백한 정신병 집단으로 넘길지에 대한 결정이 어려울 때가 있다. 예를 들어, 환자가 증상의 빈도를 묘사하는데 어려움이 있는 경우이다. ARMS와 명백한 정신병 사이의 경계가 명확하게 나뉘어지지 않기 때문에, CAARMS를 사용하는 모든 시설들에서 이러한 어려움들이 발생한다. 이는 마치 낮에서 밤으로 넘어가는 과정과 같다. 낮이 아니라 밤이라고 부를 수 있는 정확한 순간은 언제일까? CAARMS 평가를 기록한 여러 사례 예시가 이 장의 끝에 수록되어 있다.

또한 대상자가 ARMS 기준을 만족하는지 또는 역치 이하의 증상을 가지는지를 결정하는 것도 어려울 수 있다. 이런 상황에서의 일반적 규칙은 만약 의심이 간다면, 포함하는 것이 안하는 것보다 낫다는 것이다. 그러므로, 가능한 ARMS 증상을 가진 대상자에게는 대상자를 집으로 돌려보내고 아무런 조치를 취하지 않는 것보다 인지 행동 치료 같은 경한 치료를 제공해주는 것이 더 안전하다. 또 다른 선택은 6개월 후 CAARMS 면담을 시행하기로 하고, 증상을 관찰하는 것이다. 어떤 경우에는, 합의 회의에 숙련된 CAARMS 면담자를 불러서 함께 논의를 시행하는 것이 추천된다. CAARMS를 이용하기 전에, 전문가들은 숙련된 CAARMS 면담자의 지도감독에 따라 CAARMS 과정을 수료해야 한다.

환자 및 부모들과 함께 결과를 상의하기 위해서 합의 회의가 끝난 뒤 조만간 약속을 잡아야 한다. 우선 보고는 요약해서(환자 및 부모와의) 면담 동안에 나왔던 이야기에 대한 개요를 제공해주어야 한다. 그 다음, 결론 및 치료에 대한 조언이 주어진다. 치료나 관찰을 제공하는 것은 대개 부모 및 환자에게 편안함을 준다. 많은 시설들에서 성인 환자가 단독으로 치료받는 경우에 부모는 초대되지 않는다. 훈련된 심리학자들은 CAARMS 면담을 시행한 뒤, 그들의 결과를 매주 숙련된 심리학자들과의 회의에서 토론한다.

결론

초고위험의 대상자를 발견하고 치료하는 것은 ARMS 단계에서의 개입이 정신병으로의 이행 가능성을 감소시키고 예후를 호전시킬 수 있기 때문에 중요하다. 게다가, ARMS 증상의 선별은 인식되지 않은 정신병을 발견하는 데 도움이 된다. ARMS 선별을 시작하고 치료

시설을 구성할 때, CAARMS에 대해 이론적 측면 및 임상적 측면 모두에서 잘 훈련된 전문가가 중요하다. 또한, 진단에 대한 결정은 합의 회의에서 이루어져야 한다.

CAARMS 사례 예시들

이브라힘

이브라힘은 28세의 기업가이며, 8개월 전 그의 사업은 파산했다. 파산 1개월 후 그의 아내는 그를 떠났다. 이브라힘은 작고 가구도 갖춰지지 않은 아파트로 이사해서 소파에서 잠을 잤다. 파산은 그에게 상당한 경제적 문제를 야기했다. 그는 큰 빚을 졌고, 더 이상 집 저당금도 지불할 수 없었다. 그의 아내는 그와 이혼했다. 그녀는 이브라힘이 그들의 인생을 파멸시켰으며, 그녀와 그들의 아이들을 문제상황에 빠지게 한 것에 대해 비난했다. 이브라힘도 그에 대한 책임감을 느꼈으며, 자책감에 빠져있었다. 이브라힘은 몇몇 친구들에게 도움을 요청했으나, 지원을 받지 못했다. 또한, 그의 형제들은 그를 경제적으로 돕기엔 너무 가난했다. 이브라힘은 그의 사업이 잘 될 때 늘 다른 사람을 도왔었기에, 타인에 대해 크게 실망했다.

5개월 전부터 그는 심한 우울 증상과 사회생활에 대한 위축이 생겼다. 그는 활동을 즐기지 못했고, 대부분의 시간 동안 우울감을 느꼈다. 그는 아파트에 앉아, 거의 먹지 않고 단지 일자리를 찾기 위해서만 일주일에 한두 번 외출했다.

3개월 전 이브라힘은 목소리가 들리기 시작했다. 3주가 넘도록 이브라힘은 이 목소리를 매일 한 시간 이상 들었다. 대개 목소리는 그가 그의 문제들을 곱씹으며 소파에 앉아있을 때 들려왔다. 이브라힘은 그 목소리가 명확히 들렸으나, 누구의 목소리인지는 알 수 없었다. 그 목소리는 매우 비판적이고 모욕적이었다. 또한 그것은 자해를 명령했고, 이브라힘은 명령에 따르지는 않았다. 목소리는 이브라힘을 매우 불안하고 우울하게 만들었다.

이브라힘은 그 목소리가 사실은 악마의 것이라고 확신하게 되었다. 그는 그의 인생에서 잘못했던 일-십대 때 술을 마시고 여자친구를 사귀었던 것 같은- 때문에 벌을 받는 것이라 생각했다. 이브라힘은 목소리가 그를 모욕할 때도 그것이 절대적으로 옳다고 느꼈다. 이 기간 동안 이브라힘은 겨우 일주일에 한번만 외출했다. 그는 목소리에 완전히 사로잡혔으며, 몇 시간 동안 목소리와 논쟁하기도 했다.

한달 후, 그가 그의 가족과 멀어지려 하는 것 때문에 그의 두 형제는 그를 돌보았으며, 그를 지역사회 건강시설에 데리고 갔다. 형은 이브라힘을 친구의 건설회사에 시간제 일자리로 취직시켰으며, 이로 인해 이브라힘의 삶은 약간의 구조를 되찾았다. 그는 여전히 목소리를 들었으나, 그 빈도와 강도는 감소했다. 이브라힘은 그의 문제들이 아닌 다른 곳에 마음을 집중하는 것이 그에게 더 긍정적인 영향을 준다는 것을 알아차렸다.

조기 발견 및 개입 팀에서 평가 받는 동안, 이브라힘은 여전히 때때로 목소리를 듣는다고 보고했다. 이는 일주일에 1회 이하였으며, 단지 몇 초간만 지속되었다. 그는 우울감을 느끼는 것이 덜하고, 목소리와 우울 증상이 서로 밀접하게 얽혀있다는 것을 지적했다. 그는 이제 그 목소리가 실제로 악마의 것인지 아니면 그의 우울증의 일부로 나타난 정신적인 현상인지를 의심했다. 이브라힘은 여전히 일부의 문제를 갖고 있으나 그의 삶에서 자신이 주체임을 느낄 수 있었다. 그는 자신의 삶을 다시 정상궤도로 올리고, 덜 우울해지며 정신이상의 상태에서 벗어날 수 있는 도움을 찾고 있다.

CAARMS 평가

CAARMS에 따르면, 이브라힘의 증상은 특이한 사고내용과 지각 이상 소척도에서 정신병의 진단기준을 만족한다. 비록 그는 지금은 정신병으로 인해 명확히 고통 받고 있지는 않지만, 작년에 3주 이상의 명백한 환각을 경험했다. 그는 또렷하게 목소리를 들었으며, 이는 매일 발생했고 하루 한 시간 이상 지속되었다. 그는 또한 정신병의 진단기준을 만족하는 목소리의 근원에 대한 특이한 사고를 하게 되었다. 그는 완전히 그것이 악마라고 확신했으며, 그의 행동은 그것에 의해 강력히 영향을 받았다. 또한, 작년 동안 그의 기능 수준에도 현저한 저하가 나타났다. 비록 언급된 증상들은 자연스럽게 해결되었지만, 일주일 이상 존재했다. 그러므로, 증상들은 BLIPS의 진단기준을 넘어선다고 볼 수 있다.

벤

벤은 26세의 관리직 보조이며, 작년에 결혼했다. 벤은 그의 여자친구와 의도치 않은 임신으로 인해 결혼하게 되었다. 벤은 그의 아내와 2개월 된 아들을 사랑하지만, 때때로 이 새로운 상황에 갇혀있는 느낌을 받는다. 그는 적응을 위한 충분한 시간을 갖지 못했다고 느낀다. 6개월 전 벤은 불안 발작을 겪기 시작했다. 그는 직장에 자주 병결하게 되었고, 즐기던 축구도 그만두게 되었다. 벤은 또한 그의 친구들을 덜 만나게 되었고, 대마 사용이 늘어나게 되었다.

매일 밤 벤은 침대에 누울 때 불안감을 느낀다. 그는 방안에 자신에게 해를 가하려는 뭔가(유령 같은)가 있는 것이 아닐까 생각했다. 그는 어둠 속에서 들리는 소리에 집중하고, 뭔가 이상한 것이 있을까 싶어 살펴보게 되었다. 때때로 그는 눈 한 켠으로 흘깃 그림자 같은 것을 보곤 했으며, 그 순간 두려움을 느꼈다. 그는 종종 그의 아내 옆에 몸을 웅크리고 시트를 머리까지 덮었다. 그는 약 1주에 두 번 정도 침대 밖으로 나와서 소리의 근원을 찾으려 하거나 실제로 그곳에 뭔가가 있는지를 살펴보았다. 그 때에 벤은 유령이 거기에 있다고 거의 확신했다. 낮이나 평가 중에 물어보면, 벤은 그런 초자연적 현상이 일어날 가능성은 50% 정도라고 말했다. 그는 그의 이러한 생각들이 이상하고 비현실적이라는 것을 알고 있다고 말했다. 벤은 매일 잠들기 위해 약 두 시간이 걸렸고, 종종 아침에 피곤함을 느꼈다. 직장에서는 아기 탓을 해왔지만, 실제로는 유령에 대한 공포가 그를 깨어있게 만들었다. 그는 변명을 하며 숨는 것에 대해 죄책감을 느꼈으며, 그렇게 많이 불안해하는 것에 대해서 아내에게 창피함을 느꼈다.

지난 2개월 간 벤은 약 일주일에 3번 정도 누군가가 그의 이름을 부르는 것을 들었다. 이것은 그가 사람이 많은 곳에 있을 때(출근버스 같은)나 헤드폰을 끼고 있을 때 자주 일어났다. 그는 그를 부르는 누군가를 보기 위해 주변을 둘러보지만, 그가 아는 누구도 확인하지 못했다. 그는 누가 또는 무엇이 그를 부르는지 궁금해했다. 때때로 그것이 그가 밤에 두려워하는 유령과 같은 것이라고 생각했다. 또 어떨 때는 그가 충분히 잠을 자지 못해서 피곤하기에 생기는 일이라 생각했다. 벤은 일주일에 두 번 정도 그의 아들이 우는 것을 듣는다. 하지만, 그가 아들을 보러 갔을 때 그의 아들은 잠들어있었다. 벤의 아내도 이러한 경험을 했다고 했기에, 이것이 벤을 놀라게 하지는 않았다.

CAARMS 평가

벤의 기능은 그의 기이하고 두드러지는 경험들로 인해서 부정적인 영향을 받았다. 그의 증상은 CAARMS의 특이한 사고내용과 지각 이상 소척도에서 ARMS 기준을 충족시킨다. 벤은 매일 그를 놀라게 하는 소리를 듣거나 그림자를 보았다. 게다가 일주일에 세 번 정도 그의 이름을 누군가가 부르는 것을 들었다. 이것은 경도에서 중등도의 지각적 이상이다. 벤이 이러한 경험들의 근원을 의심했기에, 그 강도는 ARMS 기준을 넘어서지는 않는다. 그는 이러한 경험들을 그에게 해를 가하고 싶어하는 유령이 있다는 특이한 방식으로 해석했다. 이는 매우 가능성이 떨어지는 해석이다. 비록 그것이 어느 정도 벤의 행동에 영향을 미치나, 그는 촉발 상황에서 벗어나 있을 때는 이런 해석을 의심하기도 했다.

아그네스

아그네스는 23세의 학생으로, 최근에 부모님의 집을 떠나 학교 기숙사로 들어갔다. 아그네스는 꽤 불안했고 수 차례의 특이한 경험들을 보고했다. 그녀는 종종 사람들이 그녀를 '멍청한 년'이라 여긴다고 생각한다. 아그네스는 뚱뚱했고 이것 때문에 사람들이 그녀를 거절할 것이라 생각했다. 그녀는 학교에서 사람들이 자신의 뒤에서 비웃는다는 생각이 종종 들었다. 하지만, 그녀는 그들이 실제로 자신에 대해 어떻게 이야기하는지 알 수 없으며, 사람들이 그녀에 대해 이야기하는 것 보다 더 좋은 일들이 있다는 것을 인식하고 있다. 그녀는 단지 자신의 낮은 자존감 때문에 이러한 상황이 생기는 것으로 생각한다. 아그네스는 그녀의 부정적인 생각들을 가능한 무시하려 했으며, 실제로 그것들에 따라 행동하지는 않았다.

아그네스는 약 일주일에 두 번, 주로 집에 혼자 있을 때 그녀를 놀라게 하는 소리를 들었다. 그 후 그녀는 종종 강도나 '어떤 것'이 있다고 생각했다. 그녀는 이 '어떤 것'이 무엇인지에 대해서는 구체적인 생각이 없었다. 아그네스는 소리 때문에 놀라긴 했지만, 몇 분이 지나거나 평정을 되찾고 난 뒤에는 그것이 아마도 이웃에서 들려오는 소리일 뿐이라고 생각했다. 그러면 그녀는 그것으로부터 주의를 돌려 그녀가 하던 일을 계속할 수 있었다.

또한, 일주일에 세 번 정도 아그네스는 기시감이나 이상한 우연을 경험했다. 예를 들어, 지난 주에 그녀가 우연히 생각했던 친구가 갑자기 그녀에게 문자 메시지를 보냈다. 그녀는 이런 일이 생기는 것에 대해 편안함을 느꼈고, 이것이 그녀의 삶이 잘 흘러가고 있다는 신호인 것으로 해석했다. 아그네스는 이러한 신호를 적극적으로 찾지는 않았다. 아그네스는 한 달에 두 번 그녀가 잠들 때 이상한 경험을 했다. 그것은 그녀의 가슴에 누군가 앉아있는 것 같은 느낌이었다. 그녀는 잠에서 깼고 놀랐지만, 아무도 없는 것을 확인하고는 다시 잠이 들었다.

한 달에 한 번 정도 아그네스는 뭔가 말하려 할 때 적절한 단어가 떠오르지 않았다. 때때로 그녀는 그녀가 배웠고 알아야 할 것을 떠올리는 데 어려움이 있음을 느꼈다. 하지만, 작년 동안 그녀는 그녀의 말에 대해 어떤 지적도 받지 않았다.

아그네스는 최근 자전거 동호회에 가입했으며, 또한 도서관 보조원으로 일하게 되었다. 아그네스는 몇 명의 좋은 친구를 가지고 있으며 그녀의 새로운 룸메이트와도 시간을 보낸다.

그녀는 자신의 삶에 만족하고 있다.

CAARMS 평가

비록 아그네스의 경험들이 다소 기이하고 두드러지기는 하지만, 그녀의 증상들은 CAARMS에서 ARMS 기준이나 정신병의 진단기준을 만족하지는 않는다. 그녀는 때때로 다른 사람들이 그녀를 거절할 것이라고 생각한다. 이것은 그녀의 낮은 자존감과 관련된 사회적 불안이 표현된 것으로 보이며, 다른 사람들이 악의적인 의도가 있던 것으로 생각되지는 않는다. 게다가, 그녀는 이러한 생각들에 뚜렷하게 의문을 가지고 있으며, 그녀의 행동을 바꾸지는 않는다. 아그네스를 놀라게 했던 소리는 고작 일주일에 두 번 정도 들렸으며, 단지 수분간만 그녀에게 영향을 주었다. 그러므로, 그것들은 빈도에 대한 기준을 만족시키지 않는다. 기시감과 우연에 대한 느낌들은 상대적으로 흔했다. 아그네스는 이러한 경험들에 대해 정상적이고 긍정적인 의미를 부여했다. 그녀는 놀라긴 했으나, 그것들에 대해 부담을 갖지는 않았다. 아그네스는 입면 경험을 했다. 이것들은 단지 낮은 빈도로만 발생했으며 그녀는 이것에 관해 특이한 생각을 발전시키지는 않았다. 그녀는 그것을 그냥 지켜보았으며, 다시 잠이 들곤 했다. 아그네스가 때때로 뭔가 말하려 할 때 적절한 단어를 찾지 못하는 것이나 잊어버리는 것은 정상적인 현상이며, ARMS의 강도나 빈도의 기준도 만족하지 않는다.

요약해보면, 비록 아그네스는 다소의 기이한 경험을 했지만, 이것들이 낮은 강도나 낮은 빈도로 발생하였고, 그녀의 친구, 동료, 학생으로서의 기능에 부정적인 영향을 미치지 않았다.

3장

기이한 경험들은 무엇일까?

기이한 경험들은 대개 이전에 한번도 경험해 보지 못한 특성을 가지며, 대상자들이 이에 대한 설명을 찾도록 만든다. 이러한 경험들은 일반적으로 '상식'으로는 설명될 수 없으며, 이전의 경험들과도 비교할 수 없기에 많은 사람들은 기이한 설명들을 찾아내곤 한다. 예를 들어, 어떤 사람이 아무도 없는데 휘파람 소리를 들었다면, 그들은 아마도 유령, 영혼, 외계인 같은 것들에 대해 생각하기 시작한다.

여러 가지 종류의 기이한 경험들

감각적 경험들

기이한 경험들의 한 종류는 다른 사람들과 공유하기 힘든 감각적 경험들로 구성되어 있다. 이는 소리를 듣는 것(예: 목소리, 소음), 설명할 수 없는 시각적 경험들(예: 환상, 유령을 보는 것), 특이한 신체적 경험들(예: 만져지는 느낌) 또는 다른 사람들이 아무도 맡지 못한 것으로 생각되는 냄새들 등이다. 이러한 경험들은 종종 환각적 성질임에도 불구하고, 사람들은 초자연적인 설명을 하곤 한다.

왜곡된 자기 경험들

다른 기이한 경험들은 '자기'에 대한 왜곡된 감각의 결과이다. 이것은 '보통의 상식적인 현실감, 명백한 것에 대해 의구심을 갖지 않는 마음, 사람들이 사회적 및 실제적인 세상의 여러 가지 면을 정상적으로 당연하게 받아들일 수 있게 해주는 문제없는 외부 상황을 잃어버리는 것'으로 설명될 수 있다(Sass and Parnas, 2003). Nelson 등은 기본적 자기 장애(self-disturbance)에 대해 아래와 같이 정리했다(Nelson, Thompson and Yung, 2012; Nelson, Yung, Bechdolf and McGorry, 2008).

- 기본적 자기에 대한 감소된 감각: 내면의 공허감, 정체성의 결여, 다른 사람들과의 다름 등
- 왜곡된 일인칭 관점: 이인증의 일종으로, 내가 하는 경험이라는 느낌이 감소하거나 시간적으로 지연되는 것, 자신과 경험 사이의 거리에 대한 전반적 감각, 자기에 대한 공간화
- 마치 대상자가 세상에 더 이상 제대로 참여하지 않거나 완전히 존재하지 않는 것처럼 외부의 사물, 사람, 사건, 상황에 의해 영향 받는 능력의 감소
- 비현실감: 주변의 세상이 뭔가 변형되었고, 비현실적이거나 이상하다는 인상
- 강렬한 사색: 자신이나 자신의 일부, 또는 환경의 어떤 면을 강렬한 사색의 대상으로 고려하는 것(예: 자신의 생각에 대한 숙고)
- '상식'의 상실과 당혹감: 자동적으로 일상적인 사건들의 의미를 짚어내는데 어려움이 있음, 세상과 타인에 대한 '자연스러움'이 부족함

관계 사고

때때로 대상자들은 외부의 힘이나 다른 사람들이 자신에게 영향을 주는 것처럼 느낀다. 예를 들면 대상자들은 생각이 그들로부터 기인하지 않은 것 같다고 말 할 수 있다. 이러한 경험들은 사고의 삽입 같은 망상적인 경험을 야기할 수 있다. 다른 경우, 대상자들은 TV나 신문 등을 통해서 숨겨진 연락을 받았다고 할 수도 있다. 초고위험 대상자들은 대개 이것들이 상상일 뿐이라고 스스로를 설득할 수 있지만, 정신병으로 이행한 경우에는 이러한 지각들이 확신으로 바뀐다.

말과 행동의 탈선

기이한 경험들의 다른 한 종류는 말과 행동에 대한 통제를 잃는 것과 연관된다. 대상자들은 그들이 말하고 싶어하는 것을 표현하기 위한 적절한 단어를 떠올리는 데 어려움을 느낄 수 있다. 또한 행동의 통제에도 문제가 발생할 수 있다. 가령, 행동들은 때때로 어설프고 이전에 비해 덜 조직적이다.

4장

어떤 인지 편향이 ARMS와 관련이 있을까?

조현병에서 인지 편향의 역할에 대해 많은 연구들이 보고되었다(Moritz and Woodward, 2007b). 이러한 편향들은 이 질환, 특히 망상의 발생과 유지를 뒷받침하고 있다고 생각된다(Bell et al., 2006; Blackwood et al., 2001; Garety and Freeman, 1999). 인지 편향은 귀인 양식, 의사 결정 양식, 정보 수집과 관련이 있다. 환자들은 이러한 편향들을 인식하고 있지 않다는 증거들이 늘어나고 있다. Freeman 등은 실험적 연구들에서 분명한 정보 수집 편향에도 불구하고, 환자들이 그들 자신을 오히려 다른 사람들의 관점에 대해 열려 있으며 충분히 다른 위치의 장단점을 숙고하는 '망설이는 의사 결정자'로 여긴다고 보고했다(Freeman et al., 2006). 이는 다른 보고들과 양립될 수 있다(Mckay et al., 2006). 인지 편향의 인식과 관련된 Beck 인지적 병식 척도을 이용한 최근의 연구에서는 이러한 추론을 지지하고 있다(Warman and Martin, 2006a). 환자에게 이러한 인지 편향을 의식하게 하고 직접적인 경고의 경험을 제공함으로써 주관적 및 객관적 수행의 기본적인 분열을 개선시키는 것이 Moritz에 의해 개발된 조현병 환자를 위한 메타인지 훈련의 핵심이다(Moritz and Woodward, 2007a).

연구에 따르면 인지 편향은 또한 ARMS 대상자들에서도 존재하는 것으로 나타났다. Broome 등은 정신병의 발병 위험이 높은 인구에서 정보 수집 편향이 있는지 평가했다. ARMS 집단(35명)이 건강 대조군(23명)과 비교되었다(Broome et al., 2007). 참가자들은 여러 다른 단계의 난이도로 구슬 추론 과제의 수정판을 이용해 평가되었다. 과제의 처리 과정이 높아질 때, ARMS 집단은 대조군에 비해 적은 정보에 근거하여 판단을 내리는 것으로 확인되었다($p<0.05$). 두 집단 모두에서 성급하게 결론을 내리는 것은 비정상적인 믿음 및 불확실성을 참을 수 없는 것에 대한 심각도와 직접적인 관련이 있는 것으로 나타났다($p<0.05$). 이것은 비정상적인 믿음이 생기는 경향과 정신병으로 발병하게 되는 취약성의 기저를 이룬다.

정신병의 발병에 중요한 역할을 하며, 아마도 준임상적 정신병적 증상의 시작과 유지에서도 그러할 것이라 여겨지는 인지 편향들에 대해 아래에 기술했다.

지각 편향

위협에 대한 선택적 주의(어디서나 위험을 보는 것)

공포의 기저를 이루는 기전의 규범적인 기능은 환경에서 위험의 감지를 용이하게 하며, 생물체로 하여금 위협적인 상황에 효과적으로 반응하도록 돕는 것이다. 위협 관련 정보 처리에서의 편향은 불안 장애의 원인과 유지에서 주요한 역할을 담당한다(Beck, 1976; Eldar et al., 2012; Eysenck, 1992; Mathews, 1990; Mathews and MacLeod, 2002; Williams, Watts, MacLeod and Mathews, 1988). 구체적으로 말하자면, 여러 저자들은 불안해하는 사람의 주의 체계는 환경에서 위협 관련 자극에 특징적으로 예민하며, 또한 위협 관련 자극에 쉽게 반응하도록 편향되어 있다고 했다. 지난 20년 동안, 이러한 개념은 다양한 불안 장애를 보이는 임상 환자와 높은 불안 수준을 보이는 비임상적 대상 모두에서 다양한 실험적 과제를 사용하여, 불안에서의 주의 편향에 대한 집중적인 연구를 발전시켰다. 한 메타 분석에 따르면, 위협 관련 편향은 불안한 개체에서 두드러진 현상으로, 불안하지 않은 개체에서는 존재하지 않는다고 결론지었다(Bar-Haim et al., 2007). 비록 불안한 개체의 위협 관련 편향은 다양한 실험적 조건과 불안한 사람들의 여러 가지 유형 속에서 유지되고 있으나, 이러한 일관적인 현상은 경도 내지 중등도의 영향력을 미친다. 불안은 ARMS 대상자들에서 흔한 증상이다. 많은 ARMS 대상자들은 그들의 기이한 경험 때문에 불안해하며, 종종 주변 환경에서의 위협 관련 자극에 초점을 둔다.

우리가 불안을 경험할 때, 걱정의 초점인 물체나 사건에 관계된 신호에 우리의 주의가 끌리게 된다. 이러한 위협 관련 자극에 의한 주의 포획은 특히 불안 장애 환자들의 특징이며, 이러한 임상적 인지와 관련된 많은 연구들이 이루어졌다(Bishop, 2008; Mathews and MacLeod, 1994; Mogg and Bradley, 1998). 최근에는 신경영상촬영의 출현으로 위협에 대한 선택적 주의의 기저를 이루는 신경 기전의 조사가 가능해졌다. 위협 감지에 연관된 피질 하부 영역-특히 하향식 주의 통제와 연루된 편도체와 전전두 피질-은 과제와 관계없는 위협 자극에 반응하여 활성화된다(Bishop, 2008).

기초 신경과학 문헌들에 따르면(Armony and Ledoux, 1999; Ledoux, 2000), 직접적인 피질하부 시상-편도체 경로(direct subcortical thalamo-amygdala pathway)가 위협 관련 자극의 '자동적' 전주의 과정('automatic' preattentive processing)을 용이하게 한다고 언급된다(Dolan and Vuilleumier, 2003; Vuilleumier, Armony, Driver and Dolan, 2001).

이러한 소견들은 불안이 편도체에 기반한 위협 발견 기전으로부터의 출력을 조절할 뿐 아니라, 과제와 관련된 자극을 처리하게 하거나 위협 관련 함정 선택지들을 처리하는 것을 방해하는 전전두엽 기전의 활성화 감소와도 연관이 있을 수 있다는 가능성을 보여준다. 이러한 제안과 함께, 불안은 낮은 수준의 자기보고적 주의 통제(Bishop, Jenkins and Lawrence, 2007; Derryberry and Reed, 2002), 수행기능의 장애(Eysenck 1992), 위협 관련 자극 억제의 장애(Fox, 1994), 위협 관련 자극 반응에 대한 전전두엽 기전의 활성화 감소와 연관이 있는 것으로 보인다(Cannistraro and Rauch, 2003; Shin, Rauch and Pitman, 2006).

한 문헌 고찰에서는 상향성 감각과 하향성 통제 과정의 기저를 이루는 신경 기전들은 위협 관련 자극에 의해 받게 되는 처리의 정도를 결정하는 데 서로 상호작용하는 것으로 알려졌다(Bishop, 2008). 주의 집중, 일차 과제 지각 부하, 자극 표상 변수(기간, 역행 차폐 등)의 처리들은 이러한 자극에 대한 편도체와 전전두엽 활성화에 따라 상이한 영향을 미친다. 지각 부하가 높을 때, 지각 자원에 대한 경쟁은 초기에는 위협 선택지들의 처리를 축소하며, 이후에는 이러한 자극들에 대한 편도체의 반응을 제거하게 된다(Pessoa, Padmala and Morland, 2005; Bishop et al., 2007). 대조적으로, 지각 부하가 낮을 때는 전향성이나 상향성 활동이 선택지가 편도체 활동을 하도록 이끌어내는 데 충분한 것으로 보인다. 이러한 경우 핵심적인 선택지들은 반응 선택의 지침이나 작업 기억에 입력되는 것 같은 더 많은 처리 자원들과 경쟁하는 것으로 알려져 있다. 이와 비슷하게, 지각 부하가 낮을 때는 하향성 주의 통제와 관계된 전전두엽 지역들이 위협 관련 선택지들의 발생에 반응하여 선택적으로 활성화가 이루어진다(Bishop et al., 2007).

ARMS 대상자들에서, 대조군과 비교하여 나이에 따른 편도체와 복외측 전전두엽 피질의 활성화 변화가 다름을 확인했다. 대조군에서는 나이가 듦에 따라서 편도체의 활성화는 감소하고 복외측 전전두엽 피질의 활성화는 증가되었으나, ARMS 대상자들에서는 편도체의 활성화가 증가하고 복외측 전전두엽 피질의 활성화가 감소하는 반대 양상을 보였다. 이는 전전두엽 피질이 편도체의 반응성을 조절하는 데 실패했다는 것을 나타낸다. 게다가 정신생리 상호작용 분석에서는 ARMS 청소년에서 편도체-전전두엽 기능 연결이 감소되었는데, 이는 조현병의 취약 인자로 알려진 뇌 연결성의 붕괴와 일치하는 소견이다. 이러한 결과들은 위험한 증후군(at risk syndrome)이 감정을 조절하는 것을 돕는 신경계의 비정상적인 발생 및 기능적 연결에 의해 두드러진다는 것을 시사한다(Gee et al., 2012).

신경 심리학, 인지 신경과학, 임상 심리학의 현대 연구자들은 온전한 실행 기능(executive functioning, EF)이 인지 행동 치료의 성공적인 사용을 용이하게 한다고 했다(Hariri, Bookheimer and Mazziotta, 2000; Martin, Oren and Boone, 1991; Posner and Rothbart, 1998). EF는 전전두엽 피질에 의해 지배되는 다양한 인지 능력들(주의의 할당, 억제 조절, 가설 설정 등)을 포함한다. Derryberry와 Rothbart는 환자가 아닌 표본에서도 집중하고 주의를 환기하는 데 좋은 능력을 가진 성인들은 주의 기술들이 빈약한 사람들에 비해 덜 부정적인 정서를 갖는 것으로 보고했다(Derryberry and Rothbart, 1988). 전전두엽 피질과 실행 기술들은 감정적 반응의 조절과 관리(Posner and Rothbart, 1998) 및 동기부여적으로 중요한 목표의 도달에 기여한다(Levenson, 1994; Frijda, 1994). 일부에서는 전전두 피질이 전반적 불안 장애에서 인지 재구조화를 통해 걱정의 경감에 관여할 것으로 추측했다(Stein, Westernberg, and Liebowitz, 2002). 감정적 기능장애에 대한 Wells와 Mathews의 자기 조절 EF 모델도 치료 후의 감정적 고통 및 재발에서의 메타인지 기술 및 주의 집중에 의한 역할을 강조한다(Wells and Matthews, 1996). 인지 행동 치료의 정확한 신경 물질은 아직 잘 밝혀지지 않았다. 하지만, Mayberg 등은 전방 대상 피질 및 다른 내측 전전두 영역들을 포함하는 회로를 제안했다(Mayberg, 2003).

항불안제는 편도체에서 두려움에 의해 야기된 결과물을 직접적으로 억제하는 반면에, CBT는 전전두엽 피질에서 편도체까지의 하향 피질 회로를 강화함으로써 자동적 공포 반응에 관여하는 것으로 보인다(Gorman, Kent, Sullivan and Coplan, 2000; LeDoux, 1996). 이러한 추정과 일관되게, 최근의 기능적 자기공명영상 검사(functional magnetic resonance imaging, fMRI)의 자료들은 감정의 의도적인 조절과 관리에 전전두엽 피질이 연관됨을 보여준다(Beauregard, Levesque and Bourgouin, 2001; Hariri et al., 2000; Pelletier et al., 2003). PET에서 보여지듯이, 왼쪽 전전두엽 영역에서의 대사 활동 감소는 편도체의 대사 활동 증가와 연관이 있다(Abercrombie et al., 1996). Amaral 등은 내측 전전두엽 피질과 편도체 사이의 하향 억제 경로의 존재를 주장했다. 또한 Davidson의 통합 모델은 비록 이것이 부정적 정서에서의 비기질적 삽화들에서만 있는 경우이긴 하나, 왼쪽 내측 전전두엽 피질이 편도체 출력의 주된 억제자 중 하나라는 것을 확인했다(Amaral, Price, Ptikanen and Carmichael, 1992; Davidson, 2002).

ARMS 대상자들에서 CBT는 전전두엽 피질의 기능을 강화함으로써 효과적일 수 있다. 우리는 CBT의 효과가 환자의 EF 사용에 부분적으로 의존한다고 가정하였으며, 이는 대부분의 CBT 훈련들에서 포함된다. 예를 들어 치료 지침서와 숙제는 사고 재구조화 연습을 사용하는 것을 필요로 한다. 이는 환자가 모순된 증거를 통한 인지 편향과 재앙적 사고에 도전하도록 가르쳐주며, 이후 증거에 기반한 새로운 적응적인 사고를 만들게 한다. 행동 계획들은 만들어지고 시행되며, 불안이 야기한 행동들(예: 회피, 방어)은 적응적인 반응들로 대체된다. 환자들은 또한 매일 인지, 행동, 생리적 증상들을 자기 점검하며, 기분을 숫자로 평가하여 제공하도록 요구 받는다. 모든 이러한 기술들은 전전두엽 피질과 실행 체계를 포함하는 것으로 생각된다(Mateer 1999; Norman and Shalice, 1986). 본질적으로, CBT는 환자가 고통의 증상들을 더 잘 관리하기 위해 EF의 사용을 증가시키고 개선하도록 가르치는 것이다(Mohlman and Gorman, 2005).

사례: 메튜

메튜는 25세 컴퓨터 기술자이다. 수년 전에 그는 대마 중독에 대한 치료를 받았다. 메튜는 5개월 후에 만료되는 그의 계약이 연장되지 않을까봐 걱정했다. 메튜의 걱정은 사장이 실적을 올려야만 한다고 그에게 말한 반면에, 그의 관리자는 계약에 대해 걱정하지 말라고 말한 뒤부터 시작되었다. 메튜는 이러한 모순되는 정보들로 인해 그들이 자신을 속이려고 한다고 생각하게 되었다고 말했다. 메튜는 때때로 그의 동료들이 이에 관여해 있다고 생각했으며, 그들이 자신에 대한 욕을 하는 게 아닌지 궁금해했다. 메튜는 일주일에 몇 번 정도 그의 동료들이 대화를 할 때 그들을 계속 지켜본다. 그는 그들이 무슨 일을 벌일지, 그리고 그들이 그를 살펴보고 있는지를 알아내려고 노력한다. 이것은 메튜가 그의 일에 집중하지 못하게 하고, 그의 실적에 부정적 영향을 미치며, 결과적으로 계약이 연장되지 않는 것에 대한 그의 고통을 증가시킨다. 메튜는 자신이 망상적 사고들로 고통을 받고 있는지는 확신할 수 없다고 설명한다. 메튜는 자신의 생각에 대해 아무에게도 말하지 않는다. 메튜는 그들이 자신이 미쳤다고 생각할까 두렵다.

메튜는 사회적으로 매우 예민해졌다. 메튜는 그가 있는 모든 환경을 철저히 살피고, 거리의 사람들이 자주 자기를 쳐다보는 것을 알아차렸다. 그는 왜 사람들이 자신을 쳐다보는지 알지 못 했다. 이것 외에도, 메튜는 끊임없이 거리의 숨어있는 흔적들을 확인한다. 그는 일주일에 한 번 정도 거리에서 종이조각을 집어 드는데, 그 이유는 그것이 자신에게 향하는 메시지를 포함하고 있을 것이라고 느끼기 때문이다. 그는 이것이 비현실적인 생각이라는 것을 안다. 왜 누군가가 그에게 메시지를 보내는지, 왜 이 사람이 이러한 어색한 방법으로 이런 일을 하는지 그는 모른다. 메튜의 다른 사람 및 잠재적인 메시지에 대한 선택적 주의력은 그가 교통에 대해 덜 신경을 쓴다는 것을 의미한다. 몇 주 전에 그는 거의 차에 치일 뻔 했다. 이러한 위기일발의 상황은 그로 하여금 의도적으로 사람들에게 돌진하며 차를 모는 미치광이가 있을 거라는 생각을 하도록 만들었다. 메튜는 이제 길을 건널 때 차가 속력을 줄이는지, 차선은 벗어나지 않는지를 확인하기 위해서 다가오는 차들을 확인한다. 이러한 모든 것들은 메튜에게 많은 스트레스를 유발하였고 그는 자신을 진정시키기 위해서 대마 사용을 늘이게 되었다. 메튜는 자신이 통제력을 잃고 있다고 느끼며 그의 행동들이 조현병이 있는 자신의 삼촌과 유사하다고 설명했다.

기억 편향

출처 모니터링 및 환각 (생각과 말이 다른 사람으로부터 기원했다고 기억하는 것)

출처 모니터링 편향은 약 30년 전에 처음 기술되었다. 최초의 실험에서 환각의 병력이 있는 정신과 환자들은 환각이 없는 환자들과 비교했을 때 일주일의 경과가 지난 후 자신들이 표현한 생각에 대한 단어, 의미, 문법 양식을 확인하는 능력이 떨어지는 것으로 나타났다. 두 집단 모두에서 언어 재료를 기억하는 능력과 그들의 의견 및 의사소통 기술들의 안정성은 차이를 보이지 않았다(Heilbrun, 1980).

다른 연구에서는 망상을 가진 환자를 환각이 있는 환자와 비교했다. 대상자들에게 쉬운 난이도와 어려운 난이도의 질문들에 대답하게 했다. 일주일 후 대상자들에게 일주일 전 했던 대답 카드 더미를 정렬하라고 했다. 그들은 카드 세 더미 중에 결정을 해야 했다: 자기가 한 것, 실험자가 한 것, 새로운 대답. 환자들은 실험자보다 더 많은 실수를 했다. 환각이 있는 환자들은 어려운 문제들에 대한 대답을 실험자 탓으로 돌리는 편향을 가졌다(Bentall, Baker and Havers, 1991). 이러한 외적 귀인은 왜곡이 이루어지는 동안 그들의 목소리를 들을 때도 일어난다(Allen et al., 2004).

23개 연구의 메타 분석에서는 이러한 인지 편향(스스로 만든 생각과 대답을 다른 사람의 탓으로 돌림)이 환각이 있는 조현병 환자에서 나타나는 것을 확인했다(Waters and Babcock, 2010). 이러한 편향은 주의가 자신에게 향할 때(Ensum and Morrison, 2003)와 대상자들이 감정적인 상태일 때 더 증가한다(Morrison and Haddock, 1997). 출처 모니터링 편향은 환청의 원인 요소일 수 있다. 환각이 있는 사람은 그의 청각적 경험을 외적 근원의 탓으로 돌린다. 이러한 편향은 전구기 상태나 증상이 완화된 환자, 또는 조현병 환자의 형제에서 확인되며 내적표현형적이다(Brunelin et al., 2007).

사례: 조지

조지는 18세이며 고등학교 졸업반이다. 그는 부모와 함께 살며 일주일에 서너 번 만나는 여자친구가 있다. 그는 약을 하지 않으며 술을 가끔 마실 뿐이다. 지난 수개월간 그는 이상한 경험을 했다. 일주일에 한 번 정도 잠자리에 누우면 벨소리가 들렸다. 조지는 5-10분 동안에 두 번 정도 그 소리를 듣는다. 일주일에 세 번 그는 음악에서나 세탁기가 돌아가는 것처럼 소음이 있을 때 목소리를 듣는다. 이러한 경험들은 한 시간 이내로 지속되며 단지 중등도의 걱정만을 일으킨다.

그는 지난 6주간 공격적이고 인종차별적인 성격을 지닌 침투적 사고와 이미지들을 경험하기 시작했다. 그는 가끔 머리 속에서 이러한 인종차별적인 말이 큰 소리로 들린다; 이것들은 그에게 이러한 말들의 근원에 대한 의문을 가지게 했다. 그는 이러한 경험들을 외부의 탓으로 돌리게 되었다. 그는 인종차별주의자가 전혀 아니기 때문에 그것들은 자신의 말일 수가 없으며, 그것들과 동일시할 수 없다. 그는 이러한 경험들의 원천이 무엇인지 모른다. 조지는 흑인인 몇몇의 좋은 친구들이 있으며, 그의 이러한 생각 때문에 수치심을 느꼈다. 그는 자신의 경험들을 아무에게도 말하지 않았다. 그는 침투적 사고들을 억누르려고 시도했고, 그것들과 논쟁하고 심지어는 그것들에 동의하려고까지 시도했다. 대처하려는 모든 시도는 소용없었다. 이것이 그를 무력하다고 느끼게 만들었다. 그는 거리의 흑인들이 자신의 이러한 생각을 알아챌 것이기 때문에, 그들을 피하기 시작했다. 수주일전 그는 부모에게 자신의 문제를 이야기했다. 그들은 그에게 도움을 구하라고 격려했다. 초기 평가에서 조지는 그가 경험하는 것을 확신할 수 없다고 설명했다. 대부분의 시간에 그는 이러한 공격적이고 인종차별적인 침투적 경험들은 자신이 원하지 않는 생각들이라고 확신했다. 평소에는 자신이 그렇지 않다고 분명히 느낀다. 그는 자신이 나쁜 사람이거나 미친 것이 아닐까 생각한다.

후판단 편향(나는 그것을 내내 알고 있었다)

또 다른 기억 편향은 후판단 편향이다. 후판단 편향은 어떤 사람이 답을 알았을 때, 심지어 원래 했던 답이 틀렸을 때라도, 그것을 내내 알고 있었다고 생각하는 경향이 있는 현상을 가리킨다. 이러한 편향은 건강한 사람들보다 정신병 환자들에서 더 강하게 나타난다. 이는 망상의 형성에 기여한다. 정신병 환자들은 사실 같지 않은 결론을 더욱 쉽게 받아들인다. 과거의 기억들을 정정하는 능력은 후판단 편향 때문에 약해진다. 대신에, 다시 만들어진 후판단 기억들이 결론을 뒷받침하는 것으로 보인다(Woodward, Moritz, Cuttler and Whitman, 2006b).

전형적인 후판단 연구에서, 대상자는 두 가지 이상의 가능한 결과가 있을 수 있는 우연한 사건에 대한 정보를 받는다. 이후 그들에게 실제로 어떠한 결과가 발생했는지를 알려주고, 무엇이 일어났는지 말해주지 않았을 때 일어날 결과의 가능성을 지적하라고 요청했다. 이러한 후판단 확률 추정은 같은 정보가 대상자에게 제공되나 실제로 어떤 일이 일어났는지 알려주지 않을 경우 얻어진 '예견' 추정과 비교된다. 확률 추정의 차이가 클수록, 후판단 편향의 효과가 크다. 후판단 편향이 작용할 때 일어난 사건들은 회고적으로 더 잘 일어났을 것으로 보여지며, 일어나지 않은 사건들은 덜 일어났을 것으로 보여진다(Christensen-Szalanski and Willham, 1991).

메타 분석의 결과는 후판단 편향의 전체적인 효과 크기(y=0.17; corrected r=0.25)가 크지 않다는 것을 보여주었다(Christensen-Szalanski and Willham, 1991). 이것은 편향이 무시되어야 한다는 뜻은 아니다. 왜냐하면 옳거나 틀린 판단을 하는 것의 비용과 이득에 따라, 이것보다도 훨씬 작은 효과 크기가 실용적인 의미를 가질 수 있기 때문이다(Elstein, 1989; Rosenthal and Rubin, 1982). 동시에, 후판단 편향의 관찰된 효과 크기가 작다면, 그것의 효과는 효과 크기가 더 클 때 일어나는 것보다 현실 사회에서 내재하는 무작위 오차에 의해 없어지기가 더 쉬울 것이다. 결과적으로, 후판단 편향을 교정하려는 경고들을 제기하기 전에, 관심이 되는 각각의 상황에 대한 잠재적인 영향을 잘 조사해야 한다. 한 연구에서는 무슨 일이 일어날지를 '내내 알고 있었다'라고 회고적으로 주장하는 사람이 후판단 편향을 꼭 나타낼 필요는 없다고 했다. 많은 사람들이 이분법적 선택에 직면하며(행동하기, 하지 않기), 관찰된 결과가 일어날 것을 내내 알고 있었다고 회고적으로 주장하는 사람들은 예견에서 조차도 같은 방식으로 행동할 것이다.

초자연적 현상에서의 믿음이나 초자연적 경험의 주장은 적어도 부분적으로는 인지 편향들과 관련이 있을 수 있다. 48명의 대학생이 텔레파시 훈련에 참여했으며, 두 가지 조건 아래서 실험자가 그들에게 카드의 색깔을 '보냈다'. 후판단-가능 조건에서, 참가자들은 색깔이 드러난 다음 그들의 선택이 맞았는지를 기록했다. 대조 조건에서는 참가자들이 피드백을 받기 전에 특정한 반응을 쓰도록 했다. 그래서 '내내 알고 있었던' 것을 회고적으로 바꾸는 능력을 배제했다. 후판단 편향과 일관되게, 참가자들은 후판단-가능 조건에서 유의하게 더 좋은 결과를 나타내었다. 게다가, Tobacyk의 개정된 초자연적 믿음 척도(Revised Paranormal Belief Scale)로 평가했을 때, 후판단-가능 조건에서는 초자연적 믿음들 사이에 의미 있는 연관성을 확인했으나 대조 조건에서는 그렇지 않았으며, 이는 확증 편향을 시사한다. ARMS 대상자들은 빈번하게 초자연적 경험들을 보고한다. 때때로 ARMS 대상자들은 확증과 후판단 편향에 의해 야기된 그들의 초자연적인 경험의 실제를 더욱더 확신하게 된다.

사례: 캐슬린

캐슬린은 간호사가 되려고 공부하는 23세의 여자이다. 지난 6개월 동안 그녀는 낮에 실제로 실현될 것에 대한 꿈을 전날 밤에 꾸었다. 그 사건이 일어나는 순간, 그녀는 꿈을 생생하게 기억한다. 예를 들어, 그녀는 고등학교 때 알던 소녀가 자신에게 전화를 하는 꿈을 꾸었는데, 바로 그날 실제로 그 소녀의 전화가 왔다. 캐슬린은 자기가 영적인 능력이 있다고 생각하기 시작한다. 그녀는 학교를 중퇴하고 타고난 영적인 능력을 더 개발하는 데만 집중하려고 생각한다. 때때로 그녀는 자신이 미래를 예측함으로써 세상에 실질적인 변화를 줄 수 있다고 생각한다. 이러한 책임을 갖는 것이 그녀에게는 부담으로 느껴진다. 치료자는 깨어 있을 때 그녀의 꿈에 대해 써보라고 했다. 그 이후, 캐슬린은 그녀의 꿈이 더 이상 실제 사건을 예측하지 않는다는 것을 알아차렸다. 돌이켜 생각해보면, 그녀는 자신의 마음이 미래의 사건에 대해 예측하는 꿈을 꾼다고 믿게 만들었다고 결론짓는다. 그녀는 안도와 동시에 실망 했으며, 학교를 중퇴하는 것을 다시 고려했다.

귀인 편향

자기 고양적 편향과 개인화 편향(실패를 타인의 탓으로 돌림)

귀인 양식은 우울과 관련이 있다. 많은 연구들에서 우울이 있는 사람들은 부정적인 사건에 대해 내적 귀인을 지나치게 사용하는 경향이 있는 것으로 보였다(Alloy, Abrahamson and Whistehouse, 1999; Joiner 2001; Moore and Fresco, 2007). 반면에 건강한 사람은 이러한 자책을 피하고 긍정적인 사건에 대해 더욱 내적 귀인을 이용한다. 이러한 귀인 양식은 자기 고양적 편향으로 알려져 있다(Kaney, Bowen-Jones, Dewey and Bentall, 1997). 그래서, 그들은 성공에 대한 공은 차지하려고 하고(긍정적인 사건에 대한 내적 귀인), 실패에 대한 책임은 부정하려고 한다(부정적인 사건에 대한 외적 귀인). 최근에 일관된 다수의 문헌들에서, 피해 망상을 가진 사람들과 조증 증상을 가진 사람들 모두에서 개인화 편향의 경향이 있다고 나타났다(Bentall, Kaney and Dewey, 1991; Candido and Romney, 1990; Fear, Sharp and Healy, 1996; Kaney and Bentall, 1989; Kinderman and Bentall, 1997; Lyon, Kaney and Bentall, 1994; Sharp, Fear and Healy, 1997). 가설적 상황들을 평가하는 과제에서, 그들은 과도하게 긍정적인 사건은 내적 원인(자신) 덕분으로 돌리며 부정적인 사건은 외적 원인(환경이나 다른 사람) 탓으로 돌린다.

Kinderman은 정상이거나 우울한 사람들에 비해서, 편집적인 환자들이 부정적인 사건에 대해 더 많은 외적 개인적 귀인들을 만들며 특징적인 개인화 편향을 보여준다고 했다(Kinderman and Bentall, 1997). 다른 연구들에서도 유사한 결과가 보고되었으나(Kinderman and Bentall, 2000), 피해망상이 있는 사람과 없는 사람을 비교했을 때는 일관성이 덜하게 나타났다(Sharp et al., 1997; Silverman and Peterson, 1993). 예를 들면, 연구들은 환각과 외현화 편향 사이의 잠재적 연관성도 보여주었다(Janssen et al., 2006).

조현병에 있어서 개인화의 두 가지 정의가 문헌에서 사용되고 있다. 두 가지 정의에 대해 논의할 것이며, 관계 문헌들도 요약될 것이다. 개인화와 마음이론 장애의 관계도 조사될 것이다. 마음이론 장애는 다른 사람의 행동을 설명하거나 예측하기 위한 마음 상태의 정확한 귀인에 어려움이 있는 것을 말한다. 조현병에서 마음이론 장애의 많은 증거들이 제시되고 있다(Brune, 2005; Harrington, Siegert and McClure, 2005).

개인화는 조현병에서 중요한 역할을 하기 때문에, 전구기에서의 이러한 편향도 임상 증상적인 경과에 영향을 미칠 수 있을 것으로 보인다. 이 장의 끝부분에 사례를 제시했다. 개인화나 자기 참조적 편향이란 관계없는 외부 사건들에 개인적인 의미를 붙이는 것으로 정의된다(Beck, Grant and Perivoliotis, 2009). 망상 기간 동안, 환자들은 종종 자아중심적 관점에 갇혀있다. 그들은 자신들이 모든 사건들이 그들과 관련되는 드라마 속의 중앙 무대에 있다고 본다. 기침, TV 광고, 소리 죽인 대화들이 특별하고 위협적인 의미를 줄 수 있다. 예를 들어, 망상을 가진 환자를 향해 명백하거나 감춰진 메시지들을 전달한다고 생각할 수 있다.

개인화 편향은 환경보다는 다른 사람을 탓하게 되는 편향으로 정의된다(Langdon, Corner, McLaren, Ward and Coltheart, 2006). 특히 편집망상 환자들은 부정적인 사건의 탓을 지나치게 외부화하여 환경보다 다른 사람에게 비난을 하는 귀인 편향을 가지고 있는 것으로 보인다(Bentall and Kaney, 1996; Kinderman and Bentall, 1997).

개인화 편향은 피해망상이 발생하기 쉬운 취약성을 구성하고, 마음이론 장애를 포함한 인지 결핍을 반영할 수 있다. Langdon 등은 피해망상 병력이 있는 34명의 조현병 환자와 21명의 건강한 대조군에서 이러한 가설을 연구했다(Langdon et al., 2006). 예측과는 반대로, 마음이론 장애는 임상적이든 비임상적이든 간에 모든 참가자들에서 두드러졌던 개인화 편향을 증가시키지는 않았다. 대신에 마음이론 장애는 낮은 병식과 연관이 있었다. 이는 낮은 병식에 대한 여러 경로가 있다는 것을 시사한다. 이 중 하나는 마음이론 장애로, 누군가의 믿음과 환경들을 평가하기 위해 다른 사람의 관점을 미루어 생각할 수 있는 능력에 장애가 있는 것이다.

Brakoulias 등은 망상에 대한 8-11주 CBT 프로그램을 보고했다(Brakoulias et al., 2008). 약물에 저항을 가진 40명의 정신병 환자들에서 치료 전과 치료 후에 확률 추론, 귀인 편향(Langdon et al., 2006에 의해 개인화로 정의된), 마음이론을 평가했다. 망상적 확신, 집착, 고통도 각 회기마다 점수를 매겼다. 처음에는 11명의 환자에서 비정상적인 확률 추론, 13명에서 과도한 귀인 편향, 13명에서 마음이론의 결함을 보였다. 14명의 환자가 CBT 프로그램을 마쳤으며, 망상적 확신과 집착에서 의미 있는 감소를 보였다. 언어적 마음이론 과제에서의 호전 같은 일부 모순적 결과에도 불구하고, 이들 14명 환자의 추론 양식(귀인 편향)은 CBT에 의해 큰 변화는 보이지 않았다. 저자들은 표본에서 망상과 연관된 추론적 이상은 정신병 환자들에서 취약성이 지속되도록 하며, CBT의 효과와는 무관한 것으로 결론지었다(Brakoulias et al., 2008).

Bentall 등은 잘 발달된 마음이론 기술이 없을 때, 편집적인 사람은 다른 사람의 부정적인 행동들을 환경적 요인으로 돌릴 수가 없다고 했다. 이러한 무능력은 외적 통제소재를 유도한다(Bentall and Fernyhough, 2008). 한 유전적 고위험군 연구에서, 정신병의 높은 유전적 위험성이 있는 청소년들에서는 외적 통제소재가 이후의 질병 발생을 예견한다고 보고했다(Frenkel, Kugelmass, Nathan and Ingraham, 1995). 외적 통제소재는 결국 사회적 위협을 미리 걱정하는 경향을 유도하고, 따라서 망상적 믿음들을 유발하게 된다. 이 방식에서 위협 예측 단계의 기저를 이루는 과정은 선조체 도파민 뉴런들에 의해 시행되는 것 같다(Moutoussis, Williams, Dayan and Bentall, 2007; Moutoussis, Bentall and Williams, 2008). 비약적 결론 양식은 현실검증을 방해하므로 한 번 확립된 편집적 믿음들을 유지하게 할 것이다.

따라서, Langdon과 Beck에 의해 정의된 개인화는 조현병 환자들의 증상 경과에 영향을 준다. Brakoulias 등은 개인화 편향에 CBT가 영향을 주지 않는다고 보고했다(Brakoulias et al., 2008). 불안 장애에 대한 연구들에서는 비정상적인 추론 양식에 대한 CBT의 효과를 볼 수 있었다. 불안 장애 인지 모델의 근본적인 가정은 부적응적 인지 구조나 도식의 활성화가 개인의 지각, 해석, 기억, 주의 할당의 내용에 직접적으로 영향을 주어 불안 상태를 만들고 유지시킨다는 것이다(Beck, Emery and Greenberg, 1985). 위협 관련 정보 처리를 돕는 특이 편향이 불안 장애에서 증명되었으며, 많은 연구들에서 개인의 위협 관련 걱정들과 일치되는 정보의 우선적 부호화를 확인했다(Williams, Watts, MacLeod and Matthews, 1997). 예를 들면, 공황장애 환자는 신체 감각에 관련된 위협 신호에 대해 지나치게 경계하는 데 반해(Ehlers, Margraf, Davies and Roth, 1988), 사회공포증 환자는 사회적 위협 신호에 지나치게 신경을 쓴다(Hope, Rapee, Heimberg and Dombeck, 1990; Mattia, Heimberg and Hope, 1993).

정보 처리 편향들(예: 위협 신호들에 지나치게 경계함)이 불안 상태에 취약성을 가지고 유지하도록 할 때, CBT에서의 변화로 추정되는 기전은 역기능 믿음들과 정보처리 편향들이 성공적으로 조준되고 교정되는 정도이다(Beck et al., 1985). 예를 들면 사회공포증(Mattia et al., 1993)과 전반적 불안 장애(Mathews, Mogg, Kentish and Eysenck, 1995)의 치료에 대한 연구에서 치료 전에는 특이 처리 편향(대조군과 유의하게 다른)이 있었으나, 인지치료를 통한 성공적인 치료 이후에는 유의하게 감소했다(대조군과 동등하게). 대조적으로, 치료 무반응자들은 처리 편향을 지속적으로 나타내었다(대조군보다 더 심하게).

우리가 알고 있는 한, 개인화는 ARMS 대상자들에서 연구된 바가 없었고, ARMS가 있는 사람들에서 개인화에 대한 CBT의 영향에 대해서도 조사된 바가 없었다. ARMS 대상자들은 대개 더 나은 병식을 가지고 있기 때문에 정신병 환자들에 비해 비정상적 사고 방식의 더 나은 개선을 볼 수 있다고 가정할 수 있다.

사례: 존

존은 상담을 시작하면서 지난 수개월간 어떤 소리가 자신에게 의미를 전달하기 시작했다고 말했다. 그는 가끔 어떤 사람이 기침을 하면, 그 사람이 존의 자세를 마음에 들어 하지 않는다는 뜻이며, 따라서 똑바로 앉아야 한다고 생각한다. 존은 대개 이러한 생각들이 이상하고 불가능한 것이라고 떨쳐버릴 수 있지만, 기침이 숨겨진 메시지를 표현하고 있다는 느낌은 남아있다. 게다가 때때로 누군가가 그에게 마실 것을 어떤 손으로 주느냐가 그의 사회적 지위에 대한 메시지를 전달하는 것이라는 생각이 든다. 그는 그가 낮은 사회적 지위를 가진 사람이라고 간주되는 손이 오른손인지 왼손인지는 알지 못한다. 대개 존은 이러한 생각들을 무시할 수 있으나, 최근에는 그러한 생각들이 그를 점점 더 괴롭히기 시작했다.

존은 일년 전 부기를 배우기 시작하면서 혼자 살고 있다. 존은 일부 과목을 낙제했고, 집중에 어려움이 있다고 한다. 그는 그가 읽은 것을 받아들이지 못하며, 그 뜻을 파악하기 위해 반복해서 읽어야 한다. 공부에 대한 어려움에 대해 집중력이 떨어진 것을 탓하는 대신, 그는 친구들이 자신을 싫어하고 반감을 표시하기 위해 의도적으로 자신에게 메시지를 보낸다고 생각하기 시작했다. 그들의 숨겨진 메시지인 기침과 다른 소리들을 내는 것은 존이 집중하는 것을 어렵게 만들었다. 지난 몇 개월간 그는 자주 수업을 빠졌다. 그는 많은 시간을 컴퓨터 게임이나 인터넷 서핑을 하면서 방에서 혼자 지낸다. 존은 수면 문제와 짜증이 있다고 한다. 그는 그의 이상한 경험들에 대해 아무에게도 말하지 않았다. 그는 사람들이 그를 미쳤다고 생각할까 두렵다. 그 자신도 그의 생각이 이상하다고 여기며, 미쳐버릴까 봐 매우 걱정한다.

공변동 편향(인과관계의 과대평가와 우연의 과소평가)

공변동 발견은 두 사건이 규칙적이고 일관된 방식으로 같이 발생하는 경향이 있다는 것을 발견하는 능력이다. 공변동을 발견하는 것은 세상을 이해하고 예측하는 데 중요하다 – 예를 들면, 어떤 신호가 곧 다가올 보상이나 처벌과 관계 있는지 알게 됨으로써. 그러나 두 사건이 서로 독립적으로 짧은 간격을 두고 일어날 때의 시간적 연속성과, 두 사건이 주로 같이 일어나며 독립적이지 않고 따라서 서로 의존적일 때의 공변동을 구분하는 것은 중요하다 (Harvey, Watkins, Mansell and Shafran, 2004). 공포증적 두려움이 공변동 편향과 동반된다는 여러 연구들이 있다. 즉, 공포증 대상자들은 공포 관련 자극과 혐오적인 결과를 지나치게 연관시키는 경향이 있다. 이러한 공변동 편향은 위험 예측을 확정하고 공포를 강화시키는 꽤 직접적이고 강력한 방법인 것 같다(de Jong, van den Hout and Merkelbach,

1995). 공변동 편향은 사람들이 실제로는 더 적게 연관되거나 심지어 반대방향으로 연관되었던 두 사건 사이에서 환상에 불과한 연관을 찾을 때 발생한다(Alloy and Tabachnik, 1984; Chapman and Chapman, 1967).

초감각적 지각(extrasensory perception, ESP)을 믿는 22명과 회의적인 20명이 텔레파시 실험에 참가했다. 대상자들은 전달된 기호들과 수신자에 의해 응답 받은 피드백 사이의 공변동을 판단하도록 요청 받았다. 초감각적 지각을 신뢰하는 사람들은 성공적인 전달('hits')의 수를 과다하게 추산했다. 회의적인 사람들은 정확한 hit 판단이 특징적이었다. 신뢰자들에서 hit 반응들과 그들의 심박수 및 경험된 각성 사이에 양의 상관관계가 확인되었다. 게다가 실험을 마칠 때에 주관적인 각성들도 측정된 hit 반응들과 양의 상관성을 보였다. 이러한 반응 양식은 회의적인 사람들에게서는 나타나지 않았다. 공변동 편향은 정신생리학적 개념으로, 초자연적 믿음을 유지하는 데 중요한 역할을 한다고 결론이 났다(Schienle, Vaitl and Stark, 1996).

초자연적 현상을 믿는 사람들은 우연이 일어나는 가능성을 낮게 추산하려는 경향이 있다. 이러한 확률 오판의 결과 신뢰자들은 우연한 결과에 대해 자주 놀라며, 이를 초자연적 현상으로 해석한다. 다른 연구에서, 두 그룹간의 결과에 차이가 없음에도 불구하고 신뢰자들은 회의적인 사람들에 비해 컴퓨터 모의 동전 던지기 과제에서 더 적은 hit를 획득했다고 추산했다. 흥미롭게도 신뢰자들은 회의적인 사람들에 비해서 동전 던지기의 결과에 더 많은 통제가 이루어지고 있다고 느꼈다. 결과에 대한 신뢰자들의 지각은 과제에서 달성될 수 있는 우연한 hit의 수를 심각하게 낮게 추산하는 것이 동반된다(Blackmore and Troscianko, 1985).

신뢰자들의 대부분에 있어서, 초자연적 현상과의 개인적인 접촉(가장 흔한 것으로 텔레파시 경험이 포함됨)은 그들의 확신에 대한 이유로서 언급된다. 1236명의 미국 성인으로 이루어진 집단에서, 1/4이 텔레파시 경험이 있었다고 이야기했다(Gallup and Newport, 1991); 영국에서 시행된 조사에서도 같은 비율이 확인되었다(Blackmore, 1984).

Connolly 등은 강박 증상(obsessive-compulsive symptom, OCS)을 가진 환자들의 약 절반에서 보고되는 오염 공포에서의 공변동 편향에 대해 처음으로 조사했다(Connolly, Lohr, Olatunji, Hahn and Williams, 2009; Rasmussen and Eisen, 1989). 오염 공포는 더러운 사람이나 장소 같은 오염된 대상과 실제로 또는 인지된 접촉을 통하여 더럽혀졌다거나 깨끗하지 못하게 되었다는 것에 대한 지속적인 공포로 정의된다(Rachman, 2004). 연구에 따르면 오염에 대한 높은 공포를 가진 대상자들은 특정한 공변동 편향을 보이며, 오염 자극과 공포 결과 사이의 우발성을 과하게 추산하게 되는 것으로 나타났고 이는 낮은 오염 공포를 가진 대상자들에게는 나타나지 않았다. OCS의 최근 모델은 오염 공포에 대한 병인학적 경로가 오염 자극과 혐오스러운 결과 사이의 인지된 공변동이라고 제시했다. 따라서, 부정확한 우발적 지각이 위험 기대와 우발적인 긴급 사태의 연상 학습을 강화하여 강박 증상과 연관된 오염 공포의 병인과 유지에 기여하는 것 같다(Mineka and Sutton, 1992). 공변동 편향은 해로운 기대를 강화하고 우발성을 학습하는 것을 강화함으로써 불안 장애에 대한 유지 및 병인적 요소로서 기능한다고 가정되었다(Mineka and Sutton, 1992). 많은 연구들이 이러한 예측을 지지했다(Tomarken, Mineka and Cook, 1989; de Jong, van den Hout and Merkelbach, 1995; de Jong, Merckelbach and Arntz, 1995). 전형적인 공변동 방법론은 여러 형태의 자극(예: 뱀, 칼, 풍경에 대한 그림)과 곧 뒤따르는 여러 형태의 쌍으로 대응되는 결과(예: 전기 충격)가 있어야 한다. 각각의 그림/결과 쌍은 같은 빈도로 일어난다. 반복된 자극/결과의 출현 후에, 참가자들에게 각각의 자극이 각각의 결과와 함께 제시된 실험의 비율을 추산하도록 했다. 결과는 특징적으로 공포 중립적 쌍에 비해서, 공포 혐오 자극 결과 쌍에 대해 공변동 편향이 과하게 추산되는 것으로 나타났다. 게다가, 많은 연구들에서 두려워하는 개인들은 덜 두려워하는 개인들에 비해 더 많은 공변동 편향을 보인다고 보고되었다(Kennedy, Rapee and Mazurski, 1997; de Jong, van den Hout and Merckelbach, 1995; de Jong, Merckelbach and Arntz, 1995).

이와 같이 공변동 편향은 초자연적 경험들과 강박 증상들에서 중요한 역할을 하며, 초자연적 경험과 강박 증상들은 ARMS 대상자들에서 종종 보고된다. 만약 ARMS 대상자들이 공변동 편향에 대한 정보를 받지 않는다면, 이 편향은 그들의 경험을 강화하여, 때때로 망상적 확신을 낳을 것이다.

사례: 후세인

후세인은 그의 부모와 함께 살고 있는 21세 학생이다. 그가 기억할 수 있는 한, 그는 부정적인 침투적 사고들을 지속적으로 경험해왔다. 최근에 이러한 생각들은 더욱 방해가 되었다. 그는 자신이 생각한 것을 다른 사람들이 실제로 아는지에 대한 징후를 찾기 시작했다. 그는 어떻게 인지는 모르지만, 다른 사람들이 그의 마음을 읽을 수 있을 것이라고 추측한다. 그는 아마도 그의 마음이 어떻게든 '열려있다'라고 결론짓는다. 이것은 끔찍한 생각이다. 왜냐하면 그의 사생활이 없다는 것을 의미하기 때문이다. 그는 친구들에게 물었으나, 친구들은 그의 생각을 그들이 알 수 있다는 것을 부정했다. 그러나 후세인은 그가 공격적이거나 성적인 생각을 했을 때 다른 사람들의 반응을 관찰했다. 예를 들면, 그가 부끄러운 생각을 한 직후에 반 친구가 갑자기 그를 쳐다보거나 웃었다. 후세인은 그가 방금 생각했던 것 또는 그의 부정적인 생각과 명백하게 연관된 것에 대해 친구가 말하는 것을 몇 번 경험했다. 그는 이러한 반응들을 대학의 한 교수에게서 가장 자주 목격하였고, 가능한 한 그녀의 수업을 피하기 시작했다; 이것이 그를 수업에 빠지게 만들었다. 그는 그녀를 볼 때 '좋은 것'을 생각하려고 애썼다. 하지만 부정적인 생각을 억누를수록 역효과가 났고, 그것들의 빈도와 강도는 증가되었다. 최근에 후세인은 사람들이 정말로 그의 마음을 읽을 수 있는지, 또는 그들이 모두 거짓말을 하는 건지를 궁금해하기 시작했다. 그들이 자신들의 능력에 대해 왜 거짓말을 하는지 그는 알 수 없다. 그는 자신의 정신 건강에 대해 걱정하며 그의 주치의와 진료 약속을 잡았다.

추론 편향

비약적 결론/자료 수집 편향(성급한 결론)

비약적 결론은 초기 단계부터 망상의 형성과 관련된 병인학적인 요인으로 제안되어 왔다. Garety 등은 망상을 가진 개인들이 부족한 정보 수집에도 불구하고 성급하게 믿음을 받아들이는 경향이 있는 것에 대한 결정적인 역할을 상정하였으며, 이는 비약적 결론(jumping to conclusion, JTC) 편향이라 불리는 것의 일부분을 이룬다(Garety, Bebbington, Fowler, Freeman and Kuipers, 2007). 이러한 경향성은 망상적 믿음들이 너무 작은 증거들에 기반하여 생성되고 유지되는 방식과 유사할 수 있다. 망상들은 대체로 반대되는 증거가 있음에도 이를 받아들이지 않는 고정된 잘못된 믿음으로 정의되며, 조현병 스펙트럼 장애들의 특징적인 증상이다. 처음에는 망상적 사고들이 추론의 병리로는 설명되지 않는다고 주장되었으나(Maher, 1988), 최근의 여러 연구들은 현재나 과거에 망상적 사고들을 가진 조현병 환자들에서 많은 추론의 탈선이 존재한다는 것이 확인되었다(Bell et al., 2006; Bentall, Corcoran, Howard, Blackwood and Kinderman, 2001; Davies, Coltheart, Langdon and Breen, 2001; Garety and Freeman, 1999; Young and Bentall, 1997).

비약적 결론의 전형적인 예로는 보통 구슬 과제가 포함된다. 참가자들은 두 가지 색깔의 구슬들이 들어있는 병들을 받게 되고(예: 검은색과 흰색의 구슬들이 한 병에는 60/40, 다른 병에는 40/60개가 들어있음), 병들을 보이지 않도록 가렸을 때 어느 병에서 구슬이 뽑히고 있는지를 물어보았다. 조현병 환자들은 구슬이 뽑힌 병을 결정하기 전에 적은 수의 구슬들을 요청하는 경향이 있었다. 이것과 관련된 주요 해석은 조현병 환자가 어떤 결정을 내리기 전에 정보를 덜 찾는 자료 수집 편향을 보인다는 것이다(Garety and Freeman, 1999). 망상을 가진 사람들과 대조군을 비교한 여러 임상 연구들에서 망상을 가진 집단이 확률론적 추론 과제에서 더 빨리 자료 수집을 마치려고 하는 것으로 나타났다(Conway et al., 2002; Dudley, John, Young and Over, 1997a, 1997b; Fear and Healy, 1997; Garety, Hemsley and Wessely, 1991; Garety et al., 2005; Huq, Garety and Hemsley, 1988; Mortimer et al., 1996; Moritz and Woodward, 2005; Peters and Garety, 2006; van Dael et al., 2006). 정신병 연구에서 특정 결과의 이러한 복제는 드물며, 이는 망상을 가진 개인들에서 비약적 결론 편향의 존재에 대한 확고한 증거이다. 망상을 가진 개인들의 약 50-60%에서 비약적 결론이 나타난다(둘이나 적은 수의 구슬 이후에 결정을 내리는 것).

비약적 결론 편향의 특이성에 대해 알아본 연구들에서 비약적 결론(구슬 과제로 평가된)은 기억력 결손(Broome et al., 2007; Menon, Pomarol-Clotet, McKenna and McCarthy, 2006), 충동성(Dudley et al., 1997a; Menon, Mizrai and Kapur, 2008; Young and Bentall, 1997), 전반적 인지 기능(Mortimer et al., 1996)등에 의해 설명될 수 없었다. 구슬 과제는 비약적 결론 편향을 확인할 수 있는 특이적이고 믿을 수 있는 방법으로 고려되었다.

또한 비약적 결론 편향은 망상적 사고 척도에서 높은 점수를 받은 사람(Colbert and Peters, 2002; Linney, Peters and Ayton, 1998; Moritz and Woodward, 2005; van Dael et al., 2006; Warman and Martin, 2006a, 2006b) 및 망상으로부터 완화된 사람들에게서 발견되었다(Moritz and Woodward, 2005; Peters and Garety, 2006). Broome 등은 정신병으로 진행할 수 있는 35명의 ARMS 대상자들과 23명의 건강 대조군을 비교했다(Broome et al., 2007). 참가자들은 다른 수준의 과제 난이도를 가진 수정된 판의 '구슬 추론 과제'를 이용해 평가되었다. 고전적 과제처럼 참가자들은 두 가지 색깔의 구슬이 85:15의 비율과 15:85의 비율로 들어있는 두 병 중 하나에서 구슬이 뽑힐 것이라고 이야기를 들었다. 그들은 어느 병에서 구슬이 뽑히고 있는지 확신이 들 때까지 뽑힌 구슬의 색깔을 주시하도록 지시 받았다. 미리 결정된 의사 난수 목록이 보여지는 구슬의 색깔을 결정하는 데 사용되었다. 구슬들은 컴퓨터 화면에 보여졌고, 참가자들은 버튼을 누르는 것을 통해 반응했다. 수정된 판은 세 가지 조건이 포함되어 있다:(a) 구슬의 비율이 85:15인 두 개의 병,(b) 60:40의 두 개의 병,(c) 44:28:28의 세 개의 병. 참가자들은 어느 병에서 구슬이 뽑히고 있는지 그들이 '가능한 확신 할 때' 병을 가리키도록 요청 받았다. 과제에 대해 사전에 설명이 이루어질 때 대상자들에게 적절한 비율과 색깔의 구슬이 있는 실제 병을 보여주었다. 작업 기억은 숫자보다는 다른 색깔의 구슬로 이루어진 줄을 이용한 숫자 폭 과제(digit span task)의 변형을 통해서 평가되었다(5에서 9사이, 구슬 과제에서처럼). 참가자들은 다섯 개의 다른 길이를 가진 색깔 구슬 줄을 통해, 각각 두 번씩, 노트북을 이용해서 과제를 수행했다. 구슬들은 1초의 간격을 두고 나타났고, 보여진 이후 참가자들에게 나타났던 구슬의 색깔 순서를 회상하도록 했다. 가장 많이 기억한 구슬의 개수와 총 오류가 기록되었다.

불확실성에 대한 내성은 프리스톤 불확성 불내성 척도(Freeston Intolerance of Uncertainty scale)(Freeston, Rheaume, Letarte, Dugas and Ladouceur, 1994)를 이용해 평가되었다. 이 설문지는 리커트 척도를 이용한 27개의 항목으로 이루어져 있으며, 하나의 종합 점수를 생성할 수 있고, 다양한 범위의 개념들에 적용되도록 개발되었다; 하지만 이 척도의 요인 분석에 따르면 다음의 구성요소들이 포함되는 것이 확인되었다. '미래를 통제하고 불확실성을 피하기 위한 행동적 시도, 활동의 제한, 좌절과 스트레스 같은 감정적 반응, 대인관계에서 불확실하다는 것은 나쁘게 비춰진다는 인지적 해석'(Freeston et al., 1994). 불확실성에 대한 불내성은 정보의 처리와 평가를 차례로 이끄는 기본 역기능(특성) 도식의 징후 같은 것으로 개념화된다. 이는 아무것도 없는 상황에서 어려움을 지각하는 것을 가능하게 하거나, 어려움이 존재할 때 그것들에 대해 비능률적인 반응들을 이끄는 것을 통해 애매한 상황에서 불안을 생성하고 유지시킬 수 있다.

과제가 어려워지면, 위험군은 대조군에 비해 적은 정보에 기초하여 판단을 내렸다. 두 집단에서 비약적 결론은 불확실성에 대한 불내성 및 비정상적인 믿음의 심각성과 직접적인 연관이 있었다. 이는 또한 위험군에서는 손상된 작업 기억과 연관이 있었으나, 대조군에서는 나쁜 작업 기억은 더욱 보수적인 반응 방식과 연관이 있었다. 그러므로 ARMS 대상자들은 비약적 결론 추론 방식을 보였고, 손상된 작업 기억과 불확실성에 대한 불내성의 연관성을 나타내었다. 이것은 잘못된 믿음들을 발달시키는 경향성과 정신병에 대한 취약성의 기저를 이룰 수 있다.

Van Dael 등은 정신병을 가진 사람과 그들의 친척들, 그리고 높거나 낮은 정도의 비임상적 정신병적 증상들을 가진 일반 인구에서 비약적 결론에 대해 연구했다(예: 망상적 사고 및 정신병에 대한 취약성에 따라 4단계의 집단으로 구분). 성급한 자료 수집은 망상적 사고 및 정신병 발생 경향과 연관이 있었다. 저자의 주장에 따르면, 비약적 결론은 일부는 정신병 발생 경향을 반영하는 특성 요인일 수 있고, 일부는 망상적 사고의 단계에 따라 변하는 상태 요인일 수도 있다. 다른 말로 하면, 비약적 결론은 망상의 형성과 유지에 모두 기여할 수 있다(van Dael et al., 2006). 이와 관련된 두 개의 연구에서는 망상을 가진 환자와 완화된 환자 사이에 비약적 결론의 통계적 차이는 발견하지 못했으며(Moritz and Woodward, 2005; Peters and Garety, 2006), 최근의 연구는 비약적 결론의 정상화에 대한 경향을 발견했다. Colbert와 Peters는 낮은 망상적 사고를 가진 인구들과 비교하여 높은 망상적 사고를 가진 비임상적 인구들에서 비약적 결론의 증거를 확인했다(Colbert and Peters, 2002). 비약적 결론과 편집적 사고의 관계에 대해 평가한 비임상적 연구에서는 이러한 관련에 대한 증거는 없었다(Freeman et al., 2005).

White 및 Mansell의 연구에서는, 비약적 결론의 특이성에 대한 최근의 주장들을 평가하기 위해 제한된 숫자의 병들을 이용한 덜 애매한 과제를 통해서 17명의 망상 경향이 있는 학생들과 22명의 대조군 학생들이 병 속 구슬 과제의 네 가지 판들을 완료했다. 비약적 결론의 기저에 있는 잠재적인 기전을 알아내기 위해 부가적인 평가가 시행되었다. 망상 경향이 있는 집단은 더 높은 비약적 결론 편향을 보였다. 과제 수행은 자가-보고된 서두름의 정도와 관련이 있었다. 망상 경향이 있는 개인들은 비약적 결론을 보였으며, 심지어 더 애매한 시나리오를 직면했을 때에도 잠재적으로 서두른다는 느낌의 결과로 비약적 결론을 보였다(White and Mansell, 2009).

비약적 결론과 망상의 발달 사이의 정확한 관계뿐 아니라, 성급한 자료 수집의 원인에 대한 것도 결정되어야 한다. 이와 관련하여 여러 가지 추측들이 있었다: 일부 저자들은 추론의 목표에 대해 고려할 필요가 있다고 했다(Dudley and Over, 2003); 다른 사람들은 설명이 수용될 수 있는 역치의 수준에 대해 이야기했다. 믿음 확증 편향(Freeman et al., 2005) 또는 불확증적 증거에 반대하는 편향(Moritz and Woodward, 2006)이 비약적 결론과 관련될 수 있다; 자료 수집은 경험들에 대한 대안적 설명의 가능성에 의해 영향 받기 쉽다(Freeman et al., 2004). 하지만, 비약적 결론이 끝맺음에 대한 일반적인 욕구를 반영한다는 과거의 추측들은 중단되었다(Freeman et al., 2006).

정신병과 추론에 대한 종단적 연구들

여러 연구들은 종단적 관찰 설계를 이용해 정신병이 있는 환자들에게서 추론의 변화를 알아보았다. 이 연구들에서 정신병적 증상과 추론은 환자들이 급성 상태일 때와 완화되거나 고정된 경과 관찰 일정을 따르고 있을 때에 평가되었다.

Woodward 등은 구슬 과제의 다양성(병에서 구슬을 꺼내는 것 대신에 호수에서 낚시를 하는 방식)에 대해 연구했다(Woodward, Munz, Leclerc and Lecomte, 2009). 26명의 조현병 대상자들이 12주 간격으로 2번의 평가를 받았다. 환자들은 초기 정신병에 대한 집단 CBT의 종단적 무작위 통제 연구에 참여했다(Lecomte et al., 2008). 결과는 과제 수행 능력(요청된 정보의 정도)과 망상 점수가 시간이 지남에 따라 유의한 음의 상관관계를 보였다. 이는 비약적 결론 과제가 조현병 스펙트럼 장애들에서 망상의 기저를 이루는 인지 체계에 민감하다는 견해와 그 맥락을 같이 한다. 따라서, CBT는 비약적 결론에 긍정적인 효과를 가질 수 있다.

대조적으로 Peters와 Garety는 항정신병약물을 통한 치료 후의 증상적 호전이 비약적 결론 편향의 호전과는 관계가 없다고 보고했다. 그들은 구슬 과제를 이용하여, 항정신병약물을 복용하는 17명의 환자들이 급성 망상적 상태일 때와 완화되었을 때(평균 17.4주 후)를 평가했다. 정신병이 완화되었을 때, 가능성 판단에서의 호전에도 불구하고 비약적 결론 편향은 지속되었다. 저자들은 비약적 결론 편향은 상대적으로 안정적이며, 따라서 망상의 형성과 지속에는 관여할 수 있으나 항정신병적 치료에는 반응이 없을 것이라고 했다(Peters and Garety, 2006).

Menon 등은 구슬 과제 및 이 과제의 감정 핵심 판(구슬 대신에 사람에 대한 언급을 이용)을 이용하여 19명의 정신병적 환자들에게 항정신병적 치료의 시작 시점과 2주, 4주에 비약적 결론을 평가했다. 정신병적 증상은 치료 2주와 4주에 지속적으로 호전되는 양상을 보였으나, 비약적 결론은 치료 2주까지는 호전을 보였지만 4주에는 그대로 유지되는 것을 확인할 수 있었다. 호전은 감정 핵심 판에서는 확인되었으나, 원래의 판에서는 보이지 않았다. 비록 결정을 내리는 기준점이 양성 증상들의 향후 변화를 예측하였지만, 증상의 변화와 결정을 내리는 것에서의 변화 사이에는 유의한 상관관계는 없었다(Menon et al., 2008).

증상 심각도와 비약적 결론 사이의 관계

비약적 결론과 정신병에 대한 많은 문헌들이 있지만, 오직 일부의 연구들만이 횡단적 설계를 이용해 증상들의 심각도와 비약적 결론 사이의 관계를 체계적으로 분석했다. 망상이 현저한 100명의 환자들에서 Garety 등은 비약적 결론이 망상적 믿음과 유의한 연관성을 가지고 있으며, 비약적 결론이 높은 양성 및 망상적 증상 점수와 연관이 있다는 경향을 확인했다.

비약적 결론은 음성 및 전반적 증상들과는 연관성이 없었다. 이 연구는 비약적 결론이 양성 증상들의 심각도, 특히 망상과 관련이 있음을 보여주었다(Garety et al., 2005).

현재 망상을 가지고 있거나, 망상이 완화되었거나, 망상 및 우울을 가지고 있거나, 정신병적이지 않은 우울을 가진 사람들로 이루어진 집단에서 Corcoran 등은 구슬 과제에서의 수행 능력과 망상의 심각도 사이에 어떤 유의한 관계를 찾지 못했다. 하지만, 구슬 과제의 한 가지 판에서는 현재 망상을 가진 상태가 수행 능력을 유의하게 예측할 수 있었다(Corcoran et al., 2008).

결론

종단적 연구들(Peters and Garety, 2006; Menon et al., 2008)로부터 얻어진 자료와 약화된 비약적 결론을 보이는 ARMS 대상자들이나 망상 경향이 있는 개인들에 대한 연구들(Broome et al., 2007; Colbert and Peters, 2002)을 볼 때, 최근의 문헌들은 비약적 결론이 정신병적 망상의 급성 상태에서 악화되는 망상의 경향과 관계가 있는 특성 요인이라고 보았다. 이는 비약적 결론과 정신병적 책임(특성)의 정도 사이 및 비약적 결론과 망상적 사고(상태)에 용량 반응 관계가 있다고 밝힌 van Dael 등과 맥락을 같이 한다(van Dael et al., 2006). 비약적 결론 편향이 정신병의 고위험군에서 존재한다는 발견은 이례적인 경험에 대한 잘못된 평가가 발병에 있어 근본적인 역할을 한다고 하는 인지 모델과 일치한다(Broome et al., 2005b; Garety et al., 2005; Garety et al., 2007). '비약적 결론'이 정신병으로 진단된 환자에서 일관되게 발견되는 반면(Garety and Freeman, 1999), 질환의 고위험군에서는 이러한 장애가 정신병적 증상을 겪는 사람이 명백한 정신병으로 발전할 것인지에 대해 영향을 줄 수 있다고 했다. Van Dael 등은 특성 취약성뿐 아니라 비약적 결론 편향도 상태 요소를 가질 것이며, 낮은 수준의 과제에서도 ARMS 대상자가 정신병으로 이행되는 것 같은 편향이 증가하거나 발견될 수 있다고 보았다. 반대로, ARMS가 완화된 사람은 비약적 결론 편향의 약화를 보였다. 이는 ARMS 대상자들을 대상으로 한 종단적 연구에서 평가될 수 있다. 게다가, 우리가 아는 한, ARMS 대상자에서 비약적 결론을 목표로 한 CBT가 비약적 결론을 줄이고 명백한 정신병적 삽화로의 이행될 위험성을 감소시킬 수 있을지는 연구된 바가 없다.

사례: 사마라

사마라는 25세의 음식 공급자이다. 그녀는 작은 자신의 음식 공급 사업을 가지고 있으며, 사업은 꽤 잘되고 있다. 그녀는 불안에 대해 도와달라고 요청했다. 사마라는 그녀 자신을 사회적으로 고립시키기 시작했다고 설명했다. 작년에 그녀는 사람들이 자신을 '소외시킨다'는 느낌을 여러 번 받은 적이 있었다. 한번은 그녀가 그 상황을 벗어나 몇 일간의 회복기간을 가진 적이 있었는데, 그녀의 불안이 감소했다. 그녀는 다른 사람들이 실제로는 자신에게 해를 끼치지 않는다는 것을 알고 있다. 하지만, 작년에 그녀는 특정 상황에서 매우 불안해졌다. 사마라는 그녀를 불안하게 만드는 비약적인 부정적 결론들로부터 자신을 예방하는 방법을 배우고 싶어 했다.

세 가지 사건들이 특히 그녀를 의심하게 만들었다. 주말에 사마라는 친구들과 종종 대마를 피웠다. 약 1년 전 그녀는 두 명의 친구들과 대마를 피웠다. 그녀는 친구들에게 때때로 약물이 누군가에 의해 의도적으로 화학약품으로 중독되어 있는 것 같지 않느냐고 물어보았다. 그녀의 친구들은 이를 심각하게 받아 들이지 않았다. 그날 오후 한 친구가 목이 아프다고 호소했다. 그녀의 친구들은 또한 그날 오후 상당히 일찍 떠났다. 사마라는 그녀가 대마를 샀기 때문에 친구들이 아마도 그녀가 그것을 중독시켰다고 생각할 거라고 결론 내렸다. 그녀는 그들이 자신에게 복수하고 싶어할 것이라고 생각했다. 비록 사마라는 며칠 뒤 그녀의 처음 해석을 합리화했지만, 여전히 몇 주간 그녀의 친구들을 피했다.

몇 주 후 그녀는 파티에서 그 친구들을 보았다. 그 때, 사마라는 그녀의 의심에 대해 그들에게 말하지 않았다. 대신에, 그녀는 계속 아파서 만나지 못했다고 그들에게 이야기했다. 그날 밤 그녀는 음료를 마셨다. 그녀는 맛이 이상하다고 느꼈고, 음료에 약을 탔다고 결론지었다. 사마라는 변명을 대고 파티를 떠났다.

2주일 후 그녀의 긴장은 다시 완화되었다. 자신의 친구들 중 한 명이 파티에 음식 공급하는 것을 도와주었다. 그녀는 친구를 집까지 태워줬다. 다음 날 그녀는 자신의 차 안에 친구의 휴대폰이 있는 것을 발견했다. 사마라는 그녀의 친구가 자신을 엿듣기 위해 의도적으로 그녀의 차에 휴대폰을 두고 갔다고 곧장 결론을 내렸다. 사마라는 친구와 대면했다. 친구는 자신이 사마라를 감시했거나 어떤 형태로든 그녀에게 해를 가하려 했다는 것을 부정했다. 그녀의 친구는 또한 사마라에 대한 걱정을 표현했고, 그녀의 불안에 대한 도움을 구할 수 있도록 조언했다.

부정적 기대 편향(비관주의)

음성 증상들, 예를 들어 할말이 없어 감소된 대화 능력, 공허감, 새로운 것을 시작하고자 하는 동기의 감소 등은 조현병으로 고통 받는 사람들을 종종 악화시킨다. 게다가, 이 환자들은 제한된 지속적 주의력, 기억의 문제, 계획하는 능력의 감소 같은 인지 결함을 경험할 때 그들 자신에 대한 믿음을 잃을 수 있다. 문제를 다루는 것과 사회적 사건을 즐기는 것에 대한 능력과 관련된 부정적인 기대는 우울한 느낌을 유발한다. 우울뿐 아니라 편집증도 비관적 추론 양식과 관련이 있다(Strunk and Adler, 2009). 비관적 추론 양식과 우울, 또는 편집증과의 관계는 인지 기능이 통제되는 한 계속된다(Bentall et al., 2009). Grant와 Beck은 패배주의적 믿음, 인지 장애, 음성 증상 및 사회적 기능 사이의 관계에 대해 조사했다(Beck, Rector, Stolar and Grant, 2009; Grant and Beck, 2009). 기억 작업, 추상화, 주의력, 처리 속도, 정신병리, 사회적 기능, 패배주의적 믿음이 조현병과 분열정동장애 환자들, 정상 대조군에서 평가되었다. 인지 장애가 클수록 더 심한 패배주의적 믿음, 음성 증상, 나쁜 사회적-직업적 기능과 연관이 있었다. 통계적 모형화는 패배주의적 믿음이 인지 장애와 음성 증상 사이의 관계 및 인지 장애와 사회적 기능 사이의 관계에서 중재자 역할을 한다고 보여주었다. 이 효과들은 우울이나 양성 증상과는 독립적이었다.

패배주의적 믿음은 CBT에서 치료 목표가 된다. 또한 ARMS 대상자는 부정적 수행 능력 믿음이 건강한 대조군에 비해 더 심하게 존재하는 것으로 보인다. 이 믿음들은 음성 증상들과 연관된다. 이러한 연관성은 우울 및 양성 증상과는 독립적이다(Perivoliotis, Morrison, Grant, French and Beck, 2009). 게다가 패배주의적 믿음은 사회적 무관심과 결합되어 신경인지적 결함과 사회적 기능 사이에서 중재자 역할을 하는 것으로 보인다(Granholm, Ben-Zeev and Link, 2009).

다른 연구들에서도 많은 증거들을 확인할 수 있었다. Avery 등은 신경인지적 결함이 오직 실행 기능을 통해서 정동 둔마와 관계가 있다고 한 반면, 노력이나 대처, 부정적 기대 평가 같은 정신적 변수들은 음성 증상 총 점수뿐 아니라 구분되는 음성 증상들에도 특별한 기여를 한다고 하였다(Avery, Startup and Calabria, 2009). 한 스위스 연구 단체는 재활의 결과를 종속 변인으로 고려했다. 높은 수준의 외적 통제권, 비관적 결과 기대, 음성 증상, 우울에 체념하는 대처 전략들에 의해 나쁜 재활 결과가 예측되었다(Hoffmann, Kupper and Kunz, 2000). 마지막에 언급된 전략들은 Grant와 Beck에 의해 정의된 패배주의적 믿음과 비교된다. 절망과 포기는 질병의 결과와 사회적 기능을 높은 정도로 결정 할 수 있으며, 음성 증상들과는 독립적이다.

펜실베이니아 대학의 Beck 등은 사기가 저하된 조현병 환자들에 대한 CBT의 목표인 패배주의적 믿음의 인지 모델을 개발했다(Beck et al., 2009). 신경인지 장애와 음성 증상 사이의 연관은 역기능적, 패배주의적 믿음에 의해 조정된다. 6개의 이들 믿음은 아래와 같다.

1. 사회적 혐오감: '나는 친한 친구들을 가지는 것을 별로 중요하게 생각하지 않는다.'
2. 수행 능력에 대한 부정적 기대: '당신이 무엇인가를 잘 할 수 없다면, 그것을 하는 것은 무의미하다.'
3. 기쁨에 대한 낮은 기대: '그것의 가치보다 더 힘든 일이다.'
4. 성공에 대한 낮은 기대: '나는 잘 할 수 없을 것이다.'
5. 낙인으로 인한 낮은 기대: '당신은 무엇을 기대하나? 나는 정신적으로 병들었다.'
6. 제한된 자원에 대한 믿음: '나는 충분한 에너지가 없다.'

이러한 믿음들은 보호적 안전 행동인 회피를 근본적으로 영속하게 하며, 나쁜 결과를 이끌고, 사회적 및 직업적 기능들을 감소시킨다. 이 환자들에 대한 치료는 목표 지향적이며, 양성 증상들은 그것들이 목표를 성취하는 데 방해가 되지 않는다면 언급되지 않는다(Grant and Beck, 2009; Grant, Huh, Perivoliotis, Stolar and Beck, 2012). 치료는 신경인지 장애에 맞춰야 한다. 화이트보드나 문서들을 이용하는 것은 주의나 기억 결함들을 보상하기 위해 필요하다. 활동 계획은 더 많은 활동을 발전시키고, 성취감과 만족감, 기쁨을 강화시키기 위한 치료의 일부이다. 수행 능력, 즐거움 및 사회적 수용에 대한 부정적 기대의 효과를 평가하기 위해 행동 실험이 사용될 수 있다. 가족 구성원의 참여는 이 환자들이 행동 반경을 바깥의 실제 삶으로 옮기고, 숙제를 하고, 불필요한 긴장과 갈등을 하는 것을 막는 데 매우 도움이 될 수 있다.

사례: 샤론

샤론은 문제가 많고 방치된 가정에서 태어나 자랐다. 그녀의 아버지는 난폭한 알코올 중독자였고 어머니는 재발되는 우울증으로 인해 고통 받았다. 장녀였기에, 샤론은 그녀의 어린 남동생과 여동생을 돌봐야 했다. 그녀는 자신이 기억할 수 있는 한 가장 어린 시절부터 남동생의 기저귀를 갈았고, 9살부터 온 가족을 위해 식사를 준비했다. 그녀의 부모님은 종종 싸웠고 샤론은 비난을 도맡아 받는 역할을 자주 맡았다. 그녀의 아버지는 가끔 한동안 사라졌으며 어머니는 계속해서 자살시도를 했다. 그녀는 매우 부정적인 기본 및 중간 가정을 발달시켰다. 그녀는 자신이 나쁜 사람이라고 느꼈고, 그녀가 하는 어떤 일에서도 결코 성공할 수 없을 것이라고 여겼다. 그녀는 다른 사람들을 믿을 수 없다고 생각했고, 다른 사람들이 그녀를 이상하게 보고 배척할 것이라 생각했다. 샤론은 우울증의 치료를 위해 의뢰되었다. 그녀는 현재 26세로 철학을 공부한다. 그녀의 어머니는 암으로 일년 전쯤 사망하였고, 그 이후 많은 일들이 내리막길을 걷기 시작했다. 샤론은 수업을 빠지기 시작했고, 그녀의 사회 생활에서 멀어졌다. 최근에 그녀는 자신의 남자친구와 강아지가 그녀를 더 이상 원하지 않는다고 생각하기 시작했다. 그녀는 그들이 자신에게 주의를 덜 기울이는 것을 알아차렸고, 그들이 그녀가 떠나도록 음모를 꾸민다고 결론지었다. 그 때 그녀는 자신의 부정적 생각에 꽤 확신이 있었다; 이후 그녀는 그것들을 합리화시킬 수 있었다. 그녀는 사랑스러운 사람이 되기 위해 부단히 노력했다. 그녀는 가능한 최고의 강아지 사료를 샀고, 남자친구를 위해 훌륭한 저녁을 요리 했다.

지난 몇 달간 샤론은 다른 사람들이 존재하지 않는다는 생각을 가끔 했다. 특히 그녀가 친구들로부터 이메일을 받을 때 그러했다; 이후 그녀는 그 친구들이 실제로 존재하는지 의문을 가졌다. 그녀는 컴퓨터가 자동 응답 기능이 있거나, 또는 그녀의 친구인 척 하는 다른 사람이 실제로는 이 메시지를 보내고 있을 것이라 의심했다. 샤론은 이렇게 추정되는 장난의 목적을 알지 못했고, 이 일이 실제로 일어나고 있다고 100% 확신했다. 2개월 전 거울에서 그녀의 얼굴이 변한 것을 본 후, 그녀는 또한 자신의 존재에 대해 의문을 가지기 시작했다. 그녀는 선험적인 지식과 관찰하지 않을 때 세상이 여전히 존재하는지 알 수 없다는 사실에 대해 광범위하게 이야기 했다. 샤론은 이러한 존재론적인 질문에 대해 그녀의 생각이 자신에게서 벗어나고 있다는 것을 알고 있다고 설명했다. 게다가 그녀는 늘 최악의 일이 벌어지는 것에 대해 생각하고 예상하는 것으로 인해 스트레스를 받았다. 예를 들어, 지난 주에 그녀는 지역 신문에서 강도에 대해 읽었다. 이후 그녀는 외출할 때 불안해졌다. 그녀는 자신이 강도의 다음 희생자가 될 운이기 때문에 습격 당할 것이라고 예상했다. 샤론은 그녀 자신의 능력에 대한 믿음이 거의 없었고, 그녀가 모든 자신의 문제들에 대해 대처하지 못할 것이라고 느꼈다.

독단주의/믿음 경직성 편향
(나는 내가 옳다는 것을 안다, 나는 증거가 필요하지 않다.)

대부분 망상 환자들의 임상적 특징들 중 하나는 망상의 타당성을 확인하는 것에 대한 그들의 저항이다. 그들은 단지 자신들이 생각하는 것이 사실이라고 알고 있다. 어떻게 자신들이 옳은지 알 수 있느냐는 질문에 대한 그들의 답은 '나는 그냥 내가 옳은 것을 안다.' 이다. 신에 대한 믿음이 독실한 사람들도 또한 이런 대답을 할 수 있지만, 일부에서는 종교적 독단주의와 관련이 있다. 하지만 이 추측의 사실성이나 허위성에 대해 실험할 수는 없다. 신이 존재한다는 사실을 그냥 믿어야 하는 것이다. 철학자들은 이것을 강화된 독단주의라고 부른다. 편집증과 이것의 차이는 무엇인가? 강화된 독단주의는 일차적 인식론적 근원과 관계하며, 편집증은 이차적 인식론적 결함으로 선택하고 평가하는 대안적 가설의 부족을 가리킨다(Rudnick, 2003).

Davies는 증거에 대한 의심 이후 지속적인 믿음에 있어 독단주의의 역할에 대해 조사했다. 독단주의에 심취한 사람이 믿을 만한 증거에 기반하여 믿음을 가질 때, 그 증거가 거짓으로 밝혀지더라도, 그들은 원래의 잘못된 믿음을 유지하는 것이 확인되었다. 초기 믿음이 형성되는 동안, 원래의 증거는 설명과 선택적 회상 등의 과정에 의해 강화되고 꾸며진다. 따라서 간접적인 부수적 증거가 생성되고 심지어 원래의 증거가 의심될 때에도 유지된다. 두 개의 실험에서, Davies는 독단주의에 심취한 사람은 의심되는 정보를 고려하여 그들의 초기 믿음을 검토하는 것이 불충분하기 때문에 더욱 더 믿음이 지속되는 반면, 독단주의가 낮은 사람들은 그들의 더욱 개방된 믿음 체계가 의심되는 정보에 대한 그들의 초기 믿음을 조정하도록 허용해주기 때문에 믿음이 덜 지속된다는 가설에 대한 근거를 발견했다(Davies 1993; Davies 1998). 게다가 독단주의에 심취한 사람은 독단주의가 덜한 사람들에 비해 그들의 믿음에 반박하는 이유를 덜 만들어내는 것으로 확인되었다.

사례: 윌리엄

윌리엄은 26세의 결혼한 요리사이다. 그는 주의력 결핍 및 과잉 행동 장애(attention deficit and hyperactivity disorder, ADHD)가 있고 작년부터 BLIPS를 가졌다. 그는 폭력적이고 가혹한 환경에서 성장했다. 그의 아버지는 알코올 중독자였고, 그를 육체적으로 학대했다. 윌리엄은 8개월 전의 지하 파티에서 극도로 편집적이 되었다. 그 때는 직장에서 스트레스를 많이 받는 기간이었고, 윌리엄은 불쾌한 생각들을 떨쳐버리기 위해 매주 마약을 사용했다. 이전의 파티 이후, 하수도에서 누군가의 시체가 발견되었다; 그 사람은 칼로 수차례 찔려 있었다. 윌리엄은 일부의 파티 참가자들이 즐거움을 위해 의식에 따라 살인을 하는 비밀 모의가 행해지고 있다는 것을 암시하는 신호를 찾기 시작했다. 다음에는 더 큰 파티가 벌어질 것이라고 연락이 왔다. 윌리엄은 이것을 경고 신호로 해석했다; 이번에는 더 많은 사람들이 살해당할 것이다. 그는 그가 다음 희생자들 중 한 명이라고 결론지었다. 그럼에도 불구하고 그는 그의 친구들의 강요 때문에 파티에 참석했다. 그는 친구들에게 그가 약간 편집적인 느낌이 든다고 말했다. 친구들은 그에 대해 심각하게 받아들이지 않았고 파티에 가는 길에 그의 의심에 대해서 농담을 했다. 파티에서 윌리엄은 그의 부정적 기대에 대한 모든 종류의 증거들을 보았다. 그의 친구들 중 한 명이 동료를 파티에 데리고 왔다. 그 동료가 엑스터시 알약을 칼로 자르려 할 때 윌리엄은 재빨리 움직였다. 그는 파티를 떠나 도망쳤고, '그들'이 그를 뒤따르고 있다고 확신했다. 그는 기차를 타고 집에 갔고, 며칠간 직장에 출근하지 않았다. 그의 아내가 그를 진정시켰고 며칠 뒤에 윌리엄의 불안은 감소했다. 그는 다시 직장에 나가기 시작했고 마약을 중단했으며 파티에도 가지 않았다.

윌리엄은 이제 잘 지내며 여전히 그의 친구들을 만난다. 그는 가끔 가벼운 편집적 사고들이 있지만, 그것들을 아주 쉽게 줄이거나 무시할 수 있다. 그럼에도 불구하고, 그는 여전히 그가 정말로 8개월 전의 파티에서 살인으로부터 도망쳤다고 70% 정도 확신한다. 윌리엄과 그의 치료자는 그의 부정적 예상에 대한 증거로 생각하는 모든 사건들을 나열했다. 치료자는 윌리엄에게 이러한 사건들에 대한 대안적 설명을 생각해보도록 요청했고, 윌리엄은 할 수 없었다. 그는 그 사건들이 실제로 그에게 일어났었고, 정말로 그가 위험에 빠졌었다고 여전히 확신했다. 그는 자신의 생각들이 매우 가능성이 없으며, 그의 '증거'가 약하다는 것도 이해한다. 그는 다른 사람을 다른 상황에 관여하게 한다면 대안적 해석을 할 수 있었다. 하지만, 이 경험에 대해서는 그가 옳다는 강한 느낌을 가지고 있다. 어쨌든 그는 자신이 옳다는 것을 그냥 '안다'.

감정적 추론(만약 내가 불안을 느끼면, 틀림없이 위험이 있을 것이다.)

감정적 추론은 주관적인 감정적 반응에 기초하여 상황에 대한 결론을 내릴 때 발생한다. Beck 등은 불안한 환자들이 '만약 내가 불안을 느끼면, 위험이 있을 것이다.'라는 명제를 강하게 믿을 수도 있다고 했다. 하지만, 객관적인 위험에 기초하지 않고 불안 반응에 기초하여 위험이 예상될 때, 거짓 경보가 자주 일어나고 비이성적인 공포가 지속되는 경향이 있을 것이다(Beck et al., 1985). 감정적 추론은 불안 장애 환자와 건강한 성인 및 아이들에서 주로 평가되었다. 많은 ARMS 대상자들이 불안을 경험하기 때문에, 감정적 추론 편향은 이 집단의 치료와 관계가 있다. Schwarz와 Clore는 현재의 기분이 현재 생활의 판단에 영향을 주며(예: 슬픈 기분일 때 자신의 삶을 덜 만족스럽게 판단), 이러한 판단에 대한 기분의 효과는 참가자들이 그들의 현재 기분을 상황적 요인들의 탓으로 돌리게 되면 제거된다(예: 나쁜 날씨)(Schwarz and Clore, 1983, 1988).

Arntz, Rauner 및 van den Hout(1995)는 불안한 환자가 그들의 불안 반응에 기초하여 위험을 추론하는지, 또한 정상 대조군이 오직 객관적인 정보에 기초하여 위험을 추론하는지에 대해 연구했다. 불안한 환자들로 이루어진 4개의 집단(52명의 거미 공포증 환자, 41명의 공황장애 환자, 38명의 사회 공포증 환자, 31명의 기타 불안 장애 환자)과 24명의 건강한 대조군에서 객관적 안전 대 객관적 위험, 그리고 불안 반응 대 비불안 반응에 대한 체계적인 정보가 있는 자료를 받았고 위험에 대한 평가가 이루어졌다. 결과에 의하면, 불안 환자들은 객관적인 위험 정보뿐 아니라 불안 반응 정보에 의해서도 영향을 받은 반면에, 건강한 대조군은 그렇지 않았다. 효과는 상황 특이적이지도, 공황 환자에 대해 특이적이지도 않았다. 이렇게 주관적인 불안에 기초하여 위험을 추론하는 경향은 불안 장애의 생성과 유지에 중요한 역할을 한다.

Muris 등은 이 감정적 추론이라고 불리는 현상이 아이들에게서도 일어날 수 있는지 확인했다. 정상적인 초등학교 학생들(101명)이 우선 불안 장애 증상, 불안 민감도(anxiety sensitivity), 특성 불안(trait anxiety)에 대한 척도들을 작성했다. 다음으로, 그들에게 객관적 위험 대 객관적 안전 및 불안 반응(예: 땀을 흘리기 시작함) 대 비불안 반응에 대한 체계적인 정보가 있는 자료를 통해 위험 수준을 평가하도록 했다. 아이들의 위험 평가는 객관적 위험 정보뿐 아니라, 객관적 안전 자료에서의 불안 반응 정보와도 관련이 있었다. 불안 민감도와 특성 불안의 수준을 통해 이러한 감정적 추론 효과를 예견할 수 있다. 좀 더 구체적으로 보자면, 높은 수준의 불안 민감도와 특성 불안은 안전 자료의 위험성을 평가하기 위한 발견 방법으로 불안 반응 정보를 이용하는 강한 경향과 동반되었다(Muris, Merckelbach and van Spauwen, 2003).

Muris 등의 다른 연구에서는 체계적으로 다양한 외부(예: 잠재적인 위협 신호에 노출)와 내부(예: 불안 반응의 경험) 정보의 삽화를 이용해 아동기 불안과 위협-지각 이상 사이의 관계를 평가했다. 8세에서 13세까지의 비임상적 아이들(156명)은 불안 설문지를 작성하였고, 세가지 종류의 이야기에 노출되었다: 애매모호한 이야기, 애매모호+불안 반응 이야기, 비위협적인 이야기. 이 이야기들에 대한 아이들의 반응으로부터, 여러 위협-지각 지수가 얻어졌다. 결과에 따르면 외부 및 내부 정보 모두에서 아이들의 위협 지각이 폭등하였다. 더 나아가 높은 수준의 불안은 외부 위협 신호에 대해 반응하여 강화된 위협 지각과 동반되었다. 또한, 높은 수준의 불안, 특히 불안 민감도는 내부 정보(예: 감정적 추론)를 사용하려는 강한 경향과 관련이 있다는 약간의 증거가 발견되었다(Muris, Merckelbach, Schepers and Meesters, 2003).

사례: 조앤

조앤의 의사는 그녀가 자신이 병에 걸리거나 죽을까 두려워하는 것 때문에 그녀를 지역사회 정신 건강 센터로 의뢰했다. 이러한 생각들의 결과 그녀는 빈번하게 공황 발작을 겪는다. 조앤은 막 인턴 근무를 시작하려는 23세의 의대생이다; 하지만 지금 그녀는 공부를 하고 있지 않다. 그녀의 불안은 6개월 전 그녀의 고모와 친구가 뇌졸중으로 사망할 때부터 시작되었다. 그녀는 자신이 약한 정맥을 가지고 있을지 모른다는 생각에 두려워했고, 뇌혈관 사고에 대해 무서워했다. 그녀는 광범위한 검사를 받아왔고 완벽히 건강했다. 조앤은 대인관계가 행복하지 못 했고, 그녀와 자신의 남자친구가 분리된 삶을 살고 있다고 느꼈다.

지난 2개월 동안 그녀는 편집적이 되어간다고 느꼈다. 그녀는 집에 있는 것이 불편하다고 느끼기 시작했다. 그녀는 뭔가 잘못되었다는 생각에 긴장감을 느꼈다. 그녀는 자신의 음식이나 음료에 독이나 약물이 들어있을지 모른다는 생각에 점점 두려워했다. 처음 그녀가 이런 생각을 가진 것은 남자친구의 물주전자 때문이었다. 그녀는 갑자기 엄청난 불안과 긴장을 느꼈고, 뭔가 잘못되었다고 결론을 내렸다. 그녀는 누군가 주전자에 독이나 약물을 넣었고 그래서 그곳의 물은 더 이상 마시지 않겠다는 생각을 하기 시작했다. 그녀는 누군가가 마셔서 그것이 안전하다고 알 수 있는 주전자의 물만 마시기 시작했다. 그녀는 누군가가 의도적으로 그녀를 해하려고 한다고는 생각하지 않았지만, '이런 일들이 일어나기 때문에' 주의했다. 그리고 그녀가 우연한 희생자가 될 수 있다고 느꼈다.

최근에 조앤은 남자친구가 할리우드 영화 'seven' 처럼 자신을 서서히 중독시키고 있을 수 있다고 생각하기 시작했다. 그녀는 늦게까지 일했고 그가 늘 요리를 했다. 그녀는 이 생각들을 합리화했고 먹기 위해 자신을 강제했다. 그녀는 오후에 피임약을 복용하곤 했는데, 최근에 그것들을 복용한 이후 이상한 느낌을 받은 이후로 이 약들이 중독되어있는지 궁금해하기 시작했다. 그녀는 이제 피임약을 아침에 복용한다. 이런 방식으로 그녀는 뭔가 잘못되는 것을 알아차릴 수 있고, 자는 중에 죽는 것을 피할 수 있다고 생각했다. 조앤은 우리에게 그녀의 생각이 터무니없다는 것을 그녀가 알고 있다고 이야기했다; 하지만 불안이 너무 강해서 그녀는 그것이 뭔가 의미가 있을 것이라고 느꼈다. 그녀는 자신의 마음에 대한 통제를 잃는다는 공포로 가득했고, 폐쇄병동에서 삶을 마감하게 될까 두려웠다.

확증 편향(불확증적 증거에 반하는 편향)

사람들이 새로운 정보를 찾을 때, 정보 검색 과정들은 종종 정보를 찾는 사람의 이전 믿음, 기대 또는 바라는 결과를 반영하게 된다. 예를 들어, 사람들은 그들의 사회적 고정관념(Johnston, 1996), 태도(Lundgren and Prisley, 1998), 협상에서의 기대(Pinkley, Griffith and Northcraft, 1995), 자기 고양적 결론(Holton and Pyszczynski, 1989)을 지지하는 정보를 선호하는 것으로 보인다. 이러한 편향된 정보 검색 과정들은 정보를 찾는 사람의 입장을 유지시키게 만들어 심지어 이 입장이 모든 가능한 정보에 기초했을 때 정당하지 않더라도 유지된다(Johnston, 1996; Pinkley et al., 1995). 이 편향을 확증 편향이라고 한다. 이러한 과정들은 비일상적 의사 결정과 특별한 관련이 있다. Janis 또는 Nemeth 및 Rogers 같은 저자들에 따르면, 선호되는 대안을 지지하는 명백한 편향이 있는 정보 검색은 잠재적인 위험과 주의 신호가 간과될 수 있기 때문에 위험할 수 있다. 따라서, 잘못된 결정이 될 수 있다(Janis, 1982). 만약 의사 결정자가 정보의 불확증적 부분들을 고려하는 데 실패한다면, 그가 잘못된 결정을 정정하기는 어려울 것이다(Brockner and Rubin, 1985; Nemeth and Rogers, 1996).

의사 결정에서 편향된 정보 검색에 대한 실증적 연구들은 주로 부조화 이론의 틀 안에서 수행되어 왔다(Festinger, 1957). 이 이론에 따르면, 한번 대안을 범하게 되면, 사람들은 후-결정 갈등을 피하거나 줄이기 위해 반대(부조화) 정보에 비해 지지적(조화) 정보를 더 선호하게 된다. 이 효과는 정보에 대한 선택적 노출이라 이름 붙여졌다.

확증 편향은 또한 불확증적 증거에 반하는 편향(bias against disconfirmatory evidence, BADE)이라 불린다. 망상적 및 비망상적 정신병 환자들은 정상 대조군에 비해 타당해 보이지 않는 해석들을 더 잘 받아들인다. 망상을 가진 환자들은 비망상적 환자들이나(Woodward, 2006a) 강박장애 환자들, 정상 대조군(Woodward et al., 2008)에 비해 더 BADE를 나타낸다. 만약 해석이 더욱 그럴싸하면, 환자들과 비환자들은 정답에 대한 그들의 자신감이 올라간다. 하지만 만약 해석이 불확증적 증거의 존재로 인해 가능성이 떨어지면, 정상 대조군은 그들의 자신감이 떨어지는 반면, 환자들은 떨어지지 않는다(Moritz and Woodward, 2006; Woodward, Moritz, Cuttler and Whitman, 2006b).

BADE는 또한 망상 성향 및 분열형과 관련이 있다(Buchy, Woodward and Liotti, 2007; Woodward, Buchy, Moritz and Liotti, 2007). 일반 인구로부터 얻어진 건강한 대조군에서, BADE는 망상적 사고와 관련이 있었다(Zawadzki et al., 2012).

행동 편향

회피 행동(위협을 피함)

회피 행동은 공포의 중요한 요소이며, 불안 장애의 유지에 있어 중요하다. 아마도, 공포 상태는 두려워하는 대상이나 구절을 회피하도록 한다(Glotzbach, Andreatta, Pauli and Muhlberger, 2012). Marks(1987)는 공포와 불안을 구분할 것을 제안했다. 불안은 특정한 대상이나 자극과 관련되지 않은 더 널리 퍼진 상태인 반면, 공포는 특정 위협과 연결된다. 사람들은 종종 그들이 두려워하는 상황에 들어가기도 전에 피하려고 하거나, 그 상황에서 도망치고 떠나려고 한다. 왜 회피 행동이 문제가 많은지에 대한 이유 중 한 가지는 이러한 행동이 공포를 유발하는 믿음들의 부당성을 증명할 수 있는 기회를 제거하기 때문이다(Salkovskis, 1991). 예를 들어, 한 조현병 환자는 종종 그의 머리 속에서 '조심해'라고 외치는 소리를 듣는다. 그는 그 목소리가 자신에게 임박한 위험에 대해 경고한다고 믿기 때문에, 항상 그 상황으로부터 도망쳤다. 이러한 회피 행동 때문에, 그 환자는 만약 그 상황에 머물렀을 경우 아무것도 일어나지 않았을 것이라는 사실을 알 수 없게 되었다. 불안의 습관화 모델(Lader and Wing, 1966)에 따르면 불안의 감소는 오직 지속적인 노출 이후에만 일어날 수 있으며, 비교적 짧은 노출 기간은 실제로 환자들을 그들의 공포 자극에 예민하게 만들 수 있고 해로울 수 있다(Marshall, 1988). 말할 필요도 없이, 회피는 당연히 지속적인 노출을 막는다. 게다가 회피 행동은 기능을 방해하는 측면에서 본질적 문제이다(Harvey et al., 2004).

CBT를 하는 동안, 공포 유발 상황들의 회피는 서서히 감소한다. 이것의 근거는 공포와 회피의 학습 모델로부터 비롯되었다(Mowrer, 1960). 이 이론에 따르면, 회피 행동은 불안의 감소가 따를 때 강화된다. 하지만, 만약에 공포 자극이 회피되면, 소거는 일어날 수 없다. 본질적으로 회피는 그것이 작동(불안을 감소시킴)하기 때문에 지속된다. 이는 사람들에서도 실험적으로 확인되었다. 만약 참가자들에게 소거 훈련 동안 공포 자극을 회피할 수 있도록 해주는 경우, 공포 자극을 회피하지 못 하도록 한 참가자들에 비해서 자극에 대한 그들의 공포 반응은 덜 감소했다. 따라서 회피 반응은 소거 학습을 방해한다(Lovibond, Mitchell, Minard, Brady and Menzies, 2009). 회피 행동을 줄이기 위해, 환자들은 그들의 불안이 감소할 때가지 공포 유발 상황에 머물도록 지시 받는다. 지속적인 노출이 공포 상황에 대한 인지적 재평가를 하는 데 필요할 수 있다.

ARMS 대상자들은 종종 회피 행동을 보인다. 일부 ARMS 대상자들은 사회 공포증을 동반한다. 사회 공포증에 대한 DSM-IV 진단기준은 두려워하는 사회적 상황들의 회피를 포함한다(APA, 2001). 사회 공포증 환자들에 의해 이용되는 안전 행동들의 예는 시선을 마주치는 것을 피하는 것, 누군가의 이야기를 신경 쓰는 것, 마음속으로 문장들을 예행연습 하는 것 등이 있다. 이러한 행동들이 어떻게 무심코 부실한 사회적 관계를 경험하는 기회를 증가시키고 부정적으로 평가되도록 하는지 상상하는 것은 어렵지 않다. 사회적으로 불안한 학생들에 대한 연구에서, 다른 사람들로부터 부정적인 반응이 유발되는 경우는 안전 행동들을 하지 않았을 때보다 안전 행동들을 했을 때 더욱 많았다(Alden and Bieling, 1998). 이러한 부정적인 반응들은 그들이 미움을 받고 사회생활을 잘 하지 못한다는 환자들의 믿음을 확인시켜줄 수 있다. 사회 공포증의 치료에서 안전 행동에 대해 이야기하는 것의 중요성에 대한 증거가 증가하고 있다.

Freeman 등의 연구에서, 25명의 피해 망상 환자들을 대상으로 회피와 안전 행동에 대한 평가가 시행되었다. 회피는 가장 흔한 안전 행동이었으며, 높은 수준의 불안이 안전 행동을 더 많이 사용하는 것과 관련이 있었다. 25명의 대상자 중에 14명이 사람을 만나는 것이나 사회적 모임에 출석하는 것을 피했고, 13명은 길에서 걷는 것을 피했으며, 11명은 집에서 멀어지는 것이나 술집에 가는 것을 피했고, 9명은 대중 교통이나 폐쇄된 공간을 피했다. 원래의 안전 행동은 다음을 포함했다: '보호', 예-현관 벨소리에 응하지 않는 것 / '불가시', 예-모자나 헬멧을 쓰거나, 빠르게 걸으며 눈은 땅을 보는 것(Freeman, Garety and Kuipers, 2001). ARMS 대상자들은 때때로 가벼운 피해 사고들을 보이며 이미 이러한 회피와 안전 행동들을 사용하고 있다. 예를 들어, 8장의 마이크에 관한 사례에서('비약적 결론') 이 환자는 다양한 회피와 안전 행동을 사용했다; 예-그는 혼자 밖에 나가는 것, 대중 교통을 이용하는 것, 다른 사람과 개인적 경험들을 공유하는 것을 피했다. 안전 및 회피 행동을 천천히 줄여가면서, 불확증적 경험은 그에게 불안을 줄이고 기능을 개선하는 데 도움을 주었다.

사례: 리사

리사는 18세로 막 고등학교를 졸업했다. 내년에 그녀는 대학 생활을 시작한다. 리사는 이전에 강박장애의 병력이 있으며, 이에 대해 효과적으로 치료받았었다. 지난 수개월 동안 강박 증상들이 다시 나타났다. 처음에 그녀는 그것이 단지 강박장애의 재발이라 생각했으나, 이상한 일들을 경험하기 시작했고, 악마가 그녀에게 영향을 주려 한다고 믿기 시작했다. 그녀는 악마가 자신의 신체를 가지거나, 또는 그녀의 주위 사람들에게 나쁜 일이 일어나게 할까 봐 두려워했다. 리사는 이러한 생각을 꽤 믿을 수 있다고 평가했다(70–80%). 그녀는 무신론자로 자랐지만, 항상 악마에 대해 두려워했었다. 그녀는 여러 이상한 것들을 경험했고, 이 상황들을 피하려는 생각에 사로잡혀 있었다. 그녀가 몸에 저린 감각을 느낄 때면, 악마가 자신을 만지고 있다고 생각했다. 그녀는 이후 피부를 문질렀고 다른 방으로 갔다. 리사는 그녀가 매일 해오던 바이올린을 그만두었다. 왜냐하면 악마가 어떤 방법으로든 그녀가 연주하는 것을 조종하여 다른 사람들을 해칠 수 있다는 생각에 두려웠기 때문이다. 리사는 그녀의 부정적 생각에 대한 어떤 증거도 없으며 자신의 생각이 터무니없다는 것도 이해한다고 설명했다. 지난 주에 그녀는 샌드위치를 만들다 자신의 눈 모서리에서 그림자를 보았다. 그녀는 악마가 그것을 통해 자신의 몸으로 들어오는 것을 막기 위해 샌드위치를 던졌다. 가끔 그녀는 이상한 냄새를 맡고, 같은 이유의 두려움 때문에 숨을 멈춘다. 리사는 그것이 진짜 악마라고 확신하는 것은 50% 미만이라 하였고, 그녀가 단지 부정적인 생각들로 자신을 무섭게 하고 있을지도 모른다고 생각했다. 그러나 만약에 실제로 악마가 있다면 예상되는 결과가 너무 끔찍하기 때문에 그녀는 '나중에 후회하는 것보다 조심하는 것이 낫다'라고 생각했다.

5장

인지 편향들의 본질

일부 인지 편향들은 내적표현형인가?

정신병은 다소 유전적이다. 유전학의 최근 연구는 유전자와 환경 간의 상호 작용에 초점을 맞추고 있다. 유전자가 발현하기 위해서는 활성화되어야 한다. 유전자가 활성화되면, 단백질이 만들어진다. 단백질들은 우리의 몸 속에서 작용하며 대부분의 경우 이득이 되지만, 악성으로 작용하는 경우도 있다. 임상적 표현형(예: 조현병에서 관찰 가능한 증상들)과 관련된 조현병 유전자들에 대한 조사에서 일관성이 없는 결과들이 나오면서, 조현병 연구의 초점은 내적표현형(예: 높은 수준의 증상 발현과 낮은 수준의 유전적 다양성 사이의 중간 표지자)으로 옮겨 갔다(Greenwood, Rangrej and Sun, 2007). 내적표현형은 특정 질환이 발병하는 데 있어 개인의 취약성을 반영한다. 내적표현형이 상대적으로 간단하고 잘 정의되며 측정 가능할수록, 조현병의 복잡한 표현병에 의해 소수의 유전자들이 내적표현형을 결정하는 것으로 생각할 수 있다. 이러한 내적표현형들은 조현병의 복잡한 현상학을 해명하는 데 도움이 될 수 있다. 중요한 것은, '생물학적 표지자'나 '취약성 표지자'와 같은 용어와는 대조적으로, 내적표현형은 유전적 연결을 의미한다는 점이다.

생물표지자가 내적표현형이 되기 위해서는 몇 가지 기준을 만족해야 한다. 먼저, 일반 인구에서 내적표현형이 질환과 관련이 있어야 한다. 둘째, 유전성이 있어야 한다. 셋째, 상태

표지자(증상의 변화에 따른 변동이 있는 것)가 아닌 특성표지자(시간적 안정성)여야 한다. 넷째, 질환의 위험을 높이는 요인들과 임상적으로 무관하게 존재해야 한다(예: 분열형 인격장애 성향이 있거나 환자인 경우 또는 조현병 환자의 친척)(Gottesman and Gould, 2003).

인지 편향들에는 우리가 논의해왔던 내적표현형적 특성이 있는가? 이를 확인하기 위해서는 환자뿐만 아니라, ARMS와 환자들의 일촌에 대한 정보가 필요하다(표 5.1). 자료 수집 편향과 출처 모니터링 편향에서 이것이 확인되었다. 자료 수집 편향은 진단과 관계없이 망상이 있는 대상자들의 모든 집단에서 존재했다. 출처 모니터링 편향도 진단과 관계없이 환각과 연관성을 나타내었다.

공변동 편향과 확증 편향은 후보군이다. 이들은 정신병 발병 위험이 있는 사람들에서 발견되었지만, 환자들의 일촌에서는 아직 연구되지 않았다.

일부 인지 편향이 유전적 자질과 관련 있는 특성 요인이라는 사실은 심리적 방법을 이용해 그것들을 바꾸기가 어렵다는 것을 의미할 수도 있다. 그것의 효과에 영향을 주기 위해서, 대상자들은 편향에 대해 잘 알고, 이를 의식적으로 보상해야 한다. 예를 들어, 비약적 결론을 가진 사람에게는 그들이 의심스러울 때마다 마음 속에 떠오르는 첫 번째 해설에 따라서 행동해서는 안 된다고 가르쳐 줄 수 있다. 그들은 적어도 세 가지의 다른 해설을 생각해야 할 것이다. 그들이 대안을 생각할 수 없다면, 다른 사람들의 조언을 고려해야 한다.

초진단적 편향

초진단적 과정들은 대부분 정신질환들의 특징이다(Harvey et al., 2004). 선택적 주의는 모든 질환에서 존재하는 인지 편향이다. 식이 장애에서는 음식을 인식하는 데 편향이 있다; 중독에서는 알루미늄 호일 등의 용품에 선택적 주의가 있다; 개 공포증은 개의 존재에 대해 주변 환경을 확인하게 된다. 편집적인 사람들은 의심스러워 보이는 사람이 있는지 주변을 확인한다. 위협에 대한 선택적 주의는 실제 존재하는 위협보다 더 많은 주의를 기울이게 만들고, 결국 불안이 증가하게 된다. 마음의 불안 상태는 사람을 더 경계하게 만들고, 다시 불안 수준을 증가시키는 악순환을 유발할 수 있다.

다른 초진단적 과정은 회피 행동이다. 모든 불안 장애들은 위협을 회피하고 안전을 확보하기 위한 회피 동작에 의해 특징지어 진다. 편집적인 사람들은 종종 다른 사람들과 다양한 상황들을 종종 회피한다. 그들은 집에만 있으며, 하루 종일 커튼을 치고 있다든가 추가로 자

표 5.1 조현병 환자, ARMS 대상자, 정신병 환자의 일촌에서의 인지 편향들

인지 편향	*조현병 환자*	*ARMS 대상자*	*일촌*
출처 모니터링 편향	Heilbrun 1980; Bentall, Baker and Havers 1991; Morrison and Haddock 1997; Keefe, Arnold, Bayen and Harvey 1999; Brébion, Gorman, Amador, Malaspina and Sharif 2002; Ensum and Morrison 2003; Moritz, Woodward and Ruff 2003; Keefe, Poe, McEvoy and Vaughan 2003; Nienow and Docherty 2004; Henquet, Krabbendam, Dautzenberg, Jolles and Merckelbach 2005; Johns, Gregg, Allen and McGuire 2006; Woodward, Menon and Whitman 2007; Brunelin *et al.* 2007; Costafreda, Brébion, Allen, McGuire and Fu 2008; Startup, Startup and Sedgman 2008	Laroi, van der Linden and Marczewski 2004; Levine, Jonas and Serper 2004; Brunelin *et al.* 2007 (remitted); Costafreda *et al.* 2008 (remitted); Johns *et al.* 2010	Brunelin *et al.* 2007
비약적 결론	Huq, Garety and Hemsley 1988; Garety, Hemsley and Wessely 1991; John and Dodgson 1994; Dudley, John, Young and Over 1997a; Fear and Healy 1997; Young and Bentall 1997; Moritz and Woodward 2005; Moritz *et al.* 2009; Garety *et al.* 2005; van Dael *et al.* 2006; Menon, Pomarol-Clotet, McKenna and McCarthy 2006; Menon, Mizrahi and Kapur 2008; Moritz, Woodward and Hausmann 2006; Moritz and Woodward 2007b; Warman, Lysaker, Martin, Davis and Haudenschield 2007; Merrin, Kinderman and Bentall 2007; So, Freeman and Garety 2008; Peters, Thornton, Siksou, Linney and MacCabe 2008; Startup, Freeman and Garety 2008; White and Mansell 2009; Lincoln, Ziegler, Mehl and Rief 2010; Lincoln, Peter, Schäfer and Moritz 2010; Langdon, Ward and Coltheart 2010; Averbeck, Evans, Chouhan, Bristow and Shergill 2011	Linney, Peters and Ayton 1998; Peters, Colbert, Linney, Lawrence and Garety 2003; McKay, Langdon and Coltheart 2006; Warman and Martin 2006b; van Dael *et al.* 2006; Broome *et al.* 2007; Warman *et al.* 2007	van Dael *et al.* 2006
공변동 편향	Brennan and Hemsley 1984; DíezAlegría, Vázquez and Hernández-Lloreda 2008	Schienle, Vaitl and Stark 1996 (ESP believers)	
확증 편향	Woodward, Moritz, Cuttler and Whitman 2006a; Moritz and Woodward 2006; Woodward *et al.* 2006a; Woodward, Moritz, Menon and Klinge 2008	Woodward, Buchy, Moritz and Liotti 2007; Buchy, Woodward and Liotti 2007 (schizotypy)	

물쇠를 설치하는 등의 특정 예방책을 세우는 경향이 있다.

정신과 연구는 DSM-IV를 이용한 범주화로부터 더 많은 다차원적 접근(Miller, 2010)으로의 패러다임 변화에 직면할 것으로 보인다. 왜냐하면 정신 질환들은 특정 범주들에 맞지 않고 상당 부분 겹친다는 것이 밝혀지고 있기 때문이다. ARMS 집단에서 대상자들은 경한 정신병적 증상들뿐 아니라 불안, 우울, PTSD 증상들도 경험한다. 그들은 또한 여러 초진단적 편향들로부터 고통 받는다.

도파민 민감화, 인지 편향 및 기이한 경험들

문헌 고찰에 의하면, Laruelle는 전두엽 도파민 활성화가 내측 뇌의 도파민 민감화를 억제할 수 있다고 제안했다(Laruelle, 2000). 민감화는 세포 수용체가 자극에 더 잘 반응하게 되는 과정이다. 그러므로 도파민 민감화는 도파민 시스템이 도파민 분비(자극)에 더 격렬하게 반응하는 것을 의미한다. 전전두엽 도파민 시스템의 신경 발달 이상들은 후기 청소년기와 초기 성인기 동안 민감화에 대한 취약성이 강화된 상황을 초래할 수 있다. Laruelle는 또한 D2 수용체 차단이 지속될 경우, 이러한 민감화 과정의 소거를 고려할 수 있다고 제안했다(Laruelle, 2000).

현저성 신경망의 생물학적 바탕은 전방 대상 피질과 전섬엽일 수 있다. 이 구역들의 활성화 감소는 현실 왜곡과 관련이 있는 것으로 보인다(Palaniyappan, Mallikarjun, Joseph, White and Liddle, 2010).

약화된 정신병적 증상들은 역치 이하의 빈도나 기간을 가진 정신병적 증상을 말한다(Yung et al., 2008). 정신병이 Howes와 Kapur(2009)에 의해 기술된 것처럼 도파민 조절 이상을 포함하고 있다는 사실은 널리 알려져 있다. 그들은 도파민 조절 이상의 장소가 주로 시냅스 전 도파민 조절 수준에 위치하며, 이 조절 이상이 정신병으로 가는 '최종 공통 경로'라고 했다. 도파민 뉴런의 비정상적 발화(firing)와 도파민의 비정상적 분비는 무해한 자극에 대해 정도를 넘어서는 현저성을 유발한다. 그러므로 정신병은 도파민에 의해 발현되고 개인에게 존재하는 인지적 및 사회문화적 도식을 통해 걸러지는 정도를 넘어서는 현저성이다. 따라서 같은 화학 물질(도파민)의 작용임에도 불구하고 다른 문화와 다른 개인들에서 다른 임상적 발현이 가능한 것이다(Howes and Kapur, 2009). 그러므로 도파민 조절 이상을 가진 환자에서 CBT를 통해 존재하는 인지 도식들을 바꾸는 것은 정신병 또는 초고위험 증상들에 도움이 될 수 있다.

현저성은 지각 분야에서 결정적으로 작용한다. 어떤 자극들은 지각 분야의 중심에 나타나며, 매우 중요하게 경험된다.

자극은 다음으로 이루어진다:

- 평가를 필요로 하고;
- 개인적으로 중요하며;
- 반응이 필요하다.

현저성 과정은 다른 진행중인 행동을 막는다. 예를 들어 TV를 보고 있을 때 일기 예보를 진행하는 여자가 현저성으로 지각되게 되면, 그 사람은 여자가 자신에게 개인적으로 이야기한다고 생각할 수 있다. 그는 그녀가 말하는 것에 대한 것과 그 이유에 대해 해석하게 된다. 그녀는 운전자들에게 빙판길에 대해 경고했다; 하지만 그 사람은 이를 위험하기 때문에 밖에 나가지 말라는 암호화된 메시지로 생각할 수 있다.

도파민 시스템이 높아진 많은 사람들은 라디오나 TV에서 말하는 것들이 그들의 생각 및 걱정과 관계가 있다는 인상을 가지며, 개인적인 메시지라고 생각한다.

이러한 개인화 편향은 사람들이 이야기하거나 웃는 것을 보고 자신을 향한 것이라고 생각하게 만든다. 높은 수준의 도파민은 또한 의식으로의 침입 횟수를 증가시키며 망상적 사고를 유발한다.

인지 편향들은 변화에 열려 있는가?

불안 및 기분 장애들에서의 인지 편향 수정

불안 연구 분야에서, 부정적 해석 편향을 목표로 하는 인지 편향 수정(cognitive bias modification, CBM)의 효과가 연구되어 왔다. 연구들에서는 일반 인구의 정상적인 사람들을 대상으로 사회적 상황들에 대해 긍정적 또는 부정적 방법으로 해석하는 훈련을 시행했다. 이 훈련은 그들의 인지 편향과 기분에 영향을 준다. 사회 공포증, 전반적 불안 장애, 소아 불안 장애에서 임상적 효능이 입증되었다(Beard, 2011; Eldar et al., 2012).

우울증의 인지 모델 또한 효과가 있었으며, 낙관적/비관적 편향은 우울 증상들과 관련이 있었다. 하지만 우울 증상이 판단에서의 더 높은 정확성과 관계가 있다는 증거는 없었다(Strunk and Adler, 2009).

2591명의 참가자가 포함된 45개의 연구들에 대한 메타 분석은 인지 편향과 불안 및 우울에 대한 CBM의 효과를 평가했다. CBM은 편향들에 대해 중간 정도의 효과(g=0.49)를 가졌으며, 주의 편향(g=0.29)에 비해 해석 편향에 더 강한 효과(g=0.81)가 있었다. 또한, CBM은 불안 및 우울에 대해서 작은 효과(g=0.13)가 있었으며, 이 효과는 참가자들이 스트레스 요인을 경험한 뒤 증상들을 평가했을 때에만 신뢰할 수 있었다(g=0.23). 불안과 우울을 분리해서 평가했을 때, CBM은 불안에서만 유의한 효과를 보였다. 다수의 학습 과정을 포함한 연구들에서 더 큰 효과가 나타나는 경향이 있었다. 이러한 발견들은 증상에 대한 스트레스 요인들과 인지 편향들 사이의 상호작용 효과를 제안한 불안 및 우울의 인지 이론들과 대략적으로 맥락을 같이 한다. 하지만 임상적 적용 전에 이후의 연구에서 충분한 효과 크기에 대한 평가가 이루어져야 한다(Hallion and Ruscio, 2011).

인지 편향, 불안, 우울 및 준임상적 정신병적 증상

편집증에 대한 긍정적인 믿음은 증가된 의심과 관련이 있으며, 부정적 믿음은 조현병 환자에서 피해 망상을 가진 경우에 그렇지 않은 환자에 비해서 유의하게 높다. 편집증에 대한 긍정적인 믿음과 부정적인 믿음 모두에서 환자들이 환자가 아닌 사람들에 비해 높은 점수를 나타냈다(Morrison et al., 2011a). 만약 불안의 수준이 조작된다면, 높은 수준의 기저 취약성을 가진 참가자들은 증가된 불안에 대한 반응으로 편집증이 증가되기 쉽다. 이러한 불안과 편집증의 상관성은 비약적 결론을 내리는 경향의 증가에 의해 영향을 받는다. 따라서 망상적 믿음의 발달에서 불안과 추론 편향 사이의 상호작용이 있는 것으로 보인다(Lincoln, Ziegler, Mehl and Rief, 2010).

사람들은 불쾌한 생각들에 대해 다양한 방식으로 대처한다. 재평가(타당성을 평가하기 위해 원하지 않는 생각에 집중하는 것)는 편집증 특성과 관계가 있는 반면, '처벌'(원하지 않는 생각에 대해 부정적으로 생각하거나, 그것에 대한 반응으로 자신에게 부정적으로 행동하는 것) 및 '걱정'(다른 불안-유발 생각으로 그 생각을 대체하는 것)은 불안과 관련하여 설명될 수 있다(Taylor, Graves and Stopa, 2009). 우울과 편집증은 그것들의 미래-지향적 비관적 사고 방식들의 본질에 의해 구별될 수 있다. 우울은 미래의 긍정적, 중립적 사건의 가능성에 대해 평가절하하는 경향과 관계가 있는 반면, 준임상적 편집증은 미래의 위협적인 사건의 가능성에 대해 과대평가하는 것과 독립적으로 연관성을 가진다(Bennett and Corcoran, 2010). 추론 편향을 목표로 하는 메타인지 훈련과 감정 조절 기술들을 촉진하는 것의 조합은 증상들의 예방에 있어 유익할 수 있다.

정신병에서 메타인지 훈련의 효과

인지 편향들을 목표로 한 메타인지 훈련(MCT) 프로그램은 Moritz와 Woodward에 의해 개발되었으며, 실행 가능성에 대해 평가가 이루어졌다. 훈련은 긍정적으로 평가되었고, 중도 탈락자는 거의 없었다(Moritz and Woodward, 2007a). MCT는 2×18명의 조현병-스펙트럼 환자들을 통한 소규모 시행에서 평가되었다. MCT는 정신병적 증상 평가 척도(Psychotic Symptom Rating Scales, PSYRATS)를 이용한 평가에서 환각과 망상의(유의하지 않은) 호전을 보였다(Drake, Haddock, Tarrier, Bentall and Lewis, 2007). 망상에 의해 유발된 고통의 심각도와 강도 두 항목에서 가장 뚜렷한 반응을 보였다. 비약적 결론을 내리는 경향 또한(유의하지 않은) 호전을 보였다(p=0.13). MCT 집단에서 지연된 기억의 호전도 확인되었다(Moritz et al., 2011). MCT와 CBT를 함께 시행한 경우가 인지 개선 패키지(cognitive remediation package, COGPACK)와 대조해서 2×24명의 환자들을 대상으로 평가되었다. MCT+CBT를 받은 환자들은 양성 및 음성 증후군 척도(Positive and Negative Syndrome Scale, PANSS)(Kay, Fiszbein and Opler, 1987)로 평가했을 때 망상의 심각도, 특히 과대 사고에서 호전을 보였다. 더욱이, PSYRATS로 평가했을 때 망상 신념이 감소하는 경향이 나타났다. 훈련은 비약적 결론을 유의하게 호전시켰다(Moritz, Vitzthum, Randjbar, Veckenstedt and Woodward, 2010). 다른 소규모 연구에서도 PANSS 양성 증상들의(유의하지 않은) 호전과 비약적 결론의(유의하지 않은) 감소가 보고되었다(Aghotor, Pfueller, Moritz, Weisbrod and Roesch-Ely, 2010).

다른 연구자들은 MCT의 여러 측면들을 연구했다. Ross 등은 비약적 결론에 대한 모듈을 확장시켰고, 2×34명의 환자들을 통한 시행에서 훈련된 집단이 자료 수집의 유의한 증가(비약적 결론을 덜 내리는 것)와 인지적 유연성 및 망상 신념에서 유의하지는 않지만 호전을 보이는 것을 발견했다. 자료 수집이 호전되더라도 심각한 증상들을 가지고 있는 환자들은 변화에 대해 저항했다(Ross, Freeman, Dunn and Garety, 2011).

Brakoulias는 흥미로운 연구를 보고하였다. 그는 16명의 환자를 통한 소규모의 통제되지 않은 코호트 연구에서 CBT의 효과를 평가했다. 그는 망상적 신념과 집착에서 유의한 호전을 확인했지만, 비약적 결론, 마음이론 능력 및 귀인 양식은 영향을 받지 않았다(Brakoulias et al., 2008).

결론적으로 인지 편향들은 치료에 의해 변화될 수 있지만, 이러한 변화가 증상들의 완화를 항상 불러오지는 않는다. 비록 인지 편향들이(부분적으로) 증상들을 유발하지만, 편향들에 대한 치료의 효과 크기는 중간 정도인 반면, 증상들에 대한 효과 크기는 상대적으로 작다.

6장

초발 정신병의 예방 또는 연기에 대한 증거

This chapter is an adaptaion of: van der Gaag, M., Nieman, D. H., Rietdijk, J., Dragt, S., Ising, H. K., Klaassen, R. M., Koeter, M., Cuijpers, P., Wunderink, L. and Linszen, D. H. (2012). Cognitive behavioral therapy for subjects at ultrahigh risk for developing psychosis: A randomized controlled clinical trial. Schizophrenia Bulletin, 38(6), 1180–8.

소개

정신병 환자 모두가 적극적으로 도움을 찾지는 않을 것이며, 일반의(general practitioners, GPs) 같은 전문가들도 초발 정신병 환자나 정신병으로 발병하는 사람들을 찾는 것에 능숙하지는 않다. 대부분의 초발 정신병(first episode psychosis, FEP)들은 치료받지 않은 정신병 기간(duration of untreated psychosis, DUP)이 긴 특징이 있다. 지난 20여 년 간 호주, 영국, 유럽, 미국 등에서 조기 정신병 프로그램들이 개발되었다. 이 조기 개입 프로그램들은 또한 정신병의 진단기준에 맞지 않는 준임상적 정신병적 증상들을 가진 사람들을 발견하는 데 도움이 되었다. 호주 멜버른의 연구자들은 ARMS를 가진 사람들을 발견하기 위한 기준을 처음으로 개발했다(Yung et al., 1998, 2005). 기준은 유전적 위험이나 약화된 정신병적 증상들 또는 짧고 제한된 기간의 정신병적 증상들에 있어서 14-35세의 젊은 사람들을 포함시켰다. 이 기준은 지난 15년 동안 평가되었으며, 정신병의 첫 삽화 시작을 예측하는 데 높은 효과를 가지는 것으로 확인되었다(Cannon et al., 2008; Yung, Phillips, Yuen and McGorry, 2004; Yung et al., 2003).

장애를 일으키거나 때때로 치명적인 질병들(예: 암, 심장 발작, 2형 당뇨) 대부분은 고령의 질환인 반면, 정신과적 질환들은 대부분 젊은 사람에게서 나타난다. 질환의 약 75%가 25

세 이전에 시작되며, 약 50%는 15세 이전에 시작된다. 게다가 15-34세에서 건강-관련 장애의 60%는 정신 질환이나 물질 남용에 의한 것이다(Hickie, 2011). 정신과적 질환들과 관련된 낮은 사망률의 관점에서, 이들에 대해 사회적으로 요구되는 비용은 극도로 높다. 환자들은 종종 경제에 대한 그들의 기여도는 최소인 상태로 40년 이상을 고통 받는 반면, 많은 건강-관리 서비스와 장애 연금의 수요를 발생시킨다. 게다가 젊은 사람들에서 정신 질환의 비율은 최근에 증가하고 있다(Eckersley, 2011). 정신병으로 발병하는 ARMS 환자들의 사회적 기능 감소는 초발 정신병 환자와 유사하다. ARMS 환자들에서 사회적 하락은 우울 및 사회적 불안과 연관이 있으나, 초발 정신병 환자들에서의 경우처럼 음성 증상들과는 큰 관련이 없다(Chudleigh et al., 2011).

초기 초고위험(UHR) 연구들은 초발 정신병(FEP)과 초고위험 환자들의 발견 및 조사를 위한 제 3의 전문적 진료에 의해 대부분 시행되었다. 겨우 최근에 조기 발견이 정기 정신과적 관리의 범주에 포함되었다. 하지만 젊은 사람들은 일반적으로 정신 건강-관리 서비스에 포함되지 않는다는 점이 중요하다. 이는 치료되지 않은 사례들의 높은 위험성과 막대한 경제적 손실을 가져 올 수 있다. 도움이 필요한 많은 수의 젊은 사람들에게 전달되고, 정신병의 발현으로 인해 젊은 사람들이 사회적으로 배제되고 만성 질환자가 되는 것을 막을 수 있도록 서비스의 개혁이 절실히 필요하다(Hickie, 2011).

조기 발견의 목표

조기 발견의 목표들은 여러 가지이다. 첫 번째 목표는 명백한 정신병으로의 이행을 지연시키거나 방지하는 것이다. ARMS 환자의 약 80%는 특별한 치료 없이도 ARMS 상태로부터 회복될 수 있다(Hanssen et al., 2005). 비록 그 근거가 예비단계이고 완전히 결론 나지는 않았지만, 조기 치료는 이행의 약 절반 정도를 방지할 수 있다. FEP 환자들의 오직 20%만이 단일 삽화를 경험하며, 약 70-80%는 재발 및 만성적인 경과를 가지며 일생 동안 취약성이 지속되고, 높은 비율로 사회적으로 배제된다(Alvarez-Jimenez et al., 2011; Wiersma, Nienhuis, Slooff and Giel, 1998).

둘째, 조기 발견 서비스는 이를 통해 정신병 환자들이 다른 방식으로 사회화되기 때문에 초발 정신병 서비스들과 비교하여 치료 준수를 향상시킬 수 있다. 정신병적 변화가 일어나기 전에 정신병에 대한 설명과 논의가 되어있고, 서비스 참여도 이미 확립되어 있기 때문에, 정신병으로 이행하는 대부분의 사람들은 항정신병약물 치료도 준수하고자 한다. 이는 초발 정신병 삽화 중에 갑작스럽게 서비스에 참여하게 되는 초발 정신병 환자들의 시나리오와는 완전히 다르다. 대부분의 정신병 환자들은 서비스나 약물에 비준수적이다(Leucht and Heres, 2006).

셋째, 조기 발견 프로그램은 적절한 정신 건강 서비스로의 접근을 향상시킬 수 있다. 치료받지 않은 정신병 기간의 주요 원인은 2차 정신 건강 서비스이다. 개인이 한번 불안 장애나 우울증으로 치료를 받으면 치료자는 명백한 정신병에 대해 둔감해지며, 치료받지 않은 정신병 기간의 약 40%가 이렇게 정신병을 인식하지 못 하는 것에 의해 유발된다(Boonstra et al., 2011; Brunet, Birchwood, Lester and Thornhill, 2007).

넷째, 조기 발견은 ARMS 환자들이 더 나은 예후를 가지고 있고, 치료에 대한 열망이 크며, 변화에 개방적이므로 더욱 효과적일 수 있다. 많은 ARMS 대상자들은 병식이 온전하며 정신병으로 진행되는 것을 두려워한다. 정신병과 조현병에 대한 너무 이른 언급은 ARMS 환자들을 위협할 수 있다. 조현병의 진단은 너무 많은 것을 결정 짓고, 평생의 낙인으로 작용할 수 있다. 이들의 대부분은 조현병 웹사이트에 상담을 하고, 보편적인 비관적 내용들을 읽게 되며, 영구적인 장애를 가져오는 시나리오에 의해 충격을 받는다. 초기 단계에서 정신병이나 조현병에 대해 언급하지 않는 것은 사람들을 서비스에 참여할 수 있도록 돕는다. 치료자와 기이하고 두드러지는 경험들에 대해 2-3회기 정도 논의한 뒤에, 대부분의 대상자들은 비록 이 과정을 통해서 공황장애 같은 질환으로 고통 받거나 자신이 미쳐버리지 않을까 하는 생각으로 두려웠지만, 이러한 경험들에 대해 주의를 기울일 수 있어서 고마웠다고 말한다.

다섯째, 조기 발견은 사회적 하락과 배제를 예방하는 데 극히 중요하다. 대부분의 초발 정신병 환자들은 실직 상태인 반면(Wunderink, Nienhuis, Sytema and Wiersma, 2006), ARMS 대상자들은 발견 시점에 여전히 직업을 가지고 있거나 학교에 다니고 있는 경우가 종종 있다(Rietdijk et al., 2012). 사회적 하락의 기준은 그들이 네 가지의 사회적 기능 영역 중에서 최소 두 가지의 문제를 경험하는 것이다. 예를 들면, 그들은 더 이상 친구를 만나지 않고 동료를 불신하거나 학교에서 수업을 빠지며, 부모님 및 가족 구성원과 지속적으로 다투게 된다. 대부분의 초발 정신병 환자들은 첫 삽화 이전에 그들의 친구, 직업 및 학교 생활을 잃게 되며, 사회적 위축 이후의 고립은 기이하거나 편집적인 사고들에 대한 피드백의 부족을 야기한다는 근거가 있다. 그러므로 ARMS를 가진 사람의 사회적 참여를 유지시키고, 현실적이고 망상을 깨뜨릴 수 있는 다른 사람의 의견에 노출시키는 것이 중요하다.

여섯째, 조기 발견 프로그램은 정신병 발병의 위험이 임박한 사람에 대한 2차 정신 건강 서비스에 종사하는 전문가들의 인식을 촉진시키는 데 도움을 준다. 이는 증상 발생 이후 최초 치료를 받을 때까지의 기간을 단축시키는 데 도움을 줄 것이다.

조기 발견은 효과적인 개입이 없이는 크게 소용이 없기 때문에, 첫 번째 목표가 주요 목표이다. 여러 선구적인 연구들이 명백한 정신병으로의 이행을 막는 것을 목표로 수행되었다. 개입들은 항정신병약물, 인지행동치료, 오메가-3 지방산, 또는 의학적 및 정신사회적 치료들의 조합이었다. 이들의 효과는 고무적이었지만, 아직 결론은 내려지지 않았다(de Koning et al., 2009; McGorry et al., 2009; Yung and Nelson, 2011).

조기 개입의 근거

최초의 무작위 대조군 연구는 호주 멜버른에 있는 페이스(PACE) 클리닉에서 1996년부터 1999까지 시행되었다(McGorry et al., 2002; Phillips et al., 2007). 대조군(28명)은 환자들이 경험했던 사회적 문제들을 목표로 한 '욕구-기반 치료'를 받았다. 치료군은 리스페리돈 2mg의 약물치료와 정신의학적교육, 정신병적 경험들을 조절하는 기술 훈련, 스트레스 관리로 구성된 CBT, 동반된 질환들의 치료가 조합되어 이루어졌다. 6개월 후 치료가 끝났을 때, 치료군은 대조군에 비해 정신병으로의 이행이 덜 일어났다. 하지만 12개월 추적관찰에서 이 효과는 더 이상 유의하지 않았다.

다른 연구에서는 CBT+위약(44명)을 CBT+리스페리돈(43명) 및 지지 치료+위약(28명)과 비교하였다. 6개월 후, 단지 7%에서만 이행이 일어났고 그룹 간의 차이는 없었다(Yung et al., 2011). 12개월 후 결과는 차이가 있는 것으로 보였으나(Yung, personal communication), 이 책이 발간되는 시점에 최종 자료는 아직 발표되지 않았다.

'위험 인식, 관리 및 교육을 통한 예방(Prevention through Risk Identification, Management and Education, PRIME)' 연구는 미국에서 1997년부터 2003년까지 수행되었으며, 올란자핀(5-15 mg/일; 31명)을 위약(29명)과 비교하는 맹검 무작위 대조군 연구로 진행되었다. 치료는 12개월 동안 이루어졌고, 18개월에 추적관찰이 이루어졌다. 중도탈락율은 올란자핀 집단(35%)과 위약 집단(28%) 모두에서 높았다. 올란자핀 집단은 정신병으로의 이행이 덜 했으나(5:11), 이러한 차이는 추적관찰에서는 존재하지 않았다. 이 연구는 통계학적으로 검증력이 약했다. 올란자핀 집단의 환자들은 대조군에 비해 유의한 체중 증가를 보였다(8.8kg:0.3kg).

'조기 발견 및 개입 평가' 연구는 영국 맨체스터에서 시행되었다(Morrison et al., 2004). 총 60명의 환자들이 무작위로 6개월 동안 CBT에 참여되거나(37명) 단순 관찰이 이루어졌다(23명). 12개월에 있었던 추적관찰에서 정신병으로의 이행, 항정신병약물의 처방, DSM-IV의 정신병 진단기준을 만족하는 것에 있어 CBT가 유의하게 좋은 결과를 보였다. 하지만 36개월 때의 추적관찰에서 이러한 차이는 유의하지 않았다(Morrison et al., 2007).

OPUS 연구는 덴마크에서 시행되었다(Nordentoft et al., 2006). 분열형 장애 환자들이 무작위로 통합 치료(42명) 또는 통상적인 치료(37명)를 받았다. 통합 치료는 여러 가족 집단에서 2년 동안 시행되었으며 적극적 지역사회 치료, 기술 훈련 및 정신의학적교육으로 구성되었다. 12개월이 지났을 때, 정신병으로의 이행에 3.2% 대 16.9%로 통합 치료가 이점을 보였다. 24개월 후에는 이행의 비율이 25%와 48.3%로 증가했다. 약물이 통제되지 않아서, 환자들의 60% 이상이 항정신병약물을 처방 받았다.

놀라운 연구가 오스트리아의 비엔나에서 시행되었다. 긴 사슬 오메가-3 지방산이 위약과 비교되었다. 환자들은 12주 동안 치료받았다. 12개월 후 추적관찰에서 오메가-3 지방산을 복용한 41명의 환자들 중 2명이 정신병으로 이행된 반면, 위약을 복용한 40명의 환자들에서는 11명의 환자들이 정신병으로 이행되었다(Amminger et al., 2010). 현재 6개의 유럽 국가들과 호주, 싱가폴, 홍콩에서 더 큰 유사 연구가 진행 중이다. 이 연구는 320명의 UHR 대상자들을 포함시키는 것을 목표로 하고 있다(McGorry, n.d.).

캐나다에서 소규모의 연구가 시행되었다(Addington et al., 2011). 이 연구는 CBT(27명)와 지지적 치료(24명)를 비교했다. 6개월의 치료가 끝난 뒤, 지지적 치료를 받은 환자 중 3명이 정신병으로 이행했으며, CBT 집단에서는 아무도 이행되지 않았다. 12개월과 18개월 후의 추적관찰에서 이러한 차이는 변화가 없었다. 두 집단 모두에서 증상과 사회적 기능의 호전이 있었지만, CBT 집단은 더 빠른 호전을 보였다.

독일 조현병 연구 조직(German Research Network on Schizophrenia)은 CBT와 지지적 상담을 비교했다(Bechdolf et al., 2012). 이 연구는 기본적 인지 증상과 관계된 초기 전구기와 준임상적 정신병적 증상들과 관계된 후기 전구기를 구분했다. 지지적 상담을 받은 65명의 환자 중 11명이 초기에서 후기 전구기로 이행되었고, CBT를 받은 63명의 대상자 중에서는 2명이 이행되었다. 정신병으로 전환된 대상자의 수는 CBT에서는 0명, 지지적 상담에서는 9명으로 유의한 결과를 나타내었다.

대부분의 연구들은 소규모이고 검증력이 부족했다. EDIE-2 연구는 단순 관찰과 비교해 CBT의 효과를 입증하기에 충분한 통계적 검정력을 가질 계획이었다(Morrison et al.,

2011b, 2012). 144명의 CBT 대상자들 중에서 10명이 이행되었으며, 144명의 단순 관찰 집단에서는 13명이 이행되었다. 이 연구에서 CBT의 효과는 유의하지 않았다. 비록 이것은 큰 연구였지만, 전체적인 이행률이 단지 8%에 불과하기 때문에 통계적 검정력이 여전히 부족했다.

네덜란드 조기 발견 및 개입 평가 연구(The Dutch Early Detection and Intervention Evaluation trial, EDIE-NL)

EDIE-NL은 정신 건강 서비스에서 도움을 필요로 하는 사람들을 대상으로 통상적인 치료에 부가적으로 초고위험 환자들에 대한 인지행동치료(CBT for ultra-high risk patients, CBTuhr)를 시행한 집단과 통상적인 치료(treatment as usual, TAU)만을 시행한 집단을 비교한 무작위 통제 연구이다. 참여한 2차 정신 건강 서비스들은 정신병이 아닌 축 1 또는 2 장애에 대해 도움을 필요로 하는 환자들을 다루었다. 또한 환자들은 CAARMS 기준에 따른 ARMS 진단기준을 만족했다(Yung et al., 2005). 이 기준에서 뚜렷한 사회적 하락은 약화된 증상 집단 및 단기 제한의 간헐적 정신병적 증상(BLIPS) 집단에 포함되기 위한 전제 조건이다. 대학병원의 3차 정신 건강 서비스는 준임상적 정신병적 증상들에 대해 도움을 필요로 하는 사람들을 위한 치료를 제공한다. 우리는 이러한 환자들의 대부분이 또한 동반된 축 1 또는 2 장애를 보인다는 것에 주목했다.

참가자

환자들의 포함 기준은 다음과 같았다:(a) 14세-35세;(b) 유전적 위험 요인을 가지거나 CAARMS 점수가 ARMS의 범주일 때;(c) 사회적 기능의 장애, 이는 SOFAS(Goldman et al., 1992) 점수가 50점 이하 또는 지난 해 동안 1개월 사이에 SOFAS가 30% 감소한 경우.

다음과 같은 기준을 만족시키는 환자들은 배제되었다:(a) 현재나 과거에 할로페리돌 15mg와 등가용량을 가지는 항정신병약물의 복용;(b) 심각한 학습 장애;(c) 기질적 상태로 인한 문제;(d) 네덜란드 언어의 불충분한 능숙도;(e) 정신병 병력.

정신병과 ARMS의 진단에 표준 검사인 CAARMS를 이용한 면담 기반 평가에 이어서 PQ를 이용한 준임상적 정신병적 증상의 자기보고가 시행되었다. 만약 환자들이 모든 진단기준을 만족하는 경우, 연구에 참여하도록 요청되었고 동의서를 받았다. 환자들에게 이와 관계없이 그들이 도움을 필요로 하는 질환의 치료는 계속될 것이라고 설명했다. 또한, 그들은 추후의 정신적 문제 발생에 대한 위험도 정보와 이에 대한 예방적 개입이 제공될 수 있다는 것에 대해 통지를 받았다.

개입

정신 건강 서비스에 도움을 필요로 했던 환자들은 그들의 축 1 또는 2 질환들에 대해 TAU로 치료받았다. 그들은 2차 정신 건강 서비스의 정기 정신과적 진단 과정을 통해 진단되었다. 진단들은 다음과 같았다: 불안 장애(53), 우울증(52), 혼합된 불안 및 우울증(10), 인격 장애(15), ADHD(13), 중독 문제(12), 식이 장애(11), 외상 후 스트레스 장애(PTSD)(10), 적대적 반항 장애(6), 아스퍼거 증후군(5), 관계 문제(DSM IV-코드)(5), 기타 문제(9). 제공된 치료들의 대부분은 CBT, 약물치료, 집단 및 부부 치료였다. 환자들의 약 절반은 무작위로 위험한 사고 방식 및 행동을 목표로 한 부가적인 예방적 인지행동치료(CBTuhr)에 배정되었다. 이 연구는 18개월의 기간 동안 정신병으로의 이행을 예방하거나 연기하는 것을 주 목적으로 하였다.

실험군과 대조군 모두 그들이 고통 받는 축 1 또는 2 질환에 대한 근거-기반의 적극적 치료를 받았다. 실험군은 준임상적 정신병에 초점을 맞춘 부가적 치료를 받았다. French와 Morrison에 의한 프로토콜(통칭 CBT 프로토콜)(French and Morrison, 2004)은 여러 축 1 질환들에 추천되는 CBT 치료로서, 적극적 치료와 많은 공통점이 있다. 이러한 이유로 우리는 도파민 초민감성에 대한 교육을 통해 이것이 지각에 어떻게 영향을 미치는지(사소한 자극에 대한 과다 현저성), 생각에 어떻게 관여하는지(더 침투적이고, 우연으로 인과 관계를 추론하고, 자료 수집 편향을 강화)를 설명하고 프로토콜을 강화시켰다. 또한 인지 편향들을 경험하기 위한 훈련들이 추가되었다; 인지 편향들을 인식하게 되는 것은 수정된 이차적 평가로 이어질 수 있다.

편향들은 주로 다음과 같다:

- 자료 수집 편향, 주로 비약적 결론에 의해 특징지어 짐;
- 위협적 자극에 대한 선택적 주의;
- 확증 편향, 중등도의 망상 형성;

• 부정적 기대 편향, 자신의 역량을 과소평가할 뿐 아니라 고통 수준을 증가하게 함;
• 공변동 편향, 독립적인 사건들 사이의 인과 관계 가능성을 과대평가.

CBTuhr은 매주 최대 26회기까지 제공되었다. 제공된 평균 회기는 9.5회였다(s.d.=7.7). 행동적 목표들은 대마의 사용을 줄이고, 학교 및 직장의 출석을 확실히 하며, 친구 및 친척들과의 상호작용을 촉진시키는 것이다(이 책의 7장-치료 지침서를 참조).

이 연구의 일차 결과는 정신병으로의 이행 정도이다. 이행은 CAARMS 기준(Yung et al, 2005)에 의해 정의되었으며, 신경정신과적 임상 평가를 위한 일정(the Schedules for Clinical Assessment in Neuropsychiatry, SCAN)에 의해 확인되었다(World Health Organization, 1999).

이차 결과 항목들은 우울(Beck Depression Inventory; BDI-2)(Beck, Steer and Brown, 1996), 불안(Social Interaction Anxity Scale; SIAS)(Mattick and Clarke, 1998), 삶의 질(Manchester Short Assessment of Quality of Life; MANSA)(Priebe, Huxley, Knight and Evans, 1999), 사회적 기능(SOFAS)(Goldman et al., 1992), 질병에 대한 개인적 믿음(PBIQ-R)(Birchwood, Mason, MacMillan and Healy, 1993)이었다.

결과

총 5705명의 환자들이 PQ를 통해 평가되었다(Loewy et al., 2005). 이들 중에 864명의 환자들이 CAARMS를 통한 면담에서 준임상적 양성 증상의 점수가 18점 이상이었다. 비록 그들의 상태가 정신 건강 시설에 있는 동안이나 일반의에 의한 의뢰에 의해 인지되지는 않았지만 CAARMS 면담은 104명의 환자들이 정신병이 될 수 있다고 밝혔다. 총 302명의 환자들이 위험에 처해 있는 기준을 만족시켰다. 이 환자들 중, 201명이 연구에 참여되었다; 무작위로 98명은 CBTuhr+TAU에 배정되었고 103명은 TAU 단독에 배정되었다.

생존 분석에서, 추적관찰에서 사라진 사람들은 비이행으로 간주되었다. Kaplan-Meyer 곡선은 CBTuhr과 대조군 사이에 유의한 차이를 보여주었다(logrank test $\chi^2(1)$ = 5.575, p=0.032)(그림 6.1). CBTuhr에서는 10명의 환자들이(10.5%), TAU에서는 22명의 환자들이(21.8%) 정신병으로 이행되었다. 전체적으로, 환자들의 16.3%에서 정신병적 삽화가 발생했다.

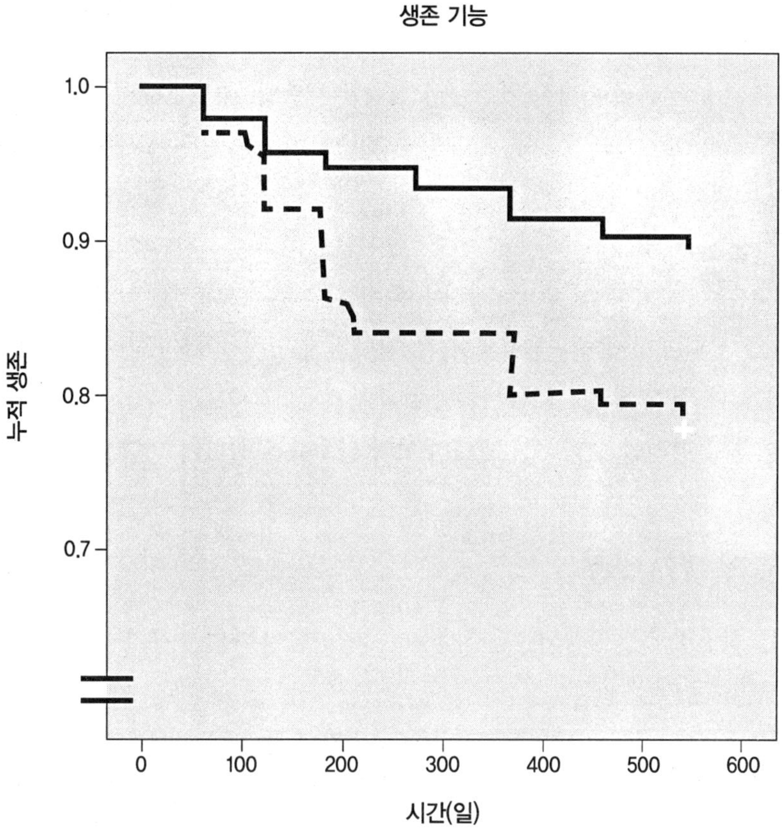

그림 6.1 EDIE-NL 연구에서의 생존 곡선. 18개월의 추적관찰 동안 실험군(CBTuhr)과 대조군(TAU)에서의 환자 생존(실선=CBTuhr; 점선=TAU). logrank test $\chi2(1)$ = 5.575, p=0.03.

정신병적 삽화로 진행한 환자들은 SCAN을 이용하여 진단되었다. 정신병적 집단의 진단들은 다음과 같았다: 편집형 조현병(19), 혼란형 조현병(2), 달리 분류되지 않는 정신병적 장애(3), 단기 정신병적 장애(1), 분열정동성 장애(1), 정신병적 특징을 동반한 우울증(4), 조울증(2).

이행된 모든 환자들은 정신병에 대한 PANSS 기준을 만족했다(14명은 한 가지 양성 증상 점수에서 강도 4점을 보였고, 12명은 강도 5점, 5명은 강도 6점, 한 사람은 자료가 분실되었음). PSYRATS의 점수들은 14명의 환자들이 망상, 5명은 환각, 12명은 망상 및 환각으로 고통 받고 있음을 보여주었다.

18개월 후의 추적관찰에서 완화 상태

두 가지 조건 모두에서 환자들은 뚜렷한 호전을 보였다. 6개월 때의 치료 종료 시점에서, 35%가 완화(remission) 되었으며, 12개월 추적관찰에서는 48%가 완화, 18개월 추적관찰에서는 63%가 완화되었다.

CBTuhr 집단(70.4%가 완화; 17.3%는 ARMS; 12.3%는 정신병)은 TAU 집단(57.0%가 완화; 19.4%는 ARMS; 23.7%는 정신병)보다 높은 완화율을 보였다. 카이-제곱 선형 분석이 CBTuhr 집단에서 좋은 결과(완화)는 지나치게 많이 나타났고, 나쁜 결과(정신병)는 실제보다 적게 나타났는지를 평가하기 위해 시행되었다. 관계는 유의했다: $\chi^2(1) = 4.266$, $p=0.039$. 이행의 방지를 위한 NNT는 8.8이며 완화를 달성하기 위한 NNT는 7.5이다.

프로토콜에 대한 근거

이 연구는 정신병으로 이행되는 환자들의 수가 선별된 개입을 통해 약 50% 감소할 수 있다는 것을 보여주었다.

이 연구의 결론은 특히 준임상적 증상들의 평가를 목표로 하고 이를 정상화하며, 망상적 사고의 발달에 중요한 역할을 하는 인지 편향을 인식하는 것을 가르쳐주는 CBT 개입이 ARMS 대상자들에서 정신병으로 이행되는 환자들의 수를 줄일 수 있다는 것이다.

2부

초고위험 집단에 대한 CBT의 실제

7장

기이하고 놀라운 경험을 대처하기 위한 지침서

이것은 정신병의 첫 삽화로 진행될 수 있는 ARMS를 가진 환자들에게 사용하기 위한 치료 지침서이다. ARMS는 CAARMS(Yung and McGorry, 1996; Yung et al., 2005) 혹은 SIPS(Miller et al., 2002)를 사용해서 진단할 수 있다.

치료의 근거

이 치료의 주된 목적은 기이하고 놀라운 경험들은 AMRS를 가진 사람들에게 부담이 되기 때문에 그런 경험들로 인해 유발된 현재의 고통을 줄여주기 위한 것이다. 이 치료는 또한 사람들이 정신병과 같은 정신과적 질환으로 진행될 가능성을 감소시킨다.

치료 프로토콜은 세 부분으로 되어 있다. 첫째, 광범위한 정신의학적교육이 제공된다. ARMS를 가진 사람들은 거의 항상 그들의 기이한 경험에 대해 걱정한다. 병에 대한 인식이 높고 환자들은 그들이 이성을 잃을까 두려워한다. 기이한 경험을 설명해주는 모델을 받아들이고 그들의 두려움에 대한 적절한 치료가 있다는 것을 배우는 것은 대부분의 ARMS 대상자들에게 유익하고 위안이 되는 메시지이다. 많은 환자들에게 이것은 기이한 경험에 대한 고통과 집착을 줄여준다.

둘째, 메타인지 훈련은 경험, 지각 그리고 추론에 대한 인지적 오류의 결과에 대한 환자의 인식을 높이는 것을 목표로 한다. 프로토콜은 인지적 오류의 결과에 대한 환자의 모니터링을 향상시키고 사고와 행동에 끼치는 부정적인 영향을 바로잡도록 돕는다.

셋째, 인지행동적 개입이 사용된다. 인지적 개입은 환자의 역기능적인 사고를 검정하고 시험하는데 초점을 맞춘다. 행동적 개입은 위험으로 지각된 자극에 대한 회피 혹은 안전 행동 그리고 노출을 내버려두기에 초점을 맞춘다.

대부분의 환자들에게 기이한 경험에 의해 야기된 고통은 종종 빠르게 감소된다. 그런 경험은 환자들이 치료 받는 동안 불안과 우울이 줄어들고 기이한 경험에 신경을 덜 쓰기 시작하는 경우이다. 많은 환자들에게 기이한 경험은 결국 평범한 사건 속에 묻혀버린다. 어떤 환자들에게서는 그렇게 되지 않는다. 그러나 이것이 성공적인 치료 위해 반드시 필요한 것은 아니다. 이 치료의 주된 목적은 역기능적인 감정적 및 행동적 결과를 감소시키고, 그렇게 함으로써 환자가 미래에 중증 정신 질환에 걸릴 위험성을 감소시키는 것이다.

지침서: '기이하고 놀라운 경험에 대처하기'

아홉 단계:

1 소개
2 사전 평가
3 정신의학적교육과 정상화
4 CBT 평가와 메타인지 훈련
5 사례 개념화와 목표 설정
6 인지 행동적 개입
7 사후 평가
8 강화
9 추후 회기

1단계에서는 치료가 소개된다. 치료자는 환자가 치료에 대한 동기가 있는지, 치료의 기간 동안 참석 가능한지 기꺼이 참석할 의향이 있는지를 확인한다. 2단계는 여러 도구를 이용해 사전 평가를 한다. 이 두 단계를 완료하는 데 한 회기가 걸린다. 3단계 동안에는 정상화 정신의학적교육이 제공되고 논의된다. 4단계에서는 환자로 하여금 경험에 있어서의 유발 사건, 믿음, 결과를 찾아내도록 돕고, 어떻게 유발 사건이 그들의 믿음을 불러일으킬 수 있는지 그리고 그들의 믿음이 어떤 결과를 초래하는지를 배울 수 있도록 돕기 위해 ABC 모델(유발 사건: activating event, 믿음: beliefs, 그리고 결과: consequences)이 사용된다. ABC는 또한 어떤 유발 사건, 믿음 그리고 결과가 정서적 및 행동 문제를 야기하는지 탐색하기 위해 사용된다. 이 단계 동안에 환자는 특정 인지 편향을 인지하고 그것을 다루는 방법을 배우는 데 중점을 둔 메타인지 훈련을 받게 된다. 이 단계는 대략 6회기 정도 소요된다. 5단계에서 치료자와 환자는 이전 단계에서 얻어진 정보를 바탕으로 사례 개념화를 함께 만든다. 그들은 또한 분명한 치료 목표를 세운다. 사례 개념화와 세워진 목표에 따라 6단계에서 인지 행동적 개입의 방향이 정해진다. 개입 단계는 6에서 12회기에 걸쳐 진행된다. 7단계에서 사후 평가가 시행된다. 8단계는 배웠던 것과 미래의 상황을 위해 어떻게 이것을 유지할지를 확실히 하는 내용을 담았다. 마지막으로, 필요하다면 9단계에서 추후 회기가 시행된다.

(1)소개 및 (2) 사전 평가(1 회기)

준비

환자에 대해 알아야 한다. 우리는 CAARMS 혹은 SIPS를 사용하여 ARMS가 성립되었다고 가정한다. CAARMS(혹은 SIPS) 인터뷰는 가장 중요한 진단 및 결과 평가 수단이다. 환자 파일에 있는 정보를 읽고 CAARMS(혹은 SIPS) 점수를 평가하라.

환자를 위해 '기이하고 놀라운 경험을 대처하기 위한 지침서' 교재를 복사해두라. 또한 공책과 환자가 치료 서식을 보관할 수 있도록 서류보관 폴더를 나누어 주라. 몇 가지 회기 서식들(부록 A), DACOBS, BDI-2(Beck et al., 1996)를 거두어 들인다. 교재, 회기 서식들 그리고 DACOBS는 www.routledge.com/9780415539685에서 얻을 수 있다. BAI와 BDI-2는 대부분의 정신의료기관에서 사용되고 있다.

회기 서식들

자신을 소개하고 환자와 함께 서로에 대해 알아보라. 매 회기마다 의제가 만들어지고 모든 회기는 평가될 것임을 설명하라. 어떤 문제가 주의를 요하는지, 어떻게 문제에 접근할 수 있는지를 찾기 위해 치료자와 환자가 함께 노력해야 함을 강조하는 것 또한 중요하다. 치료는 환자의 적극적인 역할을 의미한다. 이 치료는 어떤 면에서는 과정이라고 여겨질 수 있으며, 과정은 숙제와 훈련을 필요로 한다. 과정대로 따르는 것의 이점은 새로운 기술을 획득하고 치료자의 도움 없이 문제를 극복하기 위해 미래에 이 기술들을 사용할 수 있게 되는 것이다. 서류 보관 폴더에서 지침서의 첫 번째 부분을 나눠주어라. 거기에는 환자들 또한 그들의 치료 서식을 보관할 수 있다. 회기 안에 서식 1('시작')을 채워 넣고, 의제를 설정하라. 의제에 CAARMS 혹은 SIPS결과 검토하기, 치료 근거와 내용 토의하기, 그리고 사전 평가를 적어라. 회기 서식들은 환자와 치료자 각각에 의해 두 번 기입된다. 환자가 숙제 폴더에 서식들을 보관하게 하라. 매 회기는 회기 동안에 서식 2('마침')를 기입하면서 종료된다.

정신의학적교육과 정상화

CAARMS 또는 SIPS에 대한 결과를 토의하는 것으로 시작하라. 어떤 기이한 경험이 치료의 목표가 되어야 하는지를 명확히 하라.

치료자: 의제에 있는 첫 번째 안은 당신이 도움을 찾도록 만들었던 경험과 증상을 토의하는 것입니다. 당신은 최근에 면담을 했고 당신이 몇 가지 기이한 경험들로 고통을 받았다고 했습니다. 이런 경험들에 대해 함께 살펴볼까요?

환 자: 좋습니다

치료자: 나는 당신이 직장을 그만 두도록 동료들이 음모를 꾸민다고 5개월 전부터 생각하기 시작했다는 것을 알고 있습니다. 당신은 이러한 생각에 대해 50% 정도 확신한다고 했고, 그 생각들이 상당한 고통을 야기했음을 알 수 있습니다.

환 자: 네. 아직도 그렇습니다. 나는 단지 아르바이트일 뿐이고 다른 사람들보다 꽤 어립니다. 때때로 나는 그들이 나 몰래 나에 대해서 얘기하고 어떻게 나를 제거할지를 비밀스럽게 논의하고 있다고 느낍니다. 지난 주에는 제가 휴일 스케줄을 듣지 못한 유일한 사람이라는 사실을 알았을 때 폭발했습니다.

치료자: 네, 딱한 일이네요. 이 상황이 당신의 기능을 떨어뜨리고 있는 것 같네요.

환 자: 맞아요. 나는 내 동료가 나에 대해 얘기하는 것을 잡으려고 계속해서 신경을 쓰고 있어요. 게다가 나는 일을 완벽하게 해서 그들이 나를 해고하기 위한 구실로 일을 못한다는 이유를 댈 수 없도록 나 자신에게 압박을 가합니다.

치료자: 그럼 당신은 아직 직장에 다니고 있나요?

환 자: 네, 그러나 며칠간은 직장에 갈 수 없었고 병가를 냈어요.

치료자: 좋습니다. 나는 또한 당신에게 지난 3개월 동안 주기적으로 당신 자신의 생각이 크게 들렸다는 것을 알고 있습니다. 이것이 당신을 꽤 힘들게 했지만, 당신의 기능을 그렇게 많이 저해하지는 않았네요.

환 자: 네. 맞아요. 내가 해왔던 것을 지속할 수 없을 것 같지는 않아요. 나는 점차 그것에 익숙해지고 있다고 생각해요. 하지만 그것에 대해 상당히 걱정하고 있어요. 나는 '생각이 들리는 것'에 대해서 검색했고, 정신병을 가진 사람들을 위한 포럼에서 끝이 났어요. 그 순간부터 나는 내가 미쳐가고 있다는 것이 두려워졌어요.

치료자: 그럴 수 있겠네요. 특히 당신이 그러한 기이한 일을 경험하고 인터넷에서 그런 것들을 읽었을 때라면요. 나는 당신이 '미쳐 가고 있다'고 생각하지는 않아요. 나는 당신이 도움을 찾기 위한 적절한 단계였다고 믿습니다. 나는 나중에 그것에 대해 더 설명해드리겠습니다.

환 자: 네.

치료자: 나는 또한 당신이 혼자 있을 때, 간혹 누군가가 당신의 이름을 부르는 소리를 듣는다는 것을 알고 있습니다. 이것이 실제로 당신의 기능을 저해하지는 않지만, 어느 정도 스트레스가 되고 있네요.

환 자: 네. 그것은 실제로 제 생각이 밖에서 크게 들리는 경험과 꽤 비슷해요. 하지만 갑자기 내 이름을 들었을 때 깜짝 놀라게 됩니다. 보통 그런 일이 있고 나서 한 시간 정도 긴장감이 느껴져요.

치료자: 확실히 알겠어요. 우리가 아직 얘기하지 않은 다른 기이하거나 놀랄만한 경험이 있었나요?

환 자: 아니요, 그게 다에요.

치료자: 좋습니다. 요약하면, 우리는 최근에 당신이 동료들에 대해 걱정하고 있다는 것을 알고 있습니다. 당신은 때때로 그들이 당신에 대해 음모를 꾸미고 있다고 느꼈습니다. 게다가 당신은 지난 몇 개월간 당신의 생각을 소리로 들어왔습니다. 그리고 당신은 당신의 이름을 부르는 소리를 몇 번 들었고, 그것은 당신을 놀라

게 했습니다. 당신은 이러한 경험들이 당신을 미치게 하지 않을까 걱정해왔다고 보고했습니다. 이것이 적절한 요약인가요? 내가 다른 기이한 경험에 대해 잊은 것이 있나요?

환 자: 아닙니다. 없는 것 같아요.

이제 치료의 목표와 근거에 대한 정보를 제공하라.
이것은 또한 지침서에 폭넓게 설명되어 있고, 환자는 숙제로 읽게 될 것이다.

> **조언:** 대부분의 ARMS 대상자들에게서 병에 대한 인식이 높다는 사실을 의식해야 한다. 병에 대한 인식을 잃는 것은 명백한 정신병으로 진행하는 마지막 단계이다. 거의 모든 ARMS 환자는 정신이 이상해질까 봐 두려워한다. 환자는 미치지 않았고 회복에 대한 희망을 만들 수 있다는 점을 강조해야 한다.

> **조언:** 이번 회기에 정신의학적교육에 너무 많은 시간을 할애하면 안 된다. 이것은 프로토콜의 다음 단계에 나오게 되어 있다. 당신이 가장 중요한 메시지를 전달한다는 확신을 주어야 한다.

- 당신은 이 순간 미치지 않았다.
- 기이한 경험은 대부분의 경우 정상적인 경험이다.
- 당신은 기이한 경험에 대해 너무 많이 걱정하고 그것에 대해 너무 강하게 반응하기 때문에 그 경험을 힘들게 여기게 된다.
- 이 치료의 목적은 기이한 경험이 현재 야기한 고통을 줄이고 그렇게 함으로써 이런 경험들이 미래에 당신의 삶을 지배하고, 더 심각한 문제를 야기할 여지를 애당초에 줄이는 것이다.

예시

'당신'은 기이한 경험들로 인해 신경이 쓰이고 당신의 정신이 이상해질까 봐 두려워하고 있습니다. 나는 당신은 지금 이 순간 미치지 않았다고 당신에게 장담할 수 있습니다. 당신은 우리가 소위 기이하고 놀라운 경험이라 부르는 것으로 인해 고통 받고 있습니다. 이러한 것은 보통 사람들에게도 꽤 흔한 다분히 정상적인 현상입니다. 10명 중 한 명은 일생 중 한 번은 그들 주위에 아무도 없는 동안 소리 또는 목소리를 듣습니다. 10명 중 대략 한 명은 다른 사람들이 의식적이고 지속적으로 자신을 방해한다고 느낍니다. 이런 사람들의 대다수는 정신 질환을 겪지 않습니다. 그들의 경험이나 생각의 내용이 그렇게 부정적이거나 무서운 것은 아닙니다. 그래서 그들은 이런 경험이나 생각에 너무 많은 주의를 기울이지 않습니다. 그로 인해 종종 이러한 경험들이 서서히 사라지는 결과가 초래됩니다.

한 사람이 사건에 부여하는 의미는 이 과정에서 결정적인 역할을 합니다. 당신이 자려고 누운 직후 밤에 집에서 소리를 들었다고 상상해봅시다. 만약 당신이 이것을 나쁜 의도를 가진 침입자라고 해석한다면, 당신은 아마도 매우 무서울 것이고 어쩌면 경찰을 부르거나 숨을 것입니다. 당신이 소리를 고양이나 주위 이웃의 소리라고 여길 때, 당신은 아마도 편안함을 느끼고, 돌아 누워 잠들 것입니다. 심리학자들은 때때로 우리를 얼마나 힘들게 하는가를 결정하는 것은 실제 사실이 아니라, 우리가 그것에 부여하는 의미에 달렸다는 것을 인지해 왔습니다. 기이한 경험에 대한 당신의 생각이 검사 받고, 시험 받고 그리고 변화될 수 있기 때문에 그것은 좋은 소식입니다.

이 치료는 과학적으로 연구되어 왔고 효과가 있다고 밝혀졌습니다. 그것은 기이한 경험들이 순간적으로 야기하는 고통을 아마도 감소시켜줄 것입니다. 그 결과 당신은 또한 기이한 경험에 주의를 덜 기울이기 시작할 것입니다. 이렇게 해서 우리는 기이한 경험이 미래의 당신의 삶을 좌지우지할 가능성을 감소시킵니다.

조언: 만약 당신에게 도움이 된다면, EXTREME(EXTraordinary and REMarkable Experiences)이라는 머리글자를 사용할 수 있다.

기초 정보

CBT 훈련이 어떤 것인지에 대한 토의한다. 환자에게 치료 과정에 적극적으로 참여해야 한다고 말한다. 삶과 건강에서의 참된 변화는 등록하기, 훈련하기, 실습하기를 통해 회기 사이에 대부분 얻어진다. 전체 치료는 매주 회기로 아마도 10내지 16주 정도 걸릴 것이다. 이 치료는 환자에게 그렇게 어렵지 않으며 환자가 치료를 실행해야 함을 분명히 해야 한다.

평가하기

설문지를 소개한다. DACOBS는 7개의 하위척도를 가지고 있고, 네 가지 인지 편향을 평가한다: 비약적 결론, 독단주의, 위협에 대한 선택적 주의, 자기목표 편향. 그것은 두 가지 인지적 한계를 평가한다: 마음이론 문제, 주의와 기억에서의 인지적 한계. 마지막으로, 그것은 또한 회피 행동을 평가한다. 이에 대한 신뢰도와 타당도는 좋다(van der Gaag et al., 2013). 우울증상의 정도는 BDI-2로 평가한다(Beck et al., 1996). 불안은 BAI로 평가한다(Beck and Steer, 1993).

숙제

환자에게 다음 회기까지 해오도록 아래 숙제를 준다.

- 지침서의 다음 부분을 읽는다.
- 정상적인 그리고 비정상적인 기이한 경험들.
- 이 모듈의 방법
- 오류를 유발하는 도파민
- 기이한 경험 이후에 당신은 어떻게 위험한 구역에 들어갈 수 있을까?
- 집에서 DACOBS, BAI, BDI-2를 완성하고 다음 회기에 가져온다.

조언: 병에 대한 인식이 UHR을 가진 대부분 사람들에게서 매우 높다. 대부분의 환자들이 치료와 정보 얻는 데 대한 동기가 높다. 환자가 두 번째 회기 전에 전체 지침서를 읽어보는 일이 종종 일어난다. 이것은 바람직하지 못 하다. 그래서 우리는 당신이 환자에게 그 주의 숙제를 하기 위해 필요한 부분만 주도록 권한다. 이런 식으로 그들은 점진적으로 전체의 지침서를 받게 된다. 전체 지침서는 온라인에서 찾을 수 있다 (www.routledge.com/9780415539685).

기이하고 놀라운 경험이 당신의 기분과 일상의 기능을 저해하지 않아야 됩니다. 이 지침서는 기이한 경험들이 때로는 당신을 괴롭히고 방해하더라도, 매일의 삶에서 당신의 기이한 경험들을 감당할 수 있도록 도와줄 것입니다. 당신은 치료자와 함께 이 지침서를 해나갈 수 있습니다. 당신은 함께 당신의 개인적 문제들을 살펴보고 그것들이 기이한 경험과 어떻게 연결되어 있는지 살펴 볼 수 있습니다. 당신의 문제를 위한 해결책은 찾아 질 것입니다. 서술된 방법은 인지행동치료와 교육 과정의 조합으로 이뤄져 있습니다.

이 모듈의 소개

정상적인 그리고 비정상적인 기이한 경험들

당신은 불안, 우울, 집중과 주의의 어려움, 혹은 다른 문제들 때문에 도움을 찾아 왔다. 게다가 당신은 때때로 이상하거나 기이한 경험들을 겪었다고 표시했다. 당신과 치료자는 이 지침서를 함께 해 나가면서, 이 이상하고 기이한 경험을 다루게 될 것이다.

이상하고 기이한 경험은 일반 인구에서도 흔하고 보통은 해롭지 않다. 이상하고 기이한 경험에 대한 일부 예들이 표 7.1에 실려 있다. 거의 모든 사람들이 주위가 전과 다르게 느껴지는, 즉 익숙하지 않는 것 같은 순간을 경험한다. 무언가가 변한 것 같은데-그게 뭘까?

일반 인구의 절반이 텔레파시를 믿는다. 그리고 당신이 누군가에 대해 생각하고 있을 때, 전화가 울리고, 그것이 그 순간 바로 그 사람이 당신에게 전화를 건 것이었던 것과 같은 경험을 많은 사람들이 해왔다. 또는 당신이 존이라는 이름을 생각하고 있는데, 바로 그 때 라디오에 그 이름이 나온다. 때때로 이런 경험들은 그 주에 몇 번이나 일어나고, 이것은 더 이상 우연의 일치가 아닌 것처럼 여겨진다.

모두가 때로는 의심을 하는데, 그것이 반드시 나쁜 것은 아니다. 너무 신뢰를 많이 하는 사람들은 이용당하기 쉽다. 건강한 의심은 위험으로부터 우리를 보호한다. 그룹에서는 보통 한 사람이 '왕따'이고, 약자를 괴롭히고 놀리는 것은 학교와 직장에서 매우 흔하다. 열명 중 한 명 이상이 지속적으로 훼방을 받는다고 느끼고, 약 30명 중 한 명이 다른 사람에게 위협을 받는다고 느낀다.

외부 세계의 뚜렷한 근거 없이 다른 사람이 경험하지 못하는 것을 듣고, 보고, 느끼거나 냄새 맡는 것은 기이한 경험, 즉 환각 그리고(때로는) 착시라고 불린다. 약 6명 중 한 명은 살면서 주위에 아무도 없는데 목소리나 소리를 듣는 경험을 한다. 지난 2주 동안 독일 사람들의 약 2%가 분명한 근거 없이 목소리나 소리를 들었다. 이것은 약 320,000명의 이상의 사람들에 해당한다; 결국 그것은 비교적 흔한 경험이다.

일부 발달 단계에서는(예를 들면, 사춘기, 청소년기 그리고 청년기), 새로운 사회 규칙과 변화하는 외부의 기대에 적응하기가 어렵다. 많은 사람들이 우울과 무관심을 느끼고 혼자 있기를 원한다. 어떤 사람들은 그들의 문제에 대한 해결책으로 죽음을 생각한다.

위에 언급된 경험들 모두가 많은 사람들에게 익숙하고 종종 자연스럽게 사라지는 정상적인 경험들이다. 그러나 일부 사람들은 이런 기이한 경험들로 인해 점차 어려움을 겪게 되고, 이런 경험들이 그들의 일상을 방해하기 시작한다. 어떤 사람들은 너무 의심을 하게 되어 하루 종일 숨어 다니기도 한다; 그들은 모든 것을 지켜보고 거의 밖에 나가지 못 한다. 어떤 사람들은 소리를 자주 듣게 되고 소리를 강한 사람 또는 다른 창조물에 의한 것이라고 추정하고, 그들은 겁이 나서 그 소리에 복종하기 시작한다. 세 번째 그룹은 점차적으로 일상적 삶을 중단한다. 다른 사람들과의 만남은 그들에게 너무 많은 에너지를 요구하고 부정적인 감정을 초래한다. 그들은 하루 종일 인터넷 또는 자신의 취미에만 몰입해 있는 '은둔자'가 된다. 어떤 사람들은 그들이 메시지를 받거나 조종당하고 있다고 느끼고, 그들의 경험을 생각하는 데 상당한 시간을 할애한다.

당신 앞에 놓인 치료와 과정은 그런 이상하고 기이한 경험들에 신경을 쓰게 되거나 당신의 일상을 방해하지 않도록 하기 위해 만들어졌다. 그러면 당신은 당신의 치료자와 함께 어떻게 이 경험들을 다루게 될까?

이 모듈의 방법

우선, 우리는 당신의 기이하고 놀라운 경험에 대해 이야기를 나눌 것이다. 많은 사람들이 초자연적인 어떤 것이 그것들을 일으킨다고 생각하지만, 그것은 사실이 아니다. 우리는 많은 이상한 정신적 또는 신체적 경험들에 대해 확고한 과학적 설명을 가지고 있다. 번개를 예로 들어보자. 일단 우리가 전기를 이해하면, 신이 마차를 타고 여행하면서 하늘에서 땅으로 번개를 던진다는 생각은 버리게 된다.

게다가, 우리는 정상적인 놀라운 경험이 심하고 지장을 주는 문제로 발전하는 것은 여러 가지 중에서 우리가 그 기이하고 이상한 경험을 처음에 어떻게 해석할 것 인지와 관련이 있다는 것을 알고 있다.

자신의 생각이 때로 완전히 멈춘다고 인지하는 어떤 사람은 이것을 몇 가지 방식으로 해석할 수 있다; 예를 들어:

1. 내 생각은 최근에 오락가락 해. 아마도 너무 피곤해서 좀 쉬어야 할 것 같아.
2. 생각을 통제할 수 없어. 이것은 무언가 또는 누군가가 조종하고 있고 그 사람이 나를 괴롭히고 있다는 것을 의미할지도 몰라. 그것이 나를 괴롭힌다. 도대체 어떻게 그들은 나에게 그렇게 하고 나를 그런 식으로 괴롭힐 수 있지?
3. 다른 누군가가 내 생각을 조종한다. 나는 대항할 수 없다. 그 사람이 나보다 훨씬 강하다. 그는 곧 내가 원하지 않는 것을 하도록 강요할 것이다.

다른 해석이 다른 감정을 낳는다. 위의 해석 중 어떤 것이 분노를 유발하고, 어느 것이 두려움과 더 약한 감정을 유발할까?

우리는 이상한 경험에 대한 서로 다른 해석과 어떻게 그것을 다룰지를 살펴볼 것이다. 우리는 당신을 기이한 경험의 희생자로 만드는 해석을 유발할 수 있는 몇 가지 위험한 사고 방식을 구별할 것이다. 우리는 당신에게 이런 위험한 사고 방식을 어떻게 인식하고 어떻게 다룰지를 가르쳐줄 것이다.

표 7.1 자주 일어나는 기이하고 놀라운 경험들의 예

동떨어진 느낌을 주는 경험들

- 주변이 이상하고, 새롭고, 익숙하지 않은 것 같음
- 시간이 더 빨리 지나가는 것 같다가, 그 다음 더 느리게 지나가는 것 같음
- 당신 자신과 통할 수 없고, 그것은 마치 당신이 일상적 현실에 있지 않은 것처럼 느껴진다.

영향을 받는 경험들

- 느낌과 생각이 당신 자신의 의지에 따르지 않는 것 같다; 그것들이 지배당하고 있거나 주입된 것 같다.
- 텔레파시에 관한 생각을 떠올리게 하거나 불러일으키는 경험들
- 당신에게만 특별히 의미가 있고, 때로는 라디오나 텔레비전 같은 것들을 통해 다른 사람들이 보내는 메시지에 대한 생각

위협의 경험들

- 사람들이 당신을 음해하고 있다는 무서운 가정
- 사람들이 당신을 '해하려 한다'는 경험

당신만 느끼는 감각 지각

- 당신의 머리 안이나 밖에서 소리, 속삭임, 목소리를 듣거나, 당신 자신의 생각이 크게 소리로 들리는 경험
- 이상한 시각적 지각과 환시
- 명백한 외적 원인 없는 생소한 신체 지각

혼란과 집중의 어려움

- 자신의 생각을 조절하고 올바른 단어를 선택하는데 어려움
- 다른 사람들이 당신의 말을 적절히 이해하기 어렵다고 말함

다른 사람들과의 만남에서 변화된 경험들

- 타인과 함께 하는 것으로부터 거의 기쁨을 느끼지 못함
- 타인과 가까이 있을 때 예민해짐
- 사람들이 당신은 감정을 충분히 드러내지 않는 것으로 생각된다고 말한다
- 사람들이 당신은 이상하게 행동하거나 이상한 습관을 가지고 있다고 말한다
- 일상적인 문제나 스트레스를 견디기 어려워진다
- 직장이나 학교에서 사람들과 상호작용하는 데 문제가 있음

당신은 치료자와 함께 기이한 경험의 목록을 만들 것이다. 회기 사이에 당신은 기이한 경험과 어떻게 당신의 뇌에 있는 물질(신경 전달 물질)이 이런 이상하고 기이한 경험을 일으키는지, 기이한 경험의 근원과 의미에 대한 바로 당신 자신의 생각이 어떻게 당신을 두렵게 만들고 외로움을 유발할 수 있는지에 관해 이 책에서 설명하고 있는 부분을 읽어오도록 요구 받을 것이다. 게다가, 당신은 당신의 문제를 일으키는 위험한 사고 방식을 알게 될 것이다. 만약 당신이 이러한 사고 방식을 인식하고 그것들을 교정한다면, 당신이 좋아질 가능성은 증가할 것이다.

당신의 기이하고 이상한 경험에 대해 해야만 하는 이러한 점들 외에도, 당신의 개인적 생활에 관한 다른 요소들도 다루어질 수 있다. 당신의 개인적 생활이 정돈될수록 기이한 경험이 당신을 방해할 기회는 더 줄어든다. 그래서 우리는 당신의 삶이 어떤지 당신 삶의 경험이 당신이 때때로 겪은 기이한 경험들과 어떻게 연관되는지에 초점을 맞출 것이다. 그 경험에 대한 당신의 이해를 증진시킴으로써 그 경험은 당신에게 있어 새로운 의미를 얻게 되고 당신은 그 경험에 더 잘 대처하게 될 것이다.

마지막으로, 우리는 가장 중요한 대상에 초점을 맞출 것인데, 그것은 당신 인생의 이 기간 동안에 당신의 생활을 어떻게 유지할 수 있는지에 관한 것이다. 목적은 당신에게 중요한 목표를 이루는 것이다. 그러므로 치료의 이 부분은 매우 '실제적'이고 삶에서 일어날 현실적인 활동과 행동을 다루는 것이다. 이 지침서에는 여러 가지 코스 요소들이 포함되어 있다. 게다가 이 지침서에는 당신이 살면서 맞닥뜨릴 이상한 경험과 문제를 다루기 위한 맞춤형 도움을 당신에게 제공하기 위한 개인 인지행동치료적 요소들이 포함되어 있다.

회기 동안에 우리는 의제를 가지고 작업할 것이다. 당신과 치료자 모두 논의해야 할 의제에 몇 가지 내용을 추가할 수 있다. 당신의 치료자는 당신에게 기이하고 이상한 경험을 효과적으로 다루는 것에 관한 지침서(이 지침서)와 등록부를 줄 것이다. 매회기의 처음에 당신은 회기 서식을 채우고 함께 의제를 만들 것이다. 매 회기의 마지막에 다시 회기 서식을 채우고, 우리는 가능한 숙제 항목에 합의를 얻으려고 노력할 것이다. 매 치료회기마다 이 지침서와 등록부를 가지고 와야하며, 등록부에는 회기 동안이나 때로는 숙제로 우리가 사용할 다른 서식들이 포함되어 있다.

회기는 45분 정도 소요되고, 일주일에 한번 시행되며, 우리는 향후 6개월 동안 10내지 20회기를 갖게 될 것이다.

당신의 치료자와 함께 당신은 당신만의 사고 방식을 검토하는 방법을 배우게 될 것이다. 일부 사고 방식들은 정상적인 기이한 경험들을 심각하고 무서운 확신으로 악화시킬 수 있는 위험을 동반하기 때문에, 당신은 위험한 사고 방식이 당신을 속이는 것을 막을 수 있는 방법을 배우게 될 것이다. 더욱이 당신이 어떻게 일상적인 문제를 더 잘 다룰 수 있는지, 당신이 어떻게 일상의 삶에서 벗어나는 것을 피할 수 있는지를 배우는 것이 중요하다. 친구들, 학교 또는 직장, 사회적 접촉 및 좋은 가족 관계 등이 당신의 행복을 위해 매우 중요하다.

우리는 기이한 경험의 목록을 만든 후에, 당신의 부정적 감정과 문제 행동들이 당신의 기이한 경험, 그리고 지금까지 겪었던 것들과 어떻게 연관되는지를 당신이 이해할 수 있도록 알기 쉽게 그것들을 공식화할 것이다. 그런 후에, 바라건대 당신이 계속해서 더 나은 느낌을 갖고, 다시 가족의 일원, 친구, 동료, 스포츠 팀원 등이 될 수 있는 변화의 시기가 올 거라고 기대한다.

마지막으로 우리는 당신 자신, 타인 그리고 당신 주변의 세상에 대한 당신의 관념이 당신의 사고, 치료 결과 및 이 과정에 어떻게 영향을 주는지를 살펴볼 것이다. 당신은 치료자와 함께 어떻게 이러한 문제들이 서로 연관되어 있고, 당신의 어떤 개인적 문제 요인들이 두려움, 우울, 활동 수준 및 기타 저해하는 문제들과 관계가 있는지에 대한 목록을 만들게 될 것이다. 이 부분은 개인적으로 맞추어야 하기 때문에, 당신이 이 지침서를 통하여 익숙해진 부분과 같은 과정의 형태는 적합하지 않다. 어쩌면 당신은 이미 당신의 문제들을 공식화하고 그것들을 분석하기 시작했을 것이다. 문제 목록 외에도, 당신은 향후 당신이 이루고 싶어 하는 목표를 포함한 목표 목록을 또한 만들게 될 것이다. 이러한 것들은 당신의 개인 회기에서 또한 다루어질 것이다.

오류를 유발하는 도파민

지속적인 스트레스는 당신의 뇌 안에 물질의 불균형을 야기할 수 있다. 우울증의 경우에 세로토닌이 그 불균형에 포함된다. 우울한 사람들의 뇌에서 이 신경전달물질의 생산이 매우 낮다.

만약 뇌에서 도파민(세로토닌과 유사한 물질) 수준이 치솟으면, 이것은 이상한 경험들, 예를 들면 목소리 듣기와 중요한 뭔가가 일어날 것 같은 느낌을 경험하기, 혹은 다른 누군가에게 종속될 것 같은 이상한 생각을 하기 등을 야기할 수 있다. 게다가 당신은 주위의 세부사항들에 주의가 집중되고, 그것들이 당신에게 매우 중요한 의미나 메시지를 담고 있다는 느낌을 줄 수도 있다. 큰 흥분이나 두려움 같은 동반된 감정들이 끔찍한 뭔가가 일어날 것 같은 두려움을 불러일으킬 수도 있다. 도파민은 또한 일상의 동기를 조절하기 때문에, 이 신경

전달물질의 불균형은 또한 특별한 열정을 불러 일으킬 수도 있다. 반대로, 수준이 감소되었을 때, 취미, 성, 스포츠 그리고 친구에 대한 관심의 상실을 초래할 수 있다.

도파민은 보통 새로운 현상이 우리의 지각 영역 안으로 들어오게 되면 뇌에서 분비된다. 예를 들어, 만약 당신의 뒤에서 문이 열리고 오토바이를 탄 경찰관이 불빛을 번쩍이고 사이렌을 울리며 나타난다면, 당신 뇌의 신경 말단(시냅스)은 이전과 다음 신경 섬유 사이의 시냅스 간극에서 도파민을 분비할 것이다.

경험의 수준에 따라, 당신은 다음과 단계를(더나 덜) 겪게 될 것이다.

- 당신의 하던 것을 멈춘다.
- 당신의 눈과 주의가 오토바이를 탄 경찰관에 고정된다.
- 당신은 무슨 일이 일어나고 있는지 파악하려고 한다.
- 당신은 달아나거나(만약 당신이 잘못한 게 있다면) 혹은 다가갈(만약 그 경찰관이 당신의 가장 친한 친구라면) 준비를 할 것이다.

당신이 그 상황을 이해한 뒤에, 도파민은 정상 수준으로 떨어질 것이고, 당신은 대체로 원래 하던 일로 돌아가게 될 것이다. 과학자들은 이상하고 기이한 경험을 하는 사람들에게서, 합당한 원인 없이 도파민이 때로 분비된다고 가정한다. 사람들은 새롭고 중요한 사건에서 도파민의 분비에 익숙하기 때문에, 그들은 이러한 우연한 순간에도 유사한 방식으로 반응할 것이다. 예를 들어, 만약 당신이 뉴스를 보고 있는데 갑자기 도파민이 분비 된다면, 당신은 아나운서가 말하는 것이 당신에게 개인적으로 매우 중요하다는 느낌을 받을 수 있다; 그것은 마치 아나운서가 당신에게 직접적으로 말하고 있고, 메시지는 매우 중요한 것처럼 보일 수 있다. 그 감정은 매우 강렬하고 현실적이기 때문에, 대부분의 사람들은 이러한 감정에 대해 의아해하지 않는다. 당신이 선거 위조와 관련된 뉴스를 당신 자신과 연관시킬 수도 있고, 아나운서가 당신을 속이고 싶어하는 사람들에 대해 경고하고 있다고 생각할 수 있다.

잘못된 순간의 도파민 분비는 당신을 끔찍한 방향으로 잘못 이끌 수 있다. 예상치 못한 일들이 일어나고 당신은 무언가 또는 누군가가 당신의 사고와 감정을 통제하고 있다는 강한 확신을 가진다. 우리는 당신에게 장담할 수 있다: 유령은 존재하지 않고, 죽은 사람은 잠들어 있고, 집중적인 조사에도 불구하고, 외계 생명체는 결코 발견되지 않았다. 당신의 이상한 경험에 대한 가장 합당한 설명은 당신의 뇌에서 잘못된 순간에 일어난 도파민 분비이다.

어떻게 도파민이 치솟을 수 있을까?

일부 사람들은 도파민 시스템에 아마도 유전적인 취약성을 가지고 있는 것 같다. 이런 사람들에게서, 지속적인 매일의 스트레스는 습관화되지 못한다; 반대로, 그것이 민감화를 야기한다. 이것은 뇌가 더 많은 도파민 수용체를 '고위 상태'로 유지시키고 그 결과 도파민에 더 수용적이고 민감해지게 된다. 만약 도파민 고위 상태가 증가하면, '고위 상태' 도파민 수용체가 더 적은 사람들에 비해 도파민 분비에 대해 더 강렬한 반응이 예상된다. 분명한 결과는 일상적인 문제들에 더 영향을 주게 되고 더 부담이 되게 되는 것이다.

도파민은 또한 일반적인 동기도 담당한다. 이것은 도파민 없이는, 당신은 학교나 다른 곳에서 성취를 할 수 없다는 것을 의미한다. 도파민은 또한 감정적인 또는 흥미로운 상황에서 동기부여에 중요한 역할을 한다. 어떤 상황에서 당신이 '달아날지 또는 싸울지'를 아는 것은 중요하다. 그래서 어떤 상황은 그렇지 않다고 밝혀지기 전까지 개인적인 위협으로 판단된다.

기이한 경험을 하는 대부분의 사람들은 때로만 그러한 경험을 하고, 그러한 경험은 종종 사라지거나, 드러나지 않게 남아있기도 한다. 그런 경험들은 개인의 삶을 결정짓지 못한다. 그러나 일부 사람들은 우리가 '정신병'이라고 부르는 도파민 초민감성의 심한 경우까지 진행된다. 이러한 사람들은 그들의 기이한 경험들로부터 고통 받기 시작하고, 이는 목소리가 그들에게 점차 강한 영향력을 발휘하게 된다는 것을 의미한다. 다른 사람들의 경우에, 건강한 의심이 병적인 편집증으로 발전하게 되는데, 그것은 사소한 사건들을 통해 매 순간(그들의 눈으로)입증된다.

그것에 대해 당신은 무엇을 할 수 있을까?

만약 도파민이 중뇌를 흠뻑 적실 정도로 치솟으면, 그 사람은 더 이상 현실에 접촉하지 못한다. 그러면 우리는 정신병이라고 말한다. 이 순간에 항정신병약물이 도움될 수 있다. 일반적으로 착란, 망상 그리고 환각과 같은 정신병적 증상들은 이런 종류의 약물로 사라지게 된다. 이런 약물의 단점은 치유시키지는 못하고, 단지 증상을 억제시키기만 한다는 것이다.(반복적인) 정신병을 겪고 있는 많은 사람들에게 있어, 이런 약물의 장기적인 사용이 필요하며 때로는 심지어 평생 필요할 수도 있다. 그러나, 이런 약물이 기이한 경험의 경우에 처방되는 것은 적절하지 않다. 그런 약이 그런 경험을 억제할 수 없고 있을지도 모르는 미래의 정신병을 예방할 수도 없다.

당신이 자신의 기이한 경험에 대해 내리는 해석이 매우 중요하다는 것을 시사하는 상당한 과학적 증거가 있다. 그것이 당신이 그것과 함께 살 수 있는지, 아니면 그것 때문에 고통받기 시작할지를 결정한다. 기이한 경험들에 더해서, 만약 당신이 다른 어려움들(불안 혹은 우울 같은)을 또한 경험하고 당신의 직업 또는 학교 생활과 친구나 가족과의 사회적 생활이 무너지면, 당신은 위험 영역으로 들어갈지도 모른다.

당신은 기인한 경험을 하고 나서 어떻게 위험 영역으로 들어가게 될까?

만약 당신이 기이한 경험에 지나치게 몰두하고 그것이 당신이 일상생활에서 타인과의 교류를 유지하지 못하도록 방해하면 기이한 경험은 위험해진다. 우리는 당신에게 여러 예를 보여 줄 것이다.

존은 다른 사람들과 마찬가지로 그가 다른 사람들과 정신적으로 교류한다고 간혹 느낀다. 그의 부모님은 연로해지고 있는데, 지난 주말 그들을 방문했을 때, 그는 얼마나 그들이 끔찍해 보이는지 깨달았다. 수요일에 그는 계속해서 어머니에 대해 생각했다; 그날 저녁 그가 어머니에게 전화했을 때, 그는 어머니가 고열이 나고 매우 아파한다는 것을 알게 되었다. 존은 사고 전송을 통해서 그것을 감지했다고 생각했다. 텔레비전에서 그가 한 프로그램을 보고 있는데 거기서 누군가가 '하늘과 땅 사이에 더 많은' 것이 있다고 주장하고, 다시 그는 어떤 것을 미리 감지했던 순간의 횟수에 대해 생각한다. 존은 그가 마음을 읽을 수 있을지도 모른다고 생각하지만, 어떻게 사고의 전송이 일어나는지는 이해하지 못한다. 사고는 라디오 파와는 다르다. 많은 사람들이 존과 같은 경험을 한다. 그들은 그것을 이해하지 못한 채 계속해서 살아간다.

이제 어떻게 존이 위험 영역으로 들어가게 될까? 만약 존이 느낌을 통해 타인과 소통할 수 있는 탁월한 정신적 재능을 가지고 있다는 것, 그리고 그가 때로는 미래를 예견할 수 있다는 것을 정말로 확신하게 되면 이런 일이 일어난다. 만약 존이 그의 부모에게 이런 얘기를 한다면, 그들은 아마도 그를 믿지 않을 것이다. 그들은 그가 이상하다고 생각하고 이런 일이 빨리 지나가기를 바랄 것이다. 만약 존이 그것에 관해 다른 사람에게 이야기하지 않고, 비정상적인 지각에 대한 책으로 빠져들고 비슷한 확신을 가진 사상과의 접촉을 찾기로 결심한다면, 그는 친구, 친척 그리고 어쩌면 동료들과의 교류를 잃게 될 가능성이 높다. 집단에 속해 있지 않은 사람들은 때로는 결국 그런 사람들과의 현실적인 접촉을 잃게 된다.

다른 예: 매리는 아무도 없음에도 불구하고 그녀의 이름이 불리는 것을 종종 듣는다. 그녀는 때때로 그녀의 생각이 목소리로 반복되는 것을 경험한다. 때로는 그녀의 머리 속의 목

소리가 그녀에게 무엇을 해야 할지, 예를 들면, '가서 식료품을 가져와라' 또는 '저 이웃을 믿지 마라' 와 같이 그녀에게 말한다. 어떤 순간에 약 50명 중 한 명은 아무도 말하지 않는데 목소리를 듣는 경험을 한다. 최선의 행동은 그 목소리를 심각하게 받아들이지 않고, 단지 하고 있던 것을 계속하는 것이다. 뇌는 간혹, 특히 잠들기 전에, 이상한 경험을 하도록 농간을 부린다.

만약 매리가 그 목소리를 첩보기관, 사탄의 음모, 악마 그 자체 등과 같은 강력한 누군가로부터 온 것이라고 해석한다면, 그녀는 위험 영역으로 들어설 수 있다. 만약 그 목소리가 이렇게 해석되고 매리가 위협을 느끼거나, 혹은 그녀의 복종에 수치심을 느끼고 목소리로부터 벗어날 곳이 없다고 생각한다면, 그녀는 아마 불안하고 우울해지고 잠들기 어려워질 것이다. 그녀는 아마도 복종함으로써 그 목소리를 누그러뜨리려고 애쓰거나, 목소리가 그녀에게 요구하기 때문에 그것을 비밀로 유지하려고 애쓰고, 외출을 삼가고, 과로라고 보고하기도 할 것이다. 그 목소리를 강력한 존재나 악마라고 해석하는 것, 그리고 그로 인한 복종이 매리를 고립시킨다; 그녀는 다른 사람들이 전혀 알지 못하는 삶을 살기 시작한다.

로버트는 학교에서 괴롭힘을 많이 당했다. 그는 다른 사람들이 갑자기 당신에게 등을 돌리고 당신의 삶을 비참하게 만들려고 한다는 것을 알게 되었다. 그는 당신이 알기 전까지 사람들은 당신의 펜을 돌려주지 않거나 조롱하거나 하기 때문에 사람들을 신뢰하지 않는 것이 더 낫다는 것을 알게 된다. 지금 그는 성인인데, 직장에서 지나치게 주의한다. 다른 사람들은 서로 훨씬 잘 지낼 수도 있고 그는 종종 다른 사람들이 웃는 것을 보게 된다. 그는 대개는 그들이 그에 대해 이야기를 하고 바보라고 비웃는다고 생각한다.

로버트는 특정 상황과 장소를 피하고 위험한 사람들의 가능성에 대해 하루 종일 경계함으로써 위험한 영역으로 들어설 수 있다. 예를 들어, 당신이 오늘 개에 주의를 쏟기로 결정하면, 당신은 그날 하루 동안 지난 주 내내 보았던 것보다 더 많은 개를 보게 될 것이다. 의심스럽게 보이는 사람들에게 특별한 주의를 기울이는 것에도 동일한 현상이 적용된다. 하루 종일 그렇게 하는 사람은 누구나 그날이 끝날 때 즈음이면 두려움에 떨게 될 것이다. 만약 로버트가 많은 사람들이 있는 장소(예: 터미널, 혹은 슈퍼마켓)를 피하기 시작하면, 그는 급속히 고립될 것이다. 또한, 로버트 주위의 사람들은 많은 사람들이 그를 잡으려고 한다는 그의 생각에 분명히 동의하지 않을 것이고, 그는 더더욱 고립될 것이다.

이러한 예시들을 통해서, 기이한 경험들이 흔하고, 만약 당신이 그것들을 넓은 시각에서 보고 그것들에 너무 많은 주의를 기울이지 않는다면, 무해할 것이라는 걸 알 수 있다. 그러나 만약 당신이 이러한 경험들의 중요성을 과대평가한다면, 그리고 당신이 그것들을 무섭고 피할 수 없는 것으로 여긴다면, 그것들은 너무 중대해지고 당신 삶을 지배하기 시작할 것이다. 두려움, 회피 그리고 고립으로 이끄는 것은 경험 그 자체가 아니라, 그것에 대한 해석이다. 때문에 기이한 사건에 대한 다른 가능한 설명을 생각해보는 것이 꼭 필요하다. 당신은 사람들과의 만남을 유지할 필요가 있다. 일반적으로 기이한 경험에 대한 당신 자신의 해석에 따라 행동하는 것은 그다지 현명한 것은 아니다. 그 기이한 경험과 그것의 의미에 대해 다른 사람들과 의논을 나누고, 너무 빨리 행동하거나 반응하지 않는 것이 훨씬 낫다.

(3) 정신의학적교육과 정상화(1 회기)

당신은 이전 회기에서 이미 환자에게 약간의 정신의학적교육과 정상화 정보를 제공했다. 환자 또한 꽤 많은 정보를 읽었다. 프로토콜에서 이 단계의 목적은 환자가 가지는 질문에 대답하고, 필요한 정신의학적교육을 부가적으로 제공함으로써 이런 정보를 굳건히 하는 것이다. 각 주제는 차례로 다루어질 것이다.

조언: 치료 프로토콜의 이번 단계에 충분한 시간을 할애하라. 대부분의 환자들은 그들의 기이한 경험들에 대한 대안적 설명에 상당히 열려 있다. 종종, 그들은 그냥 이러한 가능한 대안을 생각하지 않는다. 우리는 몇몇 환자들의 경우 단지 이런 정보를 받는 것만으로도 고통이 경감되는 것을 보게 된다.

매 회기마다 회기 서식 “시작”과“종결”을 사용하라. 환자에게 그 서식을 숙제 폴더에 보관하고 매 회기마다 그것을 가져오게 하라.

평가

희망컨대 환자들은 DACOBS, BAI, BDI-2를 완료해서 당신에게 제출할 것이다. 당신이 그것을 채점해서 다음 회기에 그 결과에 대해 상의할 것임을 설명하라. 설문지가 완료되었는지 그리고 환자가 지금 그 평가에 대해 궁금한 점이 있는지를 확인하라. 만약 환자가 설문지를 완료하지 못 했다면, 그들은 회기 중이나 후에 완료할 수도 있다.

이 모듈의 방법

환자가 치료/과정의 근거에 대해 지침서에 있는 정보를 이해했는지를 논의하라. 그들에게 그에 대한 질문이 있는지 물어보라.

> **조언:** 당신의 환자에게 그들이 읽은 것을 요약해 보도록 하라. 환자가 이 치료의 근거를 이해하고 있는지를 분명히 해두는 것이 중요하다고 생각하기 때문에 당신이 이것을 물어보는 것임을 강조하라.

기이한 것은 정상적이다

기이한 경험에 대한 정신의학적교육과 정상화 정보를 반복해서 제공하라. 환자가 주로 고통 받았던 기이한 경험들의 유형에 대한 정보를 구체적으로 제공하라. 예를 들면, 만약 당신의 환자가 주로 낮은 빈도로 듣는 부정적인 목소리 때문에 힘들었다면, 지각 이상을 정상화하고(역자 주: 정상적인 현상임을 설명하고) 일반 인구에서 이런 현상이 높은 빈도로 일어나는 것임을 강조하라. 만약 그가 인지적 문제들로 고통 받거나, 혹은 뭔가 혹은 누군가가 그의 생각을 조종하고 있다고 의심한다면, 생각의 침입이나 인지적 문제들이 사람들에게 높은 빈도로 일어나는 지극히 정상적인 현상임을 환자에게 설명하라.

> **조언:** 만약 환자가 그들의 기이한 경험에 대해 이야기하기를 부끄러워 한다면, 그들에게 다섯 명의 가까운 친구나 신뢰할 만한 사람들에게 기시감, 뭔가를 듣는 것, 드물게 일어나는 우연의 일치와 같은 그 사람들의 삶에 있어서의 놀라운 경험들에 대해 물어보도록 하라. 이것은 상당히 정상화시키는 효과가 있는데, 왜냐하면 대부분의 사람들이 지금 혹은 반복적으로 그런 놀라운 사건을 경험하기 때문이다.

도파민

일부 환자들은 지침서에 있는 도파민에 대한 정보가 이해하기 어려울 수도 있다. 환자가 그 정보를 이해했는지를 확인하고 '뇌의 형광펜'인 도파민에 대한 약간의 부가적 정보를 제공하라.

예시

'지속적인 스트레스는 우리 뇌의 물질의 균형을 파괴하는 효과를 가져올 수 있다. 우울증에서 세로토닌이 조절에 이상이 생긴다. 세로토닌은 신경전달물질의 하나로, 하나의 뇌세포에서 다음 세포로 메시지를 전달하는 화학적 물질이다. 우울한 사람들은 그들의 뇌에 이 물질이 너무 적은 것으로 밝혀졌다.

신경전달물질인 도파민 조절에 문제가 생길 때, 사람은 이상한 소음을 지각하거나, 뭔가 아주 중요한 일이 일어날 것 같은 생각, 이상한 침투적 사고들, 혹은 이상하게 여겨지는 생각을 갖게 되는 것과 같은 이상한 것들을 경험할 수 있다. 또한, 당신의 주위 환경의 세부 사항들이 갑자기 당신의 주의에서 떠나지 않고 그것이 당신에게 특별한 의미가 있다거나, 혹은 그것이 당신을 위한 중요한 메시지를 담고 있다는 느낌을 당신에게 줄 수도 있다. 흥분과 불안 같은 동반된 느낌들은 사람들에게 뭔가 끔찍한 것이 일어날 것 같은 두려움을 준다. 도파민의 조절이상은 또한 지나친 의욕을 이끌 수도 있다. 왜냐하면 그것은 우리의 일상적 동기 시스템에서 중요한 기능을 갖고 있기 때문이다. 오랜 시간 후에, 이것은 사회적 만남, 취미, 성 그리고 스포츠 같은 당신에게 중요했던 것들에 대한 만성적인 흥미의 상실을 초래할 수도 있다.

도파민은 보통 새롭고 중요한 현상이 우리의 지각 영역에 들어올 때 뇌에서 분비된다. 예를 들어, 만약 당신이 거리에서 당신의 가까이에서 나는 매우 큰 폭발음을 갑자기 듣게 되면, 당신의 신경 말단(시냅스)은 당신의 신경 세포 사이의 공간(시냅스 간격)에 도파민을 분비할 것이다. 이로 인해 당신이 아래의 단계들을 경험하게 될 것이다.

- *당신이 하고 있던 것을 멈춘다.*
- *당신은 소리가 나는 방향으로 당신의 귀와 주의를 고정시킨다.*
- *당신은 무슨 일이 일어나고 있는지 이해하려고 애쓴다.*

- *당신은 달아나거나(만약 당신이 위험하다고 결론 내리면) 혹은 다가가려고(만약 당신이 그것이 안전하거나 누군가가 도움을 필요로 한다고 결론을 내린다면) 준비한다.*

당신의 환자가 다음을 이해하는지 확인하라. 만약 그들이 이해한다면, 계속하라:

'일단 당신이 그 상황을 분석하고 위험이 없다고 생각하면, 도파민은 정상 수준으로 떨어질 것이다. 과학자들은 어떤 사람들에게는 도파민이 간혹 이유 없이 분비된다고 가정한다. 그러면 사람들은 강력하게 반응할 것이다. 왜냐하면 그들은 도파민 분비가 중요한 새로운 자극이 있다는 것을 의미한다고 배웠기 때문이다. 누군가가 뉴스를 보고 있는 동안 도파민이 갑자기 분비된다면, 이 사람은 아나운서가 말하고 있는 것이 그에게 개인적으로 중요하다는 느낌, 즉 아나운서가 개인적인 메시지를 실제로 전달하고 있다는 느낌을 갖게 될지도 모른다. 그 느낌이 아주 사실적이고 강렬해서 그 사람은 자신을 의심하려고 하지는 않을 것이다.

우연한 도파민 분비는 당신을 잘못된 길로 이끌 수 있다. 예기치 못한 일들이 일어나 당신은 뭔가가 당신의 사고나 감정에 영향을 주고 있거나, 이상한 일들이 일어나고 있거나, 혹은 사람들이 당신에 대해 말하고 있다는 느낌을 갖게 될 수도 있다. 당신은 혹시 이런 일들 중 어떤 것이라도 감지한 적이 있는가?'

환자는 질문을 할 지도 모른다: 이에 대해 가능한 한 충분히 대답해 주라. 도파민 시스템이 어떻게 과민해질 수 있는지에 대한 질문에 충분히 답변해주라.

예시

'전체 인구 중 일부가 도파민 시스템에서 유전적 취약성을 가지고 있습니다. 일상적 스트레스를 참는 것이 익숙해지지 않고, 도파민 시스템의 민감성을 증가시키게 됩니다. 이것을 '도파민 민감화' 혹은 '도파민 초민감성'이라고 부릅니다. 이것은 도파민 수용체가 도파민에 의해 훨씬 쉽게 반응한다는 것을 의미합니다. 그 결과 뇌는 도파민에 과민해지게 됩니다.

기이한 현상을 경험한 대부분의 사람들은 간혹 이런 경험을 하게 됩니다. 일부 사람들에게 이런 경험은 사라지고, 어떤 사람들에게는 꽤 낮은 수준으로 지속됩니다. 그것들은 정상적인 기능을 저해하지 않습니다. 소수의 사람들에게 있어 기이한 경험은

심해집니다. 만약 이렇게 되는데도 아무 것도 하지 않으면, 심한 형태의 도파민 초민감성이 발생되고, 우리는 그것을 정신병이라고 부릅니다. 이 사람들은 지각 이상을 겪기 시작하거나 건강한 의심이 편집증으로 발전됩니다.

대마는 도파민 시스템에 영향을 미쳐 도파민 민감화의 가능성을 증가시킵니다. 이런 현상은 코카인이나 암페타민 같은 다른 약물에서도 일어날 수 있습니다.

유년기 성적 혹은 신체적 학대와 같은 외상을 경험하는 것 또한 도파민 조절 이상의 기회를 증가시킵니다. 괴롭힘을 당하거나 왕따를 경험하는 사람들에게도 동일한 일이 일어납니다.

당신은 당신 자신의 상황에서 이런 원인들 중 어떤 것이라고 있다고 여깁니까?

조언: 당신의 환자가 정신의학적교육에 어떻게 반응하는지를 계속 관찰하라. 일부 환자들은'정신병'이라는 단어에 놀랄 것이다. 그러나 대부분의 환자들은 이미 그들의 경험을 정신병과 연관시켰을 것이다. ARMS를 가진 사람들 중 단지 소수만이 실제로 정신병으로 발전하고 이 치료는 그 가능성을 줄여준다는 것을 강조하라.

부가적인 특수 정신의학적교육

당신은 이미 환자에게 일반 사람들에서 기이한 경험의 빈도에 대한 정상화 정보를 제공했다. 여기서 당신은 기이한 경험을 관여하는 구체적인 메커니즘에 대한 정보를 환자에게 제공한다.

예시

'당신은 방에 혼자 있는 동안 당신의 이름을 부르는 소리를 간혹 듣습니다. 이 일은 당신을 불안하게 만듭니다. 나는 당신에게 우리가 그런 경험을 환각이라고 부르고 일반 사람들에게 매우 흔한 것이라고 설명했습니다. 나는 이에 대해 당신에게 더 많은 이야기를 해주고 싶습니다. 우리의 뇌는 매우 복잡합니다. 우리는 뇌의 기능에 대해 상당히 많이 알고 있지만, 아직도 우리가 모르고 있는 것도 있습니다. 환각에 대한 몇 가지 이론들이 만들어져 왔습니다. 이런 이론들 모두가 공통적으로 기억이나 무의

식으로부터 내부에서 만들어진 정보가 어떻게 해서인지 외적인 정보로 경험된다고 그들은 가정합니다. 일부 사람들에게서 우리는 그런 식의 강한 오류를 보게 됩니다. 뇌의 '표지 시스템'은 때때로 오작동하고, 내부의 생각들을 '외부의' 원인을 갖는 것으로 표기합니다. 우리는 거의 모든 사람들이 어떤 상황 하에서는 환각을 경험할 수 있다는 것을 알고 있습니다. 특히 그들이 지치거나 어떤 물질을 섭취했을 때 그렇습니다. 그러나, 우리에게 감각 유입이 부족할 때(예: 우리가 매우 부드러운 쿠션으로 된 상자 안에 사람들을 집어 넣고, 눈을 가리고, 귀마개를 하고, 온도를 유지할 때), 혹은 불분명한 감각 유입에 많이 노출될 때(예: 화질이 좋지 않은 텔레비전 화면을 응시하거나, 잡음이 많은 라디오를 듣기)에도 또한 환각이 생깁니다. 유입의 결핍 동안에 뇌는 그 자신의 자극을 만들어내는 것으로 보입니다. 귀머거리가 된 사람들은 실제로 들을 수 없는데도 종종 목소리를 듣는다고 보고합니다. 또한 산에서 고립되어 산소가 결핍된 등반가들도 환각을 경험하는 경향이 있습니다.

뇌 영상 기술은 목소리가 뇌 안에서 발생된다는 것을 보여줍니다. 우리는 목소리 환청 동안에 뇌의 말 생성 영역에서 활성 수준이 높아진 것을 볼 수 있습니다. 우리는 또한 사람들이 목소리를 들을 때 성대의 긴장이 증가된 것을 보게 되는데, 이는 우리가 '소리 내며 생각할' 때와 유사한 반응입니다.

요약하면, 거의 모든 사람들이 환각을 경험할 수 있고, 특히 자극이 부족하거나 과다할 때와 같은 특정 환경 하에서 그럴 수 있습니다. 실제로, 이것들은 외적인 것으로 경험되는 내부에서 만들어진 무해한 현상입니다. 사람들이 그것들에 지나치게 많은 신경을 기울이지 않으면, 그로 인해 고통 받는 일도 많지 않을 것입니다.

당신 자신의 상황에서 이 중 어떤 것이라도 있는지 알 수 있겠습니까? 아니면 이 정보에 대해 궁금한 점이 있습니까?'

조언: 전문가적 태도를 견지하는 것에 얽매이지 말라. ARMS를 가진 환자들은 대체로 새로운 정보에 대해 열려 있다. 그런 태도는 당신이 많은 정보를 얻고 난 후에 도움이 되는데, 그런 태도로 당신은 확신을 주는 방식으로 정상화시키는 정보를 제공할 수 있다.

믿음의 영향과 ABC 모델의 소개

당신의 환자에게 기이한 경험이 어떻게 해석되는지가 얼마나 중요한지 말해주라. 해석은 감정적 및 행동적 반응을 이끈다. 안전과 회피 전략들이 두려운 결과가 실제로는 일어나지 않는다는 것을 배울 기회를 앗아가 버림으로써 두려움을 영속시키게 된다는 것을 강조하라. 유용한 비유는 개 공포증에서의 전략이다.

예시

'심리학자들은 사람들이 사실에 대해 어떻게 반응하는지를 결정하는 것은 인생에서의 수 많은 사실들이 아니라 우리가 그런 것들에 부여하는 의미인 때가 종종 있다는 것에 대해 잘 알고 있습니다. 길거리에서 개가 짖으며 당신에게 다가오고 당신이 '그 개는 공격적이고 당신을 물 것이다'라고 생각할 때, 당신은 아마도 무서워 달아날 것입니다. 그러나 만약 당신이 '얼마나 좋아, 저 개는 좋아서 나랑 놀고 싶어해'와 같이 완전히 다른 식으로 생각한다면, 당신은 긍정적 감정을 느끼고 그 동물에게 다가갈 것입니다. 두 상황에서 사건은 완전히 동일합니다. 이 이야기는 우리가 그런 경험에 부여하는 의미의 영향력을 보여줍니다.

어떤 상황에 두려운 의미를 부여하는 경향이 있는 사람들은 일반적으로 그것들을 피하기 시작할 것입니다. 그 결과 두려움은 심해질 것입니다. 목숨에 대한 두려움으로 짖고 있는 개에게서 달아난 사람은 아마도 그가 달아났기 때문에 목숨을 건졌다고 결론 내릴 것입니다. 그러나 실제로 개에게 물리는 경우는 흔치 않습니다. 이 사람은 달아남으로써 개가 단지 놀기를 원하기 때문에 그가 두려워한 결과는 일어나지 않았을 거란 사실을 배울 기회를 잃어버렸습니다. 이런 식으로 회피는 두려움을 영속시킵니다. 따라서 이 치료의 중요한 단계는 내가 당신을 두렵게 만든 그 기이한 경험에 스스로를 노출시키도록 독려하여, 당신이 두려워하는 그 사건이 실제로 일어나지는 않는다는 것을 배우도록 하는 것입니다. 이와 관련해 궁금한 점이 있나요?'

조언: 어떤 환자들은 이전 경험들의 중요성을 지적할 것이다. 이것이 실제로 매우 중요하다고 강조함으로써 이 기회를 활용하라. 어렸을 때 물렸던 경험이 있는 사람은 두 마리의 착한 개를 집에서 길렀던 사람에 비해 다가오는 개를 위험하게 해석하는 경향이 더 강할 것이다. 그래서 살아오는 동안의 경험이 사례 개념화에 포함될 것임을 강조하라.

기이한 경험의 기록

환자에게 ABC 서식을 주고 ABC 모델을 소개하라. 이 모델의 기능이 무엇인지 설명하라.

예시

'ABC 모델은 상황, 우리가 그것에 부여하는 의미, 그리고 이것이 야기하는 반응을 분석하기 위한 유용한 도구입니다. 모델은 몇 가지 요소 즉, 유발 사건, 믿음 그리고 결과로 구성됩니다. 결과는 감정적 및 행동적 반응으로 세분화됩니다. 유발 사건은 마치 당신이 카메라나 녹음기로 기록할 수 있는 것처럼 어떤 해석 없이 보거나 들을 수 있는 사실을 말합니다. 이것은 대개 기이한 경험 자체입니다(예: '나는 침대에 누워있었고 계단에서 삐걱거리는 소리를 들었다). 믿음은 당신이 갖고 있는 부정적인 자동적 사고입니다(예: '침입자다. 그는 나를 해칠 것이다'). 감정 칸에 당신은 당신의 감정적 결과를 체크하고 강도를 0에서 100까지 평가하세요(예: 두려움 90). 당신은 두려움, 분노, 슬픔, 행복함 혹은 창피함 등 다섯 개의 감정적 범주 내에서 당신이 선택할 수 있다는 것을 알 수 있습니다. 한 가지 감정 이상이 동시에 나타날 수도 있습니다. 행동은 유발 사건에 대한 당신의 해석에 따른 반응으로 당신이 행한 것입니다(예: 침대 밑에 기어들어가 경찰을 부름).

당신이 ABC를 바르게 찾으면, 당신은 그 다른 요소들이 연관되어 있음을 알게 됩니다. 우리는 두 가지 이유로 ABC를 사용합니다. 첫째, 그것은 당신이 기이한 경험으로 인해 얼마나 고통 받고 있는지를 우리가 평가하는 데 도움을 줄 것입니다. 둘째, 그것은 기이한 경험에 대한 어떤 해석이 당신이 겪고 있는 고통과 관련이 있는지를 우리가 이해하는 데 도움을 줄 것입니다. 분명히 이해되셨나요? 궁금한 점 있습니까?'

조언: 환자가 ABC 모델의 근거와 기능을 명확히 이해하는지를 짚고 넘어가라. 그에게 근거를 다시 말해보도록 요청하라. 환자가 자신의 어려움에 대한 해석의 중요성을 완전히 이해하는 것이 가장 중요하다.

최근에 일어난 기이한 경험의 목록을 함께 만들어라.

치료자: 당신이 지난주에 겪었던 기이한 경험에 대해서 ABC를 만들어봅시다. 어떤 상황부터 시작하기를 원하십니까? 유발 사건(A)은 무엇이었나요?

환 자: 지난 목요일에 일어난 일에 대해서요. 부엌을 들어갔는데 갑자기 내 접시가 조리대에 없었고, 대신에 식탁 위에 있었어요. 나는 완전히 공황 상태였어요.

치료자: 네, 그러니까 당신의 접시가 당신이 놓아두었다고 기억하는 곳에 없었네요. 당신은 그것을 유발 사건, 믿음 혹은 결과 중에 어떤 것으로 정하겠어요?

환 자: 유발 사건으로 생각되는데요.

치료자: 아주 좋습니다. 그 칸에 그것을 기입합시다. 그리고 공황? 그것은 생각인가요, 감정인가요 아니면 행동인가요?

환 자: 행동인 것 같은데요.

치료자: 그것이 실제로 공황 상태에서의 행동을 의미할 수도 있겠네요. 하지만 여기서 그것은 감정을 일컫는 것 같습니다. 공황은 어떤 감성적 범주에 속합니까?

환 자: 불안, 아주 심한 불안이죠.

치료자: 맞습니다. 그러면 우리는 두려움에 체크합니다. 당신이 얼마나 불안했습니까, 여기서 0점은 전혀 불안하지 않는 것을 의미하고 100점은 상상할 수 있는 최악의 공포를 의미합니다. 불안이 없는 것을 0점으로 하고 100점은 상상할 수 있는 최악의 정도라고 한다면 몇 점 정도 될까요?

환 자: 글쎄요, 85점 정도요.

치료자: 좋습니다. 우리는 그것을 거기에 기록합니다… 다음에 답해야 할 중요한 질문은 그 순간에 당신의 마음 속에 어떤 일이 일어났는가 하는 것입니다. 기이한 경험에 대한 어떤 해석이 당신을 그렇게 많이 놀라게 했습니까?

환 자: '저 봐. 유령이 나를 홀려서 미치게 만들려고 하고 있어' 라고 생각했어요.

치료자: 아주 잘 하고 있습니다. 우리는 이 칸에 그것을 적습니다. 보시는 것처럼 그 생각은 그 감정과 일치합니다. 당신은 어떻게 했나요?

환 자: 유령의 다른 징표가 없는지 확인하기 위해 온 아파트를 샅샅이 뒤졌습니다.

치료자: 좋습니다, 그래서 당신은 아파트를 살펴보았네요. 우리는 그것을 '행동' 칸에 기입합니다.

환 자: 알겠습니다.

치료자: 정리하면, 우리가 올바른 ABC를 만들었다는 것을 당신은 알 수 있습니다. 당신은 접시가 당신이 놓아두었다고 기억한 곳에 더 이상 없다는 것을 보았습니다. 당신은 '유령이 나를 미치게 만들려고 그 접시를 옮겨두었다'라고 생각했습니다. 당신은 매우 불안해져서 유령의 또 다른 징후를 찾기 위해 온 아파트를 샅샅이 뒤졌습니다.

환 자: 맞아요.

치료자: 음, 완벽한 ABC인것 같네요. 잘 하셨어요. 혹시 질문 있으십니까?

환 자: 아니요, 확실히 알겠습니다.

치료자: 좋아요. 그럼 이번 주에 경험한 기이한 경험을 모두 다 기록해 주세요. 잘 되길 빌어요!

조언: 어떤 환자들은 사건을 믿음과 구분하는 데 어려움을 겪는다. 종종 그들은 사건에 해석을 포함시킨다. 그들이 그렇게 할 때 그들을 교정시켜주라. 예를 들어 환자가 "버스 안의 한 남자가 내가 다르게 보이기 때문에 나를 쳐다보고 있었다."라고 기록했다. 당신은 이것을 '사건은 버스 안에서 당신을 쳐다보고 있는 남자를 보았다는 것이고, 당신은 내가 달라 보여서 그가 나를 보고 있다고 생각했다. 그렇지 않나요?'라고 수정해 준다.

조언: 만약 사람들이 자신의 이름이 들리는 것과 같은 침투적인 지각 이상을 경험한다면, 이것이 실제 사건이다. "네, 그러면 당신은 누군가 당신의 이름을 부르는 것을 들었다고 생각했군요" 라고 절대 말하면 안 된다. 이것은 환자가 실제로 경험한 것에 대한 심각한 해석오류이다. 목소리를 듣는 사람들은 누군가가 그들에게 말하고 있는 것을 실제로 듣거나 혹은 그들 자신의 생각을 실제로 크게 듣는다.

조언: ABC는 일종의 스냅사진이다. 문제 상황들은 종종 일종의 대본을 따른다. 등록은 이런 연속적인 사건 안에서 다른 순간들로 구성될 수 있다. 환자가 가장 중요한 순간을 선택해서, 당신이 가장 중요한 부정적 인지를 확인하도록 해야 한다.

생활방식 추천

환자에게 네 가지 기본적 생활방식 추천을 제공하라. 이 추천에 따라 생활하는 것이 증상이 악화되어 심각한 정신과적 질병으로 발전할 가능성을 줄여준다는 것을 우리가 알기 때문에 이것을 준다는 점을 강조하라. 생활방식 추천은 아래와 같다

1. 대마와 다른 약물을 사용하는 것을 삼가라. 그것들이 당신의 기이한 경험을 악화시킨다는 것을 안다면 특히 삼가야 한다.
2. 사회적으로 활발하게 지내고, 친구를 만나고 직장이나 학교에 다니는 것과 같은 정상적인 일들을 하라.
3. 당시의 기이하고 특이한 경험에 대해 다른 사람들과 논의하라: 이를 위해, 당신이 신뢰하고 이해심 있고 안정된 사람이라고 알고 있는 친구나 가족 구성원을 선택하라.
4. 초자연적 이슈나 복잡한 철학적 혹은 실존적인 질문에 빠지지 말라.

조언: 적어도 매 2회기마다 사회적 기능 수준을 모니터하고 간략하게 논의하고, 필요하면, 다음 2주 동안의 구체적인 목표를 설정할 수 있게 도와주라.

숙제

- 논의된 현상에 대한 부가적 정보를 인터넷에서 찾아보라.
- 일어난 기이한 경험에 대한 ABC를 만들어 보라.
- 지침서에서 다음 부분을 읽어 오라.

인지 편향에 대한 소개

우리는 우선 테이블 7.2를 이용하여 당신의 기이한 경험들을 어느 정도 수집할 것이다. 이 테이블에서 당신은 첫째 열에 당신에게 일어난 일을 기록할 수 있다. 둘째 열에 당신은 당신에게 일어난 일에 관한 당신의 생각과 해석에 대한 짧은 기술을 적을 수 있다. 셋째 열에 당신은 당신의 감정적 반응 즉 두려움, 화, 슬픔, 수치심 혹은 행복 등을 0(없음)에서 100(극심함)까지 기록할 수 있다. 넷째 열에 당신은 그 사건에 대한 당신의 해석에 따른 반응으로 당신이 어떻게 했는지 기술할 수 있다.

인지 편향들

당신은 기이한 경험이 여러 문제와 불평의 시작점이 되는 것을 어떻게 막을 수 있을까? 당신은 자신의 사고 방식을 인지하고 비판적으로 자신의 믿음을 평가해서 위험한 사고 방식을 교정함으로써 그렇게 할 수 있다. 이를 성취할 수 있는 방법은 다음 부분에 인지 편향에 대해 설명되어 있다.

인지 편향은 지각, 기억, 추론의 경향이다. 난방기에 비유해보자: 방의 온도가 높을 때, 그것은 난방기가 고장 난 것이 아니라 단지 온도 설정이 너무 높다는 것을 의미한다. 만약 우리의 지각이 편향되어 있다면, 우리는 어떤 단서를 찾기 위해 지속적으로 주위 환경을 탐색하게 될 것이다. 예를 들어, 식이 장애를 가진 사람은 주위 음식에 대해 온종일 그리고 매일 끊임없이 인식한다.

표 7.2 기이한 경험의 등록(ABC 서식)

유발 사건	*믿음*	*결과*	
기이한 사건	자동화 사고와 해석	감정: 0–100 % [ ] 두려움 [ ] 분노 [ ] 슬픔 [ ] 행복 [ ] 수치심 [ ] 중립적	행동

유발 사건	*믿음*	*결과*	
기이한 사건	자동화 사고와 해석	감정: 0–100 % [ ] 두려움 [ ] 분노 [ ] 슬픔 [ ] 행복 [ ] 수치심 [ ] 중립적	행동
기이한 사건	자동화 사고와 해석	감정: 0–100 % [ ] 두려움 [ ] 분노 [ ] 슬픔 [ ] 행복 [ ] 수치심 [ ] 중립적	행동
기이한 사건	자동화 사고와 해석	감정: 0–100 % [ ] 두려움 [ ] 분노 [ ] 슬픔 [ ] 행복 [ ] 수치심 [ ] 중립적	행동
기이한 사건	자동화 사고와 해석	감정: 0–100 % [ ] 두려움 [ ] 분노 [ ] 슬픔 [ ] 행복 [ ] 수치심 [ ] 중립적	행동
기이한 사건	자동화 사고와 해석	감정: 0–100 % [ ] 두려움 [ ] 분노 [ ] 슬픔 [ ] 행복 [ ] 수치심 [ ] 중립적	행동

표 7.3 기이한 경험을 평가할 때 위협을 야기하는 인지 편향들

지각 편향들
• 아무도 없을 때 위험을 지각하는 것(선택적 주의)
기억 편향들
• 생각을 외부의 탓으로 돌리기(출처 모니터링 편향) • 비관주의(부정적 예상 편향)
추론 편향들
• 비약적 결론 • 내가 그것들이 사실이라고 알거나 느끼기 때문에 그것은 사실이다(독단주의) • 무섭게 느껴지니까 위험한 게 틀림 없어(감정적 추론 편향) • 지나치게 많은 원인 찾기; 더 이상 우연은 없어(공변동 편향) • '또 시작이네' 추론하기(확증 편향)

그런 사람은 신문이나 잡지에 실린 음식에 대한 많은 광고들로 인해 놀란다. 개 공포증을 가진 사람은 어디서든지 위험한 개들을 보게 된다. 수줍음이 심한 사람은 다른 사람의 눈을 통해 계속해서 자신을 보려고 한다. 이런 사람은 자신이 바보로 여겨진다고 생각하고 다른 사람이 자신을 거부할 것이라는 생각으로 고통 받는다. 편집적인 사람은 자신에 대한 음모에 가담하는 것으로 의심되는 사람이 주위에 있는지 계속해서 살펴본다. 신문을 펼칠 때마다 신문기사들은 위험과 사람들이 그를 어떻게 해할 것인지를 알려주는 것처럼 보인다.

만약 우리의 기억이 편향되면, 어떤 기억들은 잘 떠오르고, 다른 것들은 그렇지 않게 된다. 우리는 우울증으로 고통 받는 사람들은 그들의 일생 중 슬픔, 실패 그리고 불쾌한 사건에 기억을 매우 쉽게 떠올린다는 것을 알고 있다.

우울한 사람에게 좋고 행복했던 순간에 관해 물었을 때, 종종 침묵하게 되고, 긍정적인 순간에 대해 기억해내는 것을 어려워한다. 그런 기억의 편향은 불안한 사람들에게서도 또한 나타난다.

만약 추론이 편향되어 있으면, 우리는 성급하게 결론을 내리거나 너무 느리게 결론을 내릴 것이다. 혹은 상황과 결과를 판단할 때 지나치게 낙관적으로 혹은 지나치게 부정적으로 반응할 수 있다.

기술된 몇 가지 편향들을 가지고, 우리는 이제 기이한 경험의 사례에서 그 경험에 대한 극적인 해석을 유도하고 당신을 곤경에 빠뜨릴 수 있는 특별한 편향들에 대해서 살펴볼 것이다.

(4) CBT 평가와 메타인지 훈련(6 회기)

이 단계에서는 당신은 사례 개념화를 위한 정보를 수집하고 동시에 메타인지 훈련을 제공한다. 이 훈련의 목적은 환자가 자신에게 어떤 인지 편향이 존재하는지 확인하도록 돕는 것이다. 일단 환자가 이런 편향을 지각하면, 그는 그것이 자신에게 미치는 부정적 영향을 줄이려고 노력할 수 있다. 이 단계 동안에 환자가 기이한 경험에 대해 대안적 해석을 찾도록 격려한다.

> **조언:** 매 회기를 반으로 나누어라. 회기의 전반부는 CBT 평가를 논의하고, 후반부는 메타인지 훈련을 다루어라.

설문지의 결과 논의하기

설문지(DACOBS, BAI, BDI-2)에서 확인된 환자의 점수를 논의하라. 어떤 질문이든 대답하고, 환자가 자신이 이 점수에 해당한다고 여기는지 논의하라.

> **조언:** DACOBS 점수를 자세하게 논의하는 것이 도움이 된다. 이 점수는 임상적 가치를 가질 뿐만 아니라 환자가 읽어본 메타인지 편향들을 논의하기 위한 자극제와 같은 기능을 가진다.

부가적 정신의학적교육

당신이 이전 회기에서 논의했던 현상에 대해 인터넷에서 흥미로운 정보를 발견했는지 논의하라. 필요하다면 추가적인 정신의학적교육을 제공하라.

> **조언:** 정상화와 정신의학적교육 정보를 제공하기 위한 기회는 치료 과정 동안에 계속해서 발생할 것이다. 이 기회를 활용하고 반복해서 정보를 제공하라. 첫 몇 회기 동안에 환자는 정보의 홍수에 빠지게 된다는 것을 기억하라; 반복은 이런 정보가 유지될 가능성을 높여준다. .

기이한 경험 평가하기

환자가 이번 주에 만든 ABC를 논의하라. 이것이 적절하게 구성되었는지 확인하라. 여러 요소들이 적절한가? 그 칸에 알맞은 내용이 들어가 있는가? 환자는 사건과 사고를 알맞게 구분하고 있는가? 환자가 가장 중요한 해석을 기술하고 있는가?

치료자: 이번 주에 기이한 경험에 대한 ABC를 만들어 보셨나요?

환　자: 네, 꽤나 잘 된 것 같아요. 밤에 들리는 소리는 항상 똑같아서 더 이상 기록하지 않았어요.

치료자: 좋습니다, 그게 맞는 것 같네요. 당신이 만든 ABC를 한번 봅시다. 가장 고통스러웠던 기이한 경험부터 살펴 볼까요? 어느 것이었나요?

환　자: 시내에서 있었던 일이에요 여기(ABC 서식에 기입된 곳을 가리키며)

치료자: 네, 그 기이한 사건에 대해서 뭐라고 적었나요?

환　자: 제가 지나가는데 어떤 여자가 갑자기 자신의 스마트폰으로 저를 찍기 시작했어요.

치료자: 그랬군요, 그 상황을 한번 봅시다. 우리가 해야 할 일은 실제 사건과 그것에 대한 당신의 해석을 구분하는 것입니다. 유발 사건을 찾기 위해 사건을 살펴볼 겁니다. 당신이 카메라나 녹음기에 포착할 수 있었던 어떤 것이죠. 만약 당신의 귀가 마이크이고 눈이 카메라라고 상상한다면, 실제로는 무엇이 기록되었을까요?

환　자: 선생님이 무슨 말씀 하시는지 알겠어요. 제가 실제로 본 것은 제가 걸어가는데 그 여자가 갑자기 스마트폰 뒷면을 제 쪽으로 돌렸다는 것입니다.

치료자: 아주 좋아요, 그것이 실제 사건처럼 들립니다. 그걸 적으세요. 그러면 당신은 그녀의 행동을 어떻게 해석했나요?

환 자: 음, '그녀가 저를 촬영한다'고 생각했어요.

치료자: 당신은 어떤 기분이 들었나요?

환 자: '두려움 75, 분노 40'이라고 적었어요.

치료자: 그리고 당신은 어떻게 반응했나요?

환 자: 빨리 어떤 가게에 들어갔다가 다른 출구로 나갔어요. 그리고 집으로 갔어요.

치료자: 좋습니다, 잘하셨습니다. ABC의 모든 요소가 적합한 곳에 적혀 있는 것 같고, 우리는 유발 사건과 그것에 대한 당신의 해석을 구분했습니다. 한가지가 의문스러운데요. 어떤 생각 때문에 당신은 그 가게로 들어간 다음 집으로 갔나요?

환 자: 무슨 말씀이시죠?

치료자: 음, 저는 당신의 관점에서 이 상황을 보려고 하는데, 당신의 반응이 잘 이해되지 않아서요. 어떤 소녀가 저를 촬영하고 있다면 저는 도망가지 않았을 것 같아요. 제 생각에 당신도 그렇지 않을 것 같아요. 그래서 저는 당신에게 또 다른 생각이 있었다고 여겨집니다. 아마도 당신은 그 여자가 왜 당신을 촬영했는지에 대한 어떤 비약적 결론을 내렸을 겁니다. 제 말이 맞나요?

환 자: 그렇게 말씀하시니 그런 것 같네요. 저는 '그 여자가 저를 잡으려는 어떤 단체의 일원일지도 모른다'고 생각했습니다. 하지만 그 생각이 터무니없다는 것을 저도 알고 있어요.

치료자: 그렇죠, 그겁니다. 하지만 당시에는 그 생각이 꽤나 사실적이었던 것 같은데요! 그렇지 않다면, 당신이 도망가지 않았을 테니까요.

환 자: 맞습니다. 그 당시에는 위험하다고 느꼈어요. 위험을 감수할 필요는 없었죠. .

치료자: 후회하는 것 보다는 조심하는 게 낫죠.

환 자: 그러니까요.

치료자: 서식을 완성하기 위해 당신도 이 생각을 ABC에 추가하는 게 좋겠다고 생각하세요?

환 자: 네.

치료자: 그럼 해보십시오.

조언: 항상 감정 이입해서 생각해야 한다. 환자의 입장이 되어 그들의 마음에 무슨 생각이 일어나고 왜 그렇게 반응하는지가 당신에게 완전히 이해되는지 확인하라. 그렇게 되지 않으면, 당신은 아마도 가장 중요한 인지를 아직 찾지 못했을 수 있다.

주의: 환각과 같이, 침투적 사고는 유발 사건으로 간주된다. 환자는 이런 침투적 경험을 왜곡된 방식으로 해석한다. 이런 해석은 믿음 부분에 기록된다. 침투적 사고와 자극에 대한 반응으로서의 사고를 구분하라. 만약 당신이 그렇게 하지 않고 침습을 '보통의' 사고로 간주한다면, 당신과 환자는 존재하지도 않는 자극을 찾아 헤매게 될 것이다.

지난 주 동안에 ABC를 만들면서 환자가 어떤 깨달음을 얻게 되었는지 논의해 보라. 그가 무엇을 알게 되었는가? 그리고 그는 어떻게 이 새로운 정보를 이용할 수 있을까?

치료자: ABC를 정말 열심히 만드신 것을 칭찬하고 싶네요. 인지행동치료에서 대부분의 치료적 진척은 회기와 회기 사이의 기간 동안에 대부분 이뤄집니다. 당신이 노력하는 모습이 정말 보기 좋습니다. 당신이 만든 ABC를 보고, 무엇을 알게 되었습니까?

환 자: 제가 처음으로 알게 된 것은 기이한 경험이 제가 생각한 것보다 훨씬 덜 일어난다는 것이었습니다. 또 제가 위험하다고 너무 쉽게 결론을 내리는 경향이 있다는 것을 알게 되었습니다. .

치료자: 그렇다면 당신은 성급하게 부정적 결론을 내리는 편향을 가진 것으로 보이네요?

환 자: 그렇다고 할 수 있겠네요.

치료자: 그것을 아는 것이 중요합니다. 일단 그런 편향을 당신이 인지하면 그것이 당신에게 부정적인 영향을 주기 전에 당신은 그것을 중화시키도록 자신을 단련시킬 수 있습니다. 이것에 대해서는 다시 이야기하도록 하죠.

환 자: 네.

치료자: ABC를 봤을 때, 당신의 감정적 및 행동적 반응에 가장 큰 영향을 주는 것은 무엇이라고 생각하세요?

환 자: 분명 제 생각들입니다. 결국 제 마음에서 모든 불안이 시작되니까요.

치료자: 맞습니다. 앞서도 말씀 드렸지만 우리의 반응을 결정하는 것은 생활 속 사실에

대해 우리가 부여하는 의미입니다. 당신의 기이한 경험의 경우에도 마찬가지라는 것을 경험하는 것이 중요합니다. 다행인 것은 생각은 평가되고 점검될 수 있다는 것이죠. 사실은 변할 수 없지만, 나쁜 생각은 그것이 거짓임을 알게 되면 교정할 수 있습니다.

조언: 이 회기에서 얻은 정보를 사례 개념화 초본을 당신의 노트에 기록하는 것이 좋다. 그렇게 하는 것은 당신이 관련된 사건, 인지 그리고 결과에 대해 전반적인 시각을 갖는 데 도움이 된다. 또한 사례 개념화를 완성하기 위해 어떤 정보가 부족한지 아는 데 도움이 된다. 이것은 프로토콜의 다음 단계에서 사례 개념화를 만들기 쉽게 해준다. 또한 사건과 매 회기의 진행상황과 임상적 느낌을 간단하게 적어두라. 또한, 환자가 기록한 모든 ABC 서식과 다른 서류의 사본을 반드시 복사해두라. 종종 환자들은 자신의 서류를 잃어버리기도 하고 사례 개념화를 함께 만들려면 당신도 정보가 필요하다.

대안적 설명 만들기

확장판 ABC 서식을 환자에게 소개하라(표 7.4). 정의에 의하면 대부분의 ARMS를 가진 사람들은 그들의 기이한 경험에 대한 무서운 해석을 100% 믿지는 않는다. 그들은 대개 병식을 가지고 있다. 어느 정도의 독단주의가 일어나기도 하지만, 대부분의 환자들은 기이한 경험에 대한 그들의 부정적인 자동적 해석을 점검하고 바꾸는 것에 대해 상당이 열린 자세를 보인다. 많은 환자들에게 있어 이것은 치료 과정에 있어 중요한 단계인데, 왜냐하면 그들이 사건을 다르게 해석하는 것의 효과를 실제로 경험하기 때문이다.

예시

'지난주에 당신은 몇 가지 ABC를 만들었습니다. 당신은 사건에 대한 당신의 해석이 얼마나 중요한지 경험했습니다. 당신은 또한 종종 한 사건에 대해 가능성 있는 다양한 해석이 존재한다는 것을 배웠습니다. 수백 년 전부터 현자들은 한 사건에 대해 한가지 해석만 있는 경우는 거의 없다는 것을 알고 있었습니다. 그래서 그들은 항상

상황을 여러 관점에서 보았습니다. 이렇게 함으로써 그들은 다양한 관점(의미가 다른 관점)으로 사건을 보고, 잘못된 결론에 따른 행동을 막을 수 있었습니다.

오늘부터 저는 당신에게 현명한 사람처럼 행동하기를 권하고 싶습니다. 이 말은 당신이 경험하는 모든 기이한 경험에 대해 적어도 하나 이상의 대안적 설명을 생각해 보라는 말입니다. 당신은 새로운 기록 서식(표 7.4)을 사용할 수 있습니다. 보시다시피 이전에 사용했던 서식과 거의 유사합니다. 우리는 단지 각각의 기이한 사건에 대해 한 행을 추가했습니다. 이 행에 당신은 다른(의미의) 대안적 해석을 적을 수 있습니다. 그 다음 만약 당신이 기이한 사건을 그런 식으로 해석했다면, 당신이 어떻게 행동했을지 상상해 보세요. 지난주에 당신이 경험했던 기이한 사건 하나를 새로운 서식에 기록해 봅시다.'

조언: 대안적 해석을 올바른 해석이라고 소개하지 말라. 그것을 하나의 연습으로 소개하라. '그것이 현실적인 대안적 사고인지 아닌지에 대한 의문에 관계없이, 단지 당신이 그 사건을 그런 식으로(의미로) 해석했다면, 당신은 어떻게 느꼈을까요? 그리고 당신은 어떻게 행동했을까요?

숙제

환자에게 모든 기이한 경험을 기록하도록 하라. 최소 한가지 이상의 의미가 다른 대안적 설명을 생각해보도록 하라. 그리고 그에 따른 다른 감정과 행동 반응을 생각해보게 하라.

조언: 환자에게 가장 중요한 부정적인 자동적 사고와 대안적 사고를 믿는 정도를 0에서 100%로 매겨 보게 하라. 대안적 사고가 부정적인 자동적 사고보다 더 믿을 만한 것으로 여겨질 때, 당신은 환자에게 물어볼 수 있다: "어떤 생각에 따르고 싶으세요? 두려움을 불러 일으키는 믿기 어려운 생각인가요? 아니면 중립적 반응으로 이끄는 믿을 만한 생각인가요?

다시 한 번 당신의 기이하고 놀라운 경험, 당신의 자동적 해석과 감정적 및 행동적 반응을 표 7.4에 기록해보세요. 하지만 이번 주부터는 기이하고 놀라운 경험에 대한 적어도 하나 이상의 대안적 설명을 생각해보면 좋겠습니다. 그것이 얼마나 유치한지 혹은 터무니 없는지는 중요하지 않습니다. 중요한 것은 당신이 대안적 해석을 만드는 훈련을 시작하는 것입니다. 항상 하나의 사건을 지각하는 여러 방식이 있습니다. 두 번째 행의 두 번째 열에 대안적 생각을 적습니다. 세 번째 행의 세 번째 열에 만약 대안적 해석이 사실이라면 당신이 어떤 감정을 느끼게 될지를 쓰세요. 그 행의 네 번째 열에 만약 대안적 해석이 사실이라면 당신이 행동으로 어떻게 반응했을지 쓰세요. 행운을 빕니다.

표 7.4 대안적 설명을 포함한 기이한 경험의 ABC 서식

유발 사건	*믿음*	*결과*	
기이한 사건	자동화 사고와 해석	감정: 0–100 % [ ] 두려움 [ ] 분노 [ ] 슬픔 [ ] 행복 [ ] 수치심 [ ] 중립적	행동
기이한 사건	대안적 사고와 해석	대안적 감정: 0–100 % [ ] 두려움 [ ] 분노 [ ] 슬픔 [ ] 행복 [ ] 수치심 [ ] 중립적	대안적 행동

유발 사건	*믿음*	*결과*	
기이한 사건	자동화 사고와 해석	감정: 0–100 % [ ] 두려움 [ ] 분노 [ ] 슬픔 [ ] 행복 [ ] 수치심 [ ] 중립적	행동
기이한 사건	대안적 사고와 해석	대안적 감정: 0–100 % [ ] 두려움 [ ] 분노 [ ] 슬픔 [ ] 행복 [ ] 수치심 [ ] 중립적	대안적 행동

유발 사건	*믿음*	*결과*	
기이한 사건	자동화 사고와 해석	감정: 0–100 % [ ] 두려움 [ ] 분노 [ ] 슬픔 [ ] 행복 [ ] 수치심 [ ] 중립적	행동
기이한 사건	대안적 사고와 해석	대안적 감정: 0–100 % [ ] 두려움 [ ] 분노 [ ] 슬픔 [ ] 행복 [ ] 수치심 [ ] 중립적	대안적 행동

유발 사건	*믿음*	*결과*	
기이한 사건	자동화 사고와 해석	감정: 0–100 % [ ] 두려움 [ ] 분노 [ ] 슬픔 [ ] 행복 [ ] 수치심 [ ] 중립적	행동
기이한 사건	대안적 사고와 해석	대안적 감정: 0–100 % [ ] 두려움 [ ] 분노 [ ] 슬픔 [ ] 행복 [ ] 수치심 [ ] 중립적	대안적 행동

유발 사건	*믿음*	*결과*	
기이한 사건	자동화 사고와 해석	감정: 0–100 % [ ] 두려움 [ ] 분노 [ ] 슬픔 [ ] 행복 [ ] 수치심 [ ] 중립적	행동
기이한 사건	대안적 사고와 해석	대안적 감정: 0–100 % [ ] 두려움 [ ] 분노 [ ] 슬픔 [ ] 행복 [ ] 수치심 [ ] 중립적	대안적 행동

유발 사건	*믿음*	*결과*	
기이한 사건	자동화 사고와 해석	감정: 0–100 % [ ] 두려움 [ ] 분노 [ ] 슬픔 [ ] 행복 [ ] 수치심 [ ] 중립적	행동
기이한 사건	대안적 사고와 해석	대안적 감정: 0–100 % [ ] 두려움 [ ] 분노 [ ] 슬픔 [ ] 행복 [ ] 수치심 [ ] 중립적	대안적 행동

중간 가정 평가하기

완성된 ABC를 학습하라. 어떤 조건적('만약..., 그렇다면…') 그리고 기계적('나는 반드시 …' 혹은 '나는 … 할 수 없어') 사고가 가장 중요한지 살펴보라. 종종 이런 것은 자동적 사고를 더 일반적인 수준으로 바꾸거나 환자에게 그의 회피 혹은 안전 행동의 기능이 무엇인지를 말해보도록 함으로써 찾을 수 있다. 예를 들어, '만약 내가 기이한 경험을 억누르지 않으면, 나는 미치고 말 것이다' 혹은 '나는 내가 모르는 사람들을 믿으면 안 돼' 같은 것이다. 이런 조건적 그리고 기계적 사고를 사례 개념화에 포함시켜라.

기본 가정 평가하기

환자가 자신과, 다른 사람들, 그리고 세상에 대해 갖고 있는 기본 믿음을 확인하는 것이 도움이 된다. 평가가 치우친 진술들이 있다: 예를 들어, 좋다 혹은 나쁘다, 친구 혹은 적, 똑똑하다 혹은 멍청하다, 유능하다 혹은 무능하다, 사랑 받는 혹은 사랑 받지 못 하는 등등. 부정적인 침투적 사고로 고통 받는 부정적 자존감을 가진 환자들은 종종 그들이 나약하거나, 이상하거나 혹은 미쳤다고 믿는다. 의심하는 사람들은 종종 타인에 대한 부정적 핵심 믿음을 가지고 있다. 하향 화살표 기법은 부정적인 기본 가정을 확인하는 데 유용한 방법이다.

치료자: 당신이 직장에 있을 때 당신의 동료들이 이야기를 하고 있는 것을 보고 당신은 그들이 당신을 쫓아내려고 한다는 생각을 한다. 그것은 당신에게 어떤 영향을 줄까요?

환 자: 그 생각은 나를 매우 슬프고 화나게 만들 것입니다. 왜 이런 일들이 항상 나에게 일어나는지 궁금해질 것 같아요.

치료자: 그러면 이런 일이 당신에게 일어난다는 사실. 그것은 당신이 어떻다는 의미입니까?

환 자: 그것은 제가 스스로를 방어할 수 없는 사람이라는 것, 제정신이 아니라는 것입니다.

치료자: 그러면 만약 그것이 사실이라면, 당신이 어떤 사람이라는 뜻입니까? 그런 사람을 당신은 뭐라고 부릅니까?

환 자: 나약한 사람. 약골.

치료자: 그러면 당신이 '약골'이라고 말할 때, 저는 그런 단어들이 당신의 마음을 자극한다는 것, 즉 그것이 감정을 일으킨다는 것을 알 수 있습니다.

환 자: 맞아요. 그 생각은 정말 괴로워요.

치료자: 우리가 이 부정적인 핵심 믿음을 찾은 것은 다행이에요. 그것이 분명 앞으로 우리가 다뤄야 할 것입니다.

> **조언:** '뜨거운 인지(hot cognition: 감정을 자극하는 인지–역자 주)'를 찾으려고 노력하라. 이런 부정적인 핵심 믿음은 종종 엄청난 영향을 준다. 뜨거운 인지는 감정적 및 행동적 도식을 활성화시키는 기본 가정이다. 활성화된 뜨거운 인지는 종종 환자의 표정을 통해 읽을 수 있다. 환자는 대체로 인지가 감정적 및 행동적 도식을 활성화시키는지를 어느 정도 드러낸다.

> **조언:** 중간과 기본 가정이 문제 형성에 포함되도록 하라.

메타인지 훈련

당신은 각 회기의 후반부를 메타인지 훈련을 하는 데 사용할 것이다. 매주 한두 개의 인지 편향을 다룬다. 메타인지 훈련은 세 가지 요소로 구성되는데, 그것들은 여덟 개의 모든 인지 편향에서 반복된다.

1. 편향에 대한 정신의학적교육을 읽고 논의하기
2. 환자가 그 인지 편향의 효과를 경험할 수 있는 연습 과제를 수행하기(모든 편향에서가 아니라)
3. 새로운 정보를 습득하기. 그 편향이 환자에게 어떤 식으로 영향을 주는지 논의하기.

인지 편향에 대한 정보와 훈련은 지침서에 포함되어 있다.

> **조언:** 당신은 이 지침서와 워크북에 있는 여덟 개의 인지 편향을 잘 알아야 한다. 당신이 환자의 정보와 행동을 여러 가지 인지 편향과 쉽게 연결시킬 수 있으면 좋다.

> **조언:** 메타인지 훈련 동안에 환자와 그의 어려움에 대해 당신이 깨달은 바를 사례 개념화에 포함시켜라.

메타인지 훈련 소개하기

환자가 숙제로 지침서에서 읽었던 인지 편향에 대해 소개하라. 환자가 메타인지가 무엇인지를 이해하고 있는지 그리고 훈련의 목적과 근거를 잘 알고 있는지를 점검하라.

예시

'지금까지 우리는 어떤 기이한 일이 일어날 때 당신이 무슨 생각을 하는지에 대해서 많은 이야기를 했습니다. 저는 이제 당신이 생각하는 방식에 초점을 맞추고 싶습니다. 당신은 이미 이에 대한 약간의 정보를 읽었습니다. 기이한 경험에 영향을 미치는 일부 인지 편향 혹은 '사고 방식'들이 있습니다. 이 훈련에서 저는 어떤 인지 편향들이 당신의 어려움에 영향을 끼치고 있는지 아닌지를 평가하고 싶습니다. 예를 들어, 당신이 감정에 기초해서 추론하는 경향이 강하다거나 항상 부정적인 결과를 예측하는 경향이 있다는 것을 우리가 발견할 수도 있습니다. 만약 당신이 어떤 인지 편향이 당신에게 영향을 끼치고 있다는 것을 발견한다면, 당신은 그 편향들을 관찰해 볼 수 있습니다. 일단 당신이 자신의 기능에 대한 그 편향들의 영향을 분명히 인지한다면, 당신은 그 효과를 무효화시킬 수 있습니다. 그런 식으로 당신은 그 편향이 불안 혹은 우울감을 야기하는 것을 방지할 수 있습니다. 요약하면, 이 훈련은 당신이 인지 편향을 지각하도록 해서 필요하다면 그것을 무효화시키도록 돕기 위한 것입니다. 당신의 사고 방식을 바꾸는 것의 큰 장점은 우리가 문제의 근원에서 그것을 다루게 되는 것입니다. 또한, 그것은 우리가 어떤 인지 편향과 관계된 다양한 상황에 대해 동시에 작업할 수 있게 해줍니다.'

조언: 메타인지에 대한 유용하고, 자연스레 번역된 동의어는 '생각에 대한 생각'이다. 인지 편향에 대한 유용하지만 전적으로 맞지는 않는 동의어는 '사고 방식'이다.

이 단계의 숙제

- 대안적 해석을 포함해서 기이한 경험에 대한 ABC를 만들기
- 여러 인지 편향에 대한 내용을 읽기
- 지침서에 있는 연습 과제 해오기

지각 편향

있을 수 있는 것보다 더 많은 위험 느끼기(선택적 주의)

만약 당신이 아무도 없는데 위험을 느끼거나, 위험할 수도 있는 어떤 것에 선택적으로 주의를 쏟는다면, 당신은 어디서든 위험을 느끼게 될 것이다. 그런 경우라면, 세상은 더욱 더 무서운 곳이 될 것이다. 물론, 당신이 위험에 주의를 기울이지 않으면 안 된다. 그렇게 하면 당신이 무책임하게 행동할 수도 있기 때문이다. 핵심은 균형을 잘 잡는 것이다.

우리는 선택적 주의가 어떻게 작동하는지를 경험하는 연습을 할 것입니다. 다음 주 5일 동안 당신은 매일 특별한 뭔가에 주의를 기울이게 될 것입니다.

1. 첫째 날에 당신은 파란색 차를 얼마나 많이 봤는지를 세어야 합니다; 당신은 서식에 그것을 적어야 됩니다. 당신이 밖에 있든지, 전차나 버스 혹은 기차 안에 있든지, 학교나 직장 혹은 집에 있을 때에도 그 날은 매시간마다 당신은 파란색 차를 세어야 합니다. 창문 가까이에 있을 때마다 당신은 당신이 본 파란색 차가 얼마나 많은지 적어야 됩니다. 연습은 저녁 식사를 마칠 때까지 계속합니다. 그 다음 당신이 그 날 보았던 파란색 차의 수를 모두 더합니다. 그리고 그 연습을 하면서 스스로에 관해 알게 된 사실을 쓰세요.
2. 둘째 날에 당신은 당신이 실제로 머물고 있는 방에서 나오는 것이 아닌 소음이나 소리에 주의를 기울여야 합니다. 당신이 실내에 있을 때(예: 직장 혹은 집 혹은 어디든), 당신은 외부에서, 이웃에서, 당신의 있는 곳의 옆방 등에서 들려오는 소리를 적어야 됩니다. 저녁 식후에 소리의 수를 더 하고 그 연습을 하면서 스스로에 관해 알게 된 사실을 쓰세요.
3. 셋째 날에 당신은 안경을 착용한 사람의 수를 세어야 합니다. 저녁 식후에 사람의 수를 더하고, 그 연습을 하면서 스스로에 대해 알게 된 사실을 쓰세요.
4. 넷째 날은 하루 쉽니다. 저녁 식후에 오늘을 지난 며칠과 비교했을 때 당신이 느낀 차이점을 적어보세요.
5. 다섯째 날에 당신은 당신에게 불쾌감을 주는 사람들에게 주의를 기울여야 합니다. 그것은 어쩌면 그들이 당신은 어떤 방식으로 쳐다보거나, 당신과는 완전히 다르게 옷을 입었거나, 위협적으로 혹은 거만하게 서 있었거나, 당신보다 키가 훨씬 크거나, 범죄자처럼 보이거나 등 여러 가지 때문일 수 있습니다. 다시 한번, 저녁 식후에 수를 더하

고, 똑같이 그 연습을 하면서 스스로에 대해 알게 된 사실을 쓰세요.

매일 수를 세고, 더하고 당신의 경험을 서술하기 위해 아래 표 7.5를 이용하라.

표 7.5 선택적 주의 연습

시간	*1일* *파란색 차*	*2일* *외부에서 들리는 소음/소리*	*3일* *안경을 착용한 사람들*	*5일* *불쾌하거나 무서운 사람들*
08:00				
09:00				
10:00				
11:00				
12:00				
13:00				
14:00				
15:00				
16:00				
17:00				
18:00				
19:00				
합계				

1일 알게 된 사실:
2일 알게 된 사실:
3일 알게 된 사실:
4일 알게 된 사실:
5일 알게 된 사실:

조언: 사람들에게 이 편향의 효과가 얼마나 강력한지를 잘 보여주는 동영상들이 있다. 선택적 주의란 주제를 소개하기 전에 환자에게 유튜브(YouTube)에서 볼 수 있는 '자각 테스트'를 해보게 하라(www.youtube.com/watch?v=Ahg6qcgoay4&list=PLACC5EB309FA7D3DB). 그런 동영상은 매우 쉽게 보여주고, 유용한 비유적 기능을 갖기도 한다.

기억 편향

생각을 외부의 탓으로 돌리기(출처 모니터링 편향)

출처 모니터링 편향은 목소리를 듣거나 혹은 그런 것을 듣는 소질을 가진 사람들에게서만 나타난다. 모니터링 편향은 수 차례에 걸쳐 증명되었는데 그런 목소리를 듣는 것에 대한 취약함을 시사한다. 이 편향은 일생 동안 존재할 수도 있고 이 편향에 영향을 주기도 어렵다. 그러나 편향을 자각하는 것이 중요하다. 간략하게 말하면 그 편향은 한 사람이 자신의 생각과 말을 일정 시간이 지난 후에 마치 다른 사람의 것인 것처럼 기억하게 만드는 것이다. 이것은 또한 생각, 말 그리고 글에도 적용된다. 뇌는 모든 기억 내용에 마치 그 특정 기억이 내부에서 만들어졌는지 아니면 외부에서 만들어졌는지를 나타내는 것 같은 표시를 해둔다. 생각이나 기억은 전자에 해당하고, 감각 지각은 후자에 해당한다. 어떤 사람들에서는 이런 표시 기제가 편향된다. 즉, 자극에 대한 일부 내적 기억이 외적인 것으로 잘못 표시된다는 것을 의미한다. 이런 잘못된 표시 기제는 아마도 환청을 듣는 동안, 즉 내적으로 침입된 생각이 외적인 원인이 있는 것으로 여겨질 때 작동할 것이다. 목소리는 당신 자신의 것과는 다르게 들리고, 그 목소리는 다른 사람이 말할 만한 것들을 말한다. 이런 현상은 다른 누군가가 말하고 있다는 생각을 강화시킨다.

분명 애매모호한 경험들도 있다. 어떤 사람들은 그들 자신의 생각이 크게 들린다. 때때로 이런 들리는 생각들은 계속 반복된다. 이 경우, 우리는 생각으로 여기지만, 그것은 분명히 들리기 때문에 보통의 생각과는 다르다. 또 다른 경험은 갑자기 목소리처럼 들리기 시작하는 강박적인 사고이다. 때로 이것은 강압적인 사고로 진행할 수도 있다. 강박적인 사고는 매우 공격적이거나 성적인 특성 때문에 원치 않는 그리고 비자발적인 침투적 사고이다. 강박적 사고를 가진 사람은 그것을 멈추고 싶어하고 그런 생각을 없애기 위해 여러 시도를 하지만 대체로 실패한다. 이런 관점에서 강박적 사고와 목소리는 비슷하다. 강박적 사고와 목소리의 차이점은 첫째, 사고는 자신에게서 나오는 반면, 목소리는 실제로 생각이 되지 않고 뇌가 만들어낸 목소리라는 것이다. 둘 다 대부분 침투적이고 조절하기란 거의 불가능하다. 아마도 미래의 연구는 목소리를 듣는 것은 내적인 것을 외적인 것으로 잘못 표시하는 역기능적인 표시 기제가 가미된 강박적 생각의 한 형태임을 보여줄 것이다. 목소리의 내용은 불완전한 여과 기제로 인해 뇌의 깊숙한 곳에서 나와 양심에 이르게 된다.

조언: 메타인지 훈련의 내용을 환자 개인에게 맞추어라. 환자의 가장 힘든 문제가 그의 공격적인 생각을 크게 듣는 것이라면 출처 모니터링 편향을 광범위하게 논의하는 것이 중요하다. 환자가 아무런 지각 이상을 경험하지 않는다면, 당신은 이 편향을 간단하게만 논의하고 다음으로 넘어가야 한다.

비관주의(부정적 예상 편향)

비관론자는 항상 나쁜 결과를 두려워하고, 반면 낙관론자는 항상 최선의 결과를 기대한다. 보통은 둘 다 맞지 않다. 비관론자는 종종 마지막에 기뻐서 놀라게 되고 낙관론자는 실망한다. 이런 식으로 보게 되면, 낙관론자는 비관론자보다 부정적인 사건을 더 많이 경험할 것 같지만, 사실은 정반대다. 비관론자는 시도를 덜 하고 그 결과 무엇이든 해보는 낙관론자보다 성공 경험을 덜 하게 된다. 극단적인 비관주의는 또한 자기충족적인 예언인 것처럼 보인다: 아무 것도 기대하지 않는 사람은 아무 것도 시도하지 않고 결국 아무 것도 얻지 못할 것이다. 비관주의는 가족적 기질일 수도 있지만, 보통은 습득된다. 이전의 실망한 경험에 기초해서, 비관론자는 미래에 많은 것을 기대하지 않기로 결심하고 그래서 더 이상 많은 것을 시도하지 않는다. 비관론자는 이런 식으로 실망을 피할 수 있다고 여기지만 사실은 삶에 대한 적극적인 참여를 가로막고 있는 것이다.

비관주의는 그래서 이전의 실망에 근거한 해석 편향이다. 우리는 해석이 문제를 확대시키는 데 중요한 역할을 한다고 배웠다. 해석은 사실을 넘어선다. 사실은 분명한 사건이다: 당신은 그것을 촬영하고, 녹음하거나, 측정할 수 있다. 예를 들어, 한 남자가 비 속에서 롱 코트를 입고 서 있다고 가정해보자. 언어는 '저 남자는 롱 코트를 입고 비 속에 서 있다'라고 사실을 말할 수 있다. 하지만 언어는 '비 속에 혼자 서 있는 저 남자는 여자친구에게 차였을 거야'라고 해석을 말할 수도 있다. 여기서 해석은 사실을 넘어서 사실에 대한 가정이다. 보통 사실에 대해서는 논란의 여지가 없지만, 해석은 옳거나, 약간 옳거나, 약간 틀리거나, 완전히 틀릴 수도 있다. 버려진다는 해석은 비관주의적 해석의 전형적 예다. 그 남자는 비를 좋아하고 단지 그 이유로 산보를 나갔다는 것도 가능한 일이다. 또 다른 해석은 그 남자가 함께 외출하기 위해 여자 친구를 그저 기다리고 있다는 것이다. 이 예는 해석은 논란의 여지가 있지만 사실은 그렇지 않다는 것을 보여준다. 우리가 자신의 해석을 자각하기만 하면 우리는 항상 또 다른 가능성이 있다는 것을 깨닫게 된다.

만약 당신이 비관론자라면, 당신이 특별하다는 것을 인식하는 것이 좋다. 비관론자인 당신은 일반적으로 자신과, 타인과 삶에 대한 부정적인 태도를 가지고 있을 것이다. 그래서 당신이 비참하고 냉소적이게 될 가능성이 존재한다. 이런 식으로 당신은 불행하고 이룬 것 없이 죽음의 순간에 점차 다가갈지도 모르지만 그럴 필요는 전혀 없다.

이제 우리는 비관적 해석에 대한 연습을 할 것이다. 다음 주까지, 자기 전에 당신이 관찰한 한가지 이상의 사실을 표 7.6에 쓰고, 그 사실에 대한 비관적 그리고 낙관적 해석을 쓰라. 먼저, 우리는 연습으로 함께 첫째 열을 적어볼 것이다.

표 7.6 비관적 그리고 낙관적 해석들

관찰된 사실	*비관적 해석*	*낙관적 해석*

조언: 이것이 단지 연습임을 강조하고 환자가 그의 해석을 극대화 해보도록 독려하라. 비관적 사고 방식이 강한 환자들은 종종 긍정적인 해석을 떠올리는 것을 극도로 어려워한다. 그러나 환자가 긍정적 해석 열의 칸을 비워둔 상황을 허용해주면 안 된다.

조언: 비관적 해석이 감정과 행동에 미치는 부정적인 결과를 반복적으로 논의하라.

추론 편향

비약적 결론

비약적 결론은 흔한 문제이다. 그것은 사람들간 그리고 국가간의 거의 모든 갈등의 시작에 어느 정도 관여한다. 많은 불안 장애들 또한 너무 성급하게 도출되고 나중에 사실이라고 간주해버리는 결론에 기초해 있다. 그래서 여기서의 작업에는 두 가지 과정이 포함된다. 아주 적은 정보에 기초해 결론을 도출하기와 그 결론을 현실의 사실적 반영이라고 간주하기이다.

비약적 결론이 존재하는 주된 이유는 진화이다. 유기체는 안전 혹은 위협에 대한 결론을 신속하게 내릴 수 있다면 진화에 유리하게 된다. 위험할 때, 재빨리 피하거나 날쌘 공격을 하는 것은 앉아서 상황을 숙고하는 것보다 훨씬 유익한 행동이다. 만약 위협이 임박했다면, 결론이 내려지기도 전에 피해가 숙고 중인 사람을 덮칠 것이다.

비약적 결론의 단점은 그것이 많은 오류를 범한다는 점이다. 진화적 장점이 있음에도 불구하고 성급한 결론이 어떻게 많은 오류를 일으키는지의 좋은 예는 개구리의 사례다. 개구리는 황새와 왜가리에게 맛있는 간식거리가 된다. 자, 흐르는 냇가에 앉아서 허공을 바라보는 개구리를 상상해보자. 또 다른 개구리는(오래 전에 잡아 먹힌 뒤로) 일단 적과 친구를 구별하려고 애쓴다. 황새나 왜가리가 위에서 날고 있을 때마다 개구리는 물 속으로 뛰어들려 하지만, 참새나 울새 같은 다른 새들이라면 개구리는 물가에 그대로 있을 것이다. 그러면 당신은 개구리가 실수로 작은 황새를 뚱뚱한 참새라고 생각해서 결국 물려 갔기 때문에 어느 날 개구리가 잡아 먹혔다는 것을 생각해볼 수 있다. 그러나 첫 번째 개구리는 그런 식으로 생각하지 않는다. 그 녀석은 새가 위에서 날 때마다 물 속으로 뛰어들어, 바닥에서 헤엄치며, 반 시간 동안이나 거기에 머무르려고 한다. 이것은 실패하지 않는 전략이며 우리는 의심 많은 사람들 역시 이 전략을 사용하는 것을 알고 있다. 사람들은 이 전략을 '후회하기보다는 조심하는 게 낫다'라고 부른다. 한 가지 장점은 생존이다. 그러나 단점은 개구리가 생의 상당한 부분을 쓸데없이 진흙탕의 강바닥에서 홀로 보낸다는 것이다.

사람들은 여전히 개구리처럼 반응하는 능력을 가지고 있다. 위험에 직면했을 때 우리는 종종 정확성을 무시하고 신속하게 반응한다. 이 과정은 빠르고 생각 없이 진행된다. 신호는 눈에서 인식 중추(이게 뭐지?), 이어서 감정 중추(조심해, 위험해!) 그리고, 마지막으로 운동 중추로(도망가!) 전달된다. 지각과 반응 사이에 소요되는 시간은 눈 깜짝할 사이이다. 예를 들어, 누군가가 무릎에 거대한 벌레를 던졌을 때, 뛰어올라, 비명을 지르며 뒤로 물러나는 데 단지 천분의 수초 밖에 걸리지 않는다. 그 사이 당신의 심박수는 증가하고, 땀을 흘리고 숨을 헐떡이며, 근육은 긴장되고 움직일 준비를 한다.

그 뒤 두 번째 과정이 시작되는데, 그것은 그 상황에 대한 느리고 의식적인 평가이다. 우리의 예에서, 당신은 이제 그 벌레가 움직이지 않는다는 것을 안다. 더 가까이 가서 살펴보고는 당신은 그 벌레가 플라스틱 장난감임을 알게 되고, 그로 인해 당신은 안심이 된다. 당신의 의식적인 지각 중추는 이제 허위 경보임을 알리는 메시지를 감정 중추로 보낸다. 감정 중추는 정상으로 돌아오고, 심박수는 떨어지고, 땀샘은 더 이상 자극되지 않고, 깊은 한 숨 후에 당신의 호흡은 정상으로 되돌아온다. 흥미롭게도 그림 7.1은 위에서 설명된 과정에 대한 보다 기술적인 설명을 보여준다.

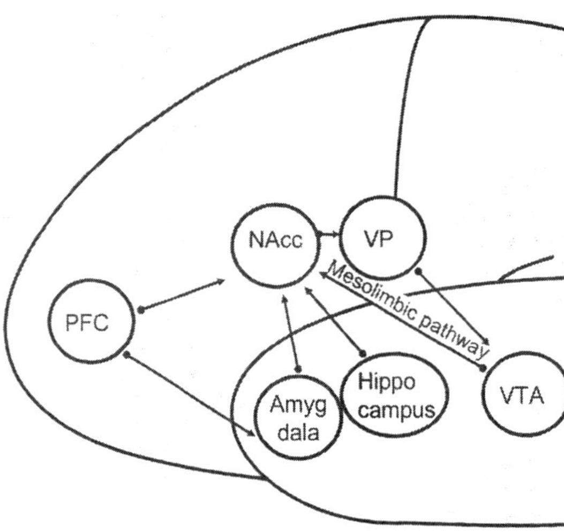

PFC= 전전두 피질(prefrontal cortex); NAcc=측좌핵(nucleus accumbens);
VP=배쪽 창백(ventral pallidus) VTA=복측피개 영역(ventral tegmental area)

그림 7.1 빠르고 감정적인 그리고 의식적이고 충분히 생각한 반응 사이의 전환 기제

뇌에서 해마(hippocampus)는 인식 중추고 편도체(amygdale)는 감정 중추다. 전전두 피질(prefrontal cortex, PFC)은 의식적인 판단 중추다.

위협에 대한 강한 선택적 주의를 가진 의심 많은 사람에게서 감정 중추(편도체)의 과활성과 의식적인 판단 중추(PFC)의 저활성이 나타난다. 말하자면 시스템이 잠겨버

린다. 그 사람은 주어진 환경에서 쓸모 없음에도 불구하고 계속해서 강한 감정으로 반응한다. 해마 역시 잠겨버린다: 반응에 대한 평가도 이뤄지지 않고 새로운 학습도 불가능하다. 이렇게 불안이 고조된 상태에서 주의는 복측피개 영역(ventral tegmental area, VTA)에 있는 도파민 세포에서 나오는 리드미컬한 신호에 의해 멈춰버릴 수 있다. 만약 이후에 측좌핵(nucleus accumbens, NAcc)이 활성화되면, 배쪽 창백(ventral pallidus, VP)의 활성이 감소되고 전전두 피질(PFC)의 활성이 증가한다. 그러면 의식적인 재평가가 일어나고, 측좌핵과의 협응으로 전전두 피질은 편도체와 해마를 작동하게 할 수 있다. 마음은 평정을 되찾고 새로운 학습이 일어날 수 있다.

요약하면, 의심 및 선택적 주의와 연관이 있는 증가된 불안은 사람들을 신속하고 정형화된 방식으로 반응하게 하고, 그것이 새로운 학습을 방해한다. 이 순환에서 벗어나기 위해, 질문과 생각을 자극하는 방법으로 불안한 사람이 사건에 대한 두 번째 혹은 세 번째 생각을 해내도록 이끌어주어야 한다. 해석이 아직 사실이 아니며 동일한 사건에 대해 다른 해석이 존재할 수 있다는 것을 다시 깨닫는 것에서부터 도움을 얻을 수 있다.

그래서 비약적 결론은 질병이 아니라 생존에 오히려 도움을 줄 수도 있다. 의식적인 재평가가 멈출 때 문제가 발생한다. 문제를 예방하기 위해 아래의 것들이 중요하다:

1. 해석과 사실을 구분하기
2. 한 가지 사실에 대해 두 가지 이상의 해석을 생각해내기
3. 다른 사람과 의논하기 전에 해석에 따라서 행동하지 않기

조언: 성급한 결론에 관해 모리츠(Moritz)와 우드워드(Woodward)가(2007b) 개발한 메타인지 훈련 자료는 교육에 상당한 도움이 될 수 있다. 이것은 무료로 다운로드 받을 수 있다(www.uke.de/kliniken/psychiatrie/index_17380.php). 당신이 ARMS를 가진 환자에게 모리츠와 우드워드가 만든 훈련 자료들을 사용할 때, 이 훈련이 조현병을 가진 사람을 위해 개발되었다는 것을 알고 있어야 한다.

우리는 연습을 해볼 것이다. 당신이 최근에 겪었던 기이한 경험을 생각해 보라. 그것을 사실적으로 기술하라. 그 다음 그것에 대한 당신의 해석을 기술하라. 두 가지 다른 해석을 떠올려보고, 그것을 가까운 친구, 지인 혹은 친척과 논의하라. 당신이 안정적이고 합리적인 사람이라고 알고 있는 사람, 즉 당신이 위협적이지 않은 대안적 해석을 생각해보도록 도와줄 수 있는 사람에게 부탁해야 한다는 것을 명심하라. 아래의 표 7.7을 사용하라.

표 7.7 의식적인 재평가를 이용해서 실수를 예방하기

최근의 기이한 경험. 사실적으로 기술하라
그 경험이 일어났을 때 당신의 해석
대안적 해석 1
대안적 해석 2
다른 사람과의 논의 결과. 이제 그 기이한 경험에 대한 당신의 감정은 무엇입니까?

조언: 환자가 안정적이면서도 상당히 합리적인 친구나 친척을 선택하도록 해야 한다. 다른 누군가와 기이한 사건을 논의하는 목적은 애초의 부정적인 해석에 대한 신뢰도를 줄여주는 의미가 다른 상대적인 대안적 해석을 환자가 생각해내도록 다른 사람이 도와주는 것이다.

조언: 이 연습은 대안적 해석을 포함시켜 ABC를 만드는 것과 유사하다. 여기서 당신은 메타인지적 자각을 증진시키려고 노력한다. 환자가 자신의 상황에서 이 편향을 인식하고 있는가? 만약 그렇다면, 그것과 관련해 그는 무엇을 어떻게 할 것인가? 환자가 자신이 비약적 결론 편향을 가지고 있다는 것을 안 순간 '멈추고 생각하기' 방법을 사용해보는 것은 매우 유익할 수 있다.

내가 그것이 사실이라고 알거나/느끼기 때문에 그것은 사실이다(독단주의/유연성 없는 믿음)

확신이 진실로 여겨질 정도로 강해질 수 있다. 이 경우, 해석은 사실이 된다. 만약 일이 어떻게 돌아가는지에 대한 당신의 생각과 일치하지 않는 뭔가가 일어난다면, 당신은 그것을 무시하고 당신의 생각을 바꾸지 않을 것이다. 역사적으로 원치 않는 메시지를 전달하는 전령은 종종 살해되었다.

이런 태도의 장점은 '정신이상의 날'을 겪지 않아도 된다는 것이다. 이런 식으로 여러 정치적 이데올로기와 종교들은 끊임 없는 세상의 변화에도 불구하고 오랜 시간 동안 계속해서 살아남을 수 있었다. 이런 단호함의 단점은 독단적이 될 수도 있다는 것이다; 우리는 더 이상 듣지 않고, 다른 생각을 가진 타인들로부터의 배우지 않을 수도 있다. 독단주의의 무서운 예는 종교적 공동체에 의해 교회에서 소위 이단자를 금지한 것이다. 매우 독단적인 사람은 다른 사람들이 생각하는 것에 더 이상 관심을 갖지 않는다. 그는 자신은 지혜롭고 똑같이 생각하지 않는 사람들은 모두 바보라고 여긴다. 독단적인 사람들이 자신과 다른 생각을 처리하는 방식은 그 생각을 옆으로 던져놓고 불쌍히 여기는 것이다; 최악의 경우 그들은 그런 멍청한 사람들에게 경멸감을 느낄 것이다.

다행히도 극소수의 사람들만 완전히 고집불통이다. 사람들이 그들 자신의 생각을 고수하려는 경향은 훨씬 더 흔하다. 이런 경향은 그들 자신의 의견을 지지하는 정보와 사건에 주로 초점을 맞추고 그들의 생각과 상반되는 정보에는 주의를 기울이지 않음으로써 형성된다. 뒤에 말한 편향이 훨씬 더 흔하다. 이 경우 장점은 역시나 의견의 안정성이지만 단점은 사람들이 재앙적 의견을 유지할 수도 있다는 것이다. 이제 우리는 소위 확증 편향이라고 부르는 이것을 다룰 것이다.

조언: 추론이 매우 독단적인 환자들과 논의를 시작하지 말라. 독단주의 편향이 강한 대부분의 환자들은 그들의 기질을 잘 알고 있다: '백 번 듣는 것보다 한번 경험하는 게 낫다'. 이런 경험적 법칙은 독단주의에서 높은 점수를 보인 환자에게 특히 잘 적용된다. 이런 환자들과 인지적 개입을 하는 데 너무 많은 시간을 쏟지 말고, 가능한 한 빨리 노출과 행동 실험을 시작하라. 이런 연습의 결과가 논쟁보다 더 낫다는 것을 명심하라.

그것 봐 추론(확증 편향)

사람들은 그들의 생각과 상반되는 증거보다는 지지하는 증거에 더 귀를 기울이는 경향이 있다. 만약 불확실성이나 두려움이 커지면, 이 편향은 더 강해진다. 이것의 한 예는 로빈의 직장 동료이다. 로빈은 자신의 휴일에 그에게 자신의 이메일을 열어서 긴급 메일을 처리해달라고 부탁했다. 14일 후 그가 복귀했을 때, 그의 메일은 전혀 처리되지 않은 채 그대로 있었다. 로빈이 이에 대해서 물었을 때, 그의 동료는 그를 깔보며 그렇게 할 시간적 여유가 없었다고 말했다. 로빈은 '그가 아마도 나를 싫어하는 것 같아.'라고 생각했다. 일주일 뒤 직장 회의에서 바로 그 회사 동료가 명확한 이유도 제시하지 않은 채 로빈이 낸 제안에 반대했다; 그는 단지 그것이 좋은 아이디어라고 생각하지 않았다. 로빈은 '그는 아직도 내게 짓궂게 굴고 있어. 그는 나를 미워해.'라고 생각했다. 다음 날 그 동료는 계단에서 로빈과 마주쳤다. 그 동료는 아래를 쳐다보고 그에게 인사하지 않았다. 로빈은 '또 시작이네. 확실해. 그는 나를 미워해.'라고 생각했다. 그 동료가 로빈을 미워할 수도 있지만, 다른 설명도 있을 수 있다. 예를 들어, 다른 동료들도 휴가였기 때문에 그는 정말로 그 이메일을 처리할 시간적 여유가 없었을 수 있다; 로빈이 제안한 아이디어가 정말로 나빴을 수도 있다; 그리고 그가 계단을 걸어 내려올 때 생각에 잠겨서 그저 로빈을 못 봤을 수도 있다. 로빈이 그 동료를 자신을 싫어하는 쌀쌀맞은 사람이라고 어느 정도 결정한 뒤로, 그는 그 생각과 일치하는 일에 더 관심을 두고, 일치하지 않는 일에는 관심을 덜 썼다. 최악의 경우, 로빈의 생일을 축하해주거나 커피를 타주는 것과 같은 그 동료의 친절한 행동도 불신과 맞아떨어질 것이다. '왜 갑자기 나에게 잘 해주는 거야? 내게 뭔가 바라는 걸까?'

부정적 감정을 유발하는 경향이 있거나 사람들이나 장소를 피하도록 만드는 생각을 당신이 가지고 있을 때, 보다 비판적인 관점을 취하는 것이 현명하다. 당신은 그 사건에 대한 다른 해석을 찾으려고 노력해야 한다. 또한 만약 당신이(비슷한) 사건이지만 당신의 생각과 반대되는 경우를 찾을 수 있다면 도움이 될 것이다.

다음 연습에서 당신은 당신을 싫어한다고 생각하는 당신 주변의 사람을 떠올려야 한다. 당신은 그 사람과의 수 많은 일들에 근거해서 그 결론에 도달했음에 틀림 없을 것이다. 그 사람은 친척, 이웃, 동료나 또 다른 누군가가 될 수도 있다. 반드시 당신과 논쟁을 하거나 싸웠던 사람일 필요 없이 그저 당신을 싫어한다고 생각되는 사람이면 된다.

이 연습에 있는 표 7.8을 사용하라. 그 사람의 이름을 적은 다음, 두 번째 줄에 그 사람이 당신을 싫어할 수도 있다고 생각하게 된 일을 설명하라. 세 번째 줄에 '또 시작이네, 이제 분명해'라고 당신이 생각했던 사건을 기록하라. 네 번째와 다섯 번째 줄에 그 사람의 행동에 대한 다른 가능한 설명을 기술하라. 그 사람에 대한 당신의 생각을 더 우호적인 사람으로 바꾸기 위해서는 무엇이 필요하다고 생각하는지를 여섯 번째 줄에 기술하라.

조언: 당신도 알 수 있듯이, 이 연습의 마지막 질문은 행동 실험을 대비하는 것이다(예; 그 사람의 실제 행동을 관찰하기 혹은 그에게 정말로 화나거나 흥분했는지 등을 상대방에게 물어보기). 만약 가능하고 도움이 된다면 환자에게 이 실험을 해보도록 하자.

표 7.8 확증 편향부터 반대 증거 찾기까지

당신을 싫어한다고 생각하는 사람의 이름은 무엇입니까?

그 사람이 당신을 싫어한다고 맨 처음 결론을 내렸던 때의 사건을 간략히 기술하세요.

'또 시작이네, 맞잖아'라고 당신이 생각했던 사건을 간략히 기술하세요.

최초의 사건에 대한 다른 해석을 기술하세요.

또 시작이네 사건에 대한 다른 해석을 기술하세요.

당신이 생각을 바꾸려면 무엇이 필요합니까?

무섭게 느껴지니까 위험한 게 틀림 없어(감정적 추론 편향)

만약 누군가가 당신에게 그가 언젠가 '당신을 해칠' 것이라고 말한다면, 그 소식은 매우 두려울 것이다. 만약 위협적인 상황이라면 우리는 겁에 질린다. 하지만 역이 항상 참인 것은 아니다. 만약 당신이 우울하다고 느낀다고 해서 그것이 그저 당신의 삶이 비참하다는 것을 의미하는 것은 아니다. 당신이 새로운 환경에서 불편함을 느낄 때, 그것이 위협이 존재한다는 것을 의미하지는 않는다. 그럼에도 불구하고 사람들은 종종 그렇게 추론한다. 그들은 자신에게 어떤 기분이 들 때 그 이유를 찾기 시작한다. 만약 그 이유를 외적인 환경이나 어떤 사람에게서 찾으면, 우리는 그것을 감정적 추론이라고 말한다.

감정적 추론의 경우 당신은 당신의 감정이 어떤 사실 때문에 일어났다고 생각한다. 하지만 감정은 사실이 아니라 해석 때문에 일어난다. 사실이 아니라 우리 자신의 해석이 우리를 불안하게 만든다. 그래서 우리는 스스로에게 그 상황에서 무엇이 우리를 겁나게 했는지부터 물어볼 것이 아니라, 우리가 겁에 질렸던 그 순간에 우리가 무슨 생각을 하고 있었는지 물어야 한다. 사람들은 어둠을 두려워하는데, 유령이 실제로 존재하기 때문이 아니라 그들이 유령이 있다고 생각하기 때문이다. 집에서 나는 작은 소리는 난방기나 계단에 있는 고양이에게서 나는 그저 그런 소리가 아니라 집에 있는 유령이 내는 소리가 된다. 이 생각은 불안을 증가시키고 심지어 공황상태에 빠뜨릴 수도 있다. 표 7.9에서 우리는 불안해 할 필요가 없는 완전히 무해한 사실들을 볼 수 있다. 공황발작을 일으키는 것은 해석이다.

기이한 사건들 또한 그것들이 어떻게 해석되는지에 따라 두렵게 될 수도 있다. 다음 연습에서 우리는 표 7.10을 사용할 것이다. 첫 번째 열에, 당신이 지난 몇 달 동안 겪었던 기이한 사건들을 기록하라. 그것은 사건, 목소리, 보이는 것, 당신의 몸에서 느껴지는 이상한 감각, 아주 신비롭고 의미 있는 분위기가 동반된 사건 등일 수 있다.

표 7.9 우리를 겁나게 하는 것은 사실이 아니라 우리의 해석이다

사실	*해석*	*감정적 반응*
집이 어둡다	유령이 있는 게 분명해	두려움
중앙 난방기 배관이 냉각되면서 나는 똑딱이는 소리	나는 그들이 노크하는 걸 들을 수 있다; 그들은 소란스러운 유령이다	극심한 두려움
고양이가 계단을 걸어 내려옴	그들이 다락에서 내려오고 있다; 그들이 바로 내 뒤에 있다	공황

기이한 경험에 대한 당신의 해석을 두 번째 열에, 당신의 감정적 반응을 세 번째 열에 적어라.

표 7.10 기이한 사건 해석하기와 동반된 감정

기이한 경험	*해석*	*감정적 반응*

조언: 갑작스러운 두려움에 대해 항상 두 가지 가능한 설명이 있다:

1. 두려움은 부정적인 자동적 사고의 결과이다. 이런 생각들은 갑자기 자각되는 침투적 사고일 수도 있고, 혹은 어떤 사건에 대한 해석일 수도 있다. 치료 후반부에 이런 생각에 대한 믿음에 도전해볼 것이다.
2. 두려움은 도파민의 갑작스러운 분비로 일어나는데, 우리는 그것을 '망상적 기분'이라고 부른다. 이것을 겪는 환자들은 아무런 생각하지 않는데 느닷없이 매우 큰 불안, 긴장 혹은 생생함을 경험했다고 기술한다. 그 경우라면 이것이 실제로 얼마나 위험한지 그리고 다음에 또 그런 일이 일어나면 환자가 어떻게 반응할 수 있는지를 논의하라.

지나치게 많은 원인 보기; 우연은 더 이상 없어(공변동 편향)

우연은 때때로 우연인 것처럼 보이지 않는다. 당신의 여자친구가 당신이 대마를 너무 많이 태워서 앞으로 그녀가 당신의 대마 사용을 감시하겠다고 말한다. 당신의 상사는 당신의 업무에 만족하지 못해 앞으로 당신을 면밀히 관찰하고 당신을 판단하겠다고 말한다. 치열한 게임 후에 탈의실에서 상대방이 당신에게 언젠가 '가만두지 않겠다'고 말한다. 카메라가 쇼핑몰에 설치되어 있었고 당신이 지나갈 때 카메라가 돌면서 당신을 향한다. 당신은 @gmail.com의 모든 이메일이 미국 첩보 기관 파일에 저장된다는 글을 신문에서 읽는다. 한 부랑자가 길거리에서 뛰쳐나와 '나는 당신이 누군지 알아, 나는 당신에 대한 모든 것을 알아, 더러운 놈!'이라고 소리치기 시작한다. 당신은 '그들이 날 지켜보고 있는 거야? 아니면 뭐겠어?'라고 생각한다.

최근 수년 동안 모든 이상한 날씨는 '온실 효과' 때문이었다. 그것이 폭풍, 가뭄 그리고 태풍을 일으킨 것이라고 생각되는 것이다. 10년 전, 즉 1997-1998년에, 모든 이상한 날씨 양상은 엘니뇨 때문이었다. 이것은 페루 연안 근처에 10-15년마다 나타나는 따뜻한 멕시코 만류이다. 1960년대에는 우리는 온실 효과를 예상하지 못 했고 작은 빙하기가 다가오고 있다고 생각했다! 정말로 그랬다. 비가 오거나, 폭풍이 몰아치거나 바람이 불 때마다, 텔레비전의 기상캐스터는 새로운 빙하기가 오고 있다고 말했다. 모든 사람은 환경을 어느 정도의 우연한 현상과 연결시키는 경향이 있고, 그 뒤 원인에 따른 결과로 여긴다.

자신을 쫓아다니는 사람들에게서 도망치는 어떤 사람이 라디오에서 애국가의 일부를 듣는다; 그것이 끝까지 그가 안전하다는 신호일까? 멀리서 사이렌 소리가 들린다; 그들이 그를 쫓고 있다. 그는 실내로 뛰어가 친구에게 전화해서 안전한 집을 요청한다. 그가 통화하는 동안, 그는 치직거리는 이상한 소리를 듣는다; 그는 그들이 그를 도청하고 있다고 생각한다. 그는 전화를 끊고 그들이 뒤쫓기 전에 밖으로 달아난다. 제트기가 위에서 지나간다; 그를 찍고 있는 걸까? 이제 그들은 그를 보고 있다. 다 틀려 버렸다! 그는 재킷을 물에 던진다; 추적 장치가 안에 숨겨져 있을지도 모른다!

당신은 주사위에 집중해서 자신에게 '6, 6, 6'하고 속삭인다. 당신이 주사위를 던지고 정말로 6이 나온다. 당신이 그렇게 할 수 있다!

중세 시대에 사람들은 위험한 가스가 흑사병을 일으킨다고 확신했다. 영국에서는 흑사병이 돌 때 많은 사람들은 도심에 산으로 이사했다. 아무도 산에서는 아프지 않았다; 공기는 깨끗하고, 분명히 관련이 있는 것 같다. 나중에 공기의 질은 이것과 무관하다고 밝혀졌다; 병은 쥐벼룩에서 사람에게 전파된 세균이 일으키는 것으로 밝혀졌다.

19세기에 목에 생기는 암은 흡연자들 사이에 매우 흔했다. 인과관계가 있었다. 담배 연기는 후두를 통과하는 순간에 가장 뜨겁고 위험 물질의 농도가 가장 높다. 그 후 연기는 폐로 퍼져간다. 폐는 축구장 크기의 절반에 해당하는 표면적을 가지고 있기 때문에, 연기는 옅어지고 급속히 식는다. 20세기 들어 후두암은 저절로 감소했다. 오늘날 흡연과 폐암의 관계는 훨씬 명백하지만, 누구도 왜 이런 변화가 일어났는지 이해하지 못한다.

우연은 때때로 우연인 것처럼 보이지 않는다. 그럼에도 불구하고 만약 당신이 주사위를 여섯 번 던졌을 때, 순서대로 6-6-6-6-6-6이 나오는 것은 3-4-1-3-2-5 순서로 나오는 경우와 가능성이 똑같다. 첫 번째 순서는 우연처럼 보이지 않지만 사실은 우연이다. 주사위를 던질 때마다 6 혹은 5 혹은 2 혹은 4가 나올 확률은 여전히 6분의 1이다.

비슷하게 룰렛 테이블에서 빨간색이 여섯 번 나온 다음에도 확률은 이전의 결과와 무관하게 또 다시 빨간색 48.6%, 검정색 48.6%, 0(초록색) 2.8%이다.

사람들은 확률 현상을 잘 이해하지 못 한다. 많은 개인적 불행은 과대평가된 가능성(예, 당신의 휴가에 비행기가 충돌함)과 저평가된 가능성(예, 흡연으로 인한 심혈관계 질환과 폐암)에서 일어난다. 많은 사람들은 앞 서 서술된 예에서 보았듯이 동시성과 원인을 혼동한다.

좌우명은 이렇다: 만약 사건이 동시에 일어난다면 그것은 인과관계가 있을 수도 있지만, 대체로는 우연이다.

요약

사람들은 그들 자신과 주변 환경을 생각할 수 있는 특이한 생명체다. 사람들은 생각, 기술적 발전, 그리고 그들이 무엇이든 할 수 있다는 태도로 인해 문제들을 해결해 왔다. 그럼에도 불구하고 우리의 마음은 우리를 곤경에 빠뜨릴 수 있다. 우리의 감정은 항상 존재하기 때문에 우리의 마음은 몇 가지 점에서 부족함을 보인다. 우리는 매우 큰 수나 매우 작은 수를 다룰 때 쉽게 해내지 못한다. 즉 우리는 가능성을 엉성하게 추정한다. 그로 인해 우리는 한 번은 위험을 과대평가하고 어떤 때는 우리 행동의 부정적 결과를 저평가한다.

만약 우리가 겁에 질리면, 선택적 주의는 우리가 겁냈던 것들을 항상 주시하게 만든다. 위험의 근원으로 제기된 것을 피해버리기 때문에, 우리는 우리의 해석이 정확하지 않다는 것을 경험할 수 없게 된다. 우리는 우리의 해석과 결론을 사실로 간주하는 경향이 있다. 우리는 우리의 생각을 반박해서 다르게 생각하도록 만드는 사람들을 피하는 경향이 있다.

아주 적은 정보에 기초해서 우리는 성급하게 결론을 내리고 우리 자신의 의견과 일치하는 증거만 찾으려고 한다. 우리는 우연한 일들에서 인과관계를 보고 실제로는 아무도 없는데 때로는 타인의 나쁜 의도를 지각한다.

기이한 경험은 모든 사람이 그것에 대해 잘 알지 못하기 때문에 기이한 것이다. 그래서 이런 경험을 다른 사람에게 말하기 어렵다. 누군가는 당신의 말에 반박하고 당신에게 그것은 당신의 상상이라고 말할지 모른다. 하지만 그건 아니다. 그 경험은 실제 경험이고, 그것은 우리의 뇌 안의 약간의 불균형 때문에 생겼다. 시간이 흐르면 대부분의 사람들에게서 그것은 사라지지만, 일부 사람들에게서 그것은 약하게 지속될 것이다. 위험은 다른 사람들 혹은 '지적 생명체'가 개입되었다는 생각에 있다. 당신은 고의를 의심하게 만드는 그 상황에서 어떤 종류의 시스템을 지각한다. 그것은 의도와 관계 없이 당신에게 일어나고 당신은 그것을 거의 통제할 수 없다. 그것은 타인의 개입을 주장할 것이다. 이런 설명이 명백해 보인다는 사실에도 불구하고, 그것은 옳지 않다. 우리는 뇌가 현실을 이해하는 능력을 주기적으로 잃어버리는 것을 알고 있으며 이런 종류의 기이한 사건들이 어떻게 일어나게 되는지 알고 있다. 적당한 이해와 함께 평온을 유지하면서 그 사건으로 인해 두려워하거나 화내지 않는 것이 매우 중요하다. 도파민의 조절 이상이 이런 기이한 사건의 원인이다. 당신이 약을 복용하는 것이 필수적이거나 바람직한 것은 아니다. 당신의 사고 방식을 평가하는 방법을 배우는 것이 당신에게 더 유익하다. 그런 다음에야 당신은 스스로를 바로잡고 수 많은 대안적 해석을 떠올려 합리적인 관점으로 해석하게 될 것이다.

결국 현실은 우리 모두가 동의하는 어떤 것이다. 공유된 현실을 받아들이지 못 하는 사람은 누구나 고립된다. 그런 이유로 기이한 사건에 대한 당신의 해석을 다른 사람들과 나누고 함께 평가해보는 것이 좋다. 만약 친구나 가족과 함께 해도 도움이 안 된다면, 전문가를 찾아가라. 당신이 속해 있는 사람들의 의견들 가운데 있을 때 당신은 안전하다.

숙제

- 지침서의 마지막 장을 읽어 오라

만약 기이한 경험이 침투적이고 지배적이 된다면

우리는 그 동안 기이한 경험이 어떻게 예기치 못한 순간 우리의 뇌에서 일어나는 도파민의 분비나 도파민 초민감성의 결과가 되는지, 그리고 선택적 주의 편향, 기억 편향 그리고 추론 편향이 어떻게 영향을 주는지를 설명했다. 이제 우리는 기이한 경험이 너무 자주 재발하고, 너무 심한 두려움을 유발하고 우리의 삶을 지배하게 될 때, 어떻게 해야 하는지에 초점을 맞출 것이다.

만약 우리를 고립시키는 경험들이 너무 자주 일어나고 두려워진다면

이인증은 당신 자신이 아닌 것 같은 느낌이다. 이인증은 종종 비현실감과 함께 나타나는데, 그것은 세상이 더 이상 실제 같지 않은 느낌으로, 당신은 현실성을 잃게 된다. 그것은 꿈 속에 있는 것 같거나 유리 뒤에서 세상을 보는 것과 비슷하다. 이런 종류의 경험들은 보통 사람들에게서 꽤 흔하다. 여러 평가들은 인구의 34%에서 70% 정도가 때때로 이런 종류의 경험을 한다고 보고한다. 매년 인구의 약 23%가 이인증과 비현실감을 경험한다. 그래서 근본적으로 이 현상은 무해하다. 그것은 유년기 동안에 상처를 입었던 사람들과 불안 장애 혹은 우울을 가진 사람들에게서 더 자주 일어나는 경향이 있다. 피로가 동반된 지속적인 스트레스, 그리고 술이나 약물(마약류) 중독 또한 이인증과 비현실감과 같은 느낌을 유발할 수 있다.

사람들이 이런 경험을 환경의 탓으로 돌리고 계속해서 그 경험을 참는 한, 문제는 아직 크지 않다. 이인증과 비현실감 같은 느낌이 재앙적으로 해석될 때 문제는 악화될 수 있다. 예를 들어, 곧 미치게 된다는 신호, 혹은 곧 정신을 잃을 것이라는 징조, 혹은 녹아 없어지거나 분해되거나 보이지 않게 된다는 생각, 혹은 심각한 뇌 질환의 증상이라는 생각 등이 있다. 그런 경우 두려움은 커진다.

매우 이상하게도 이인증 동안에 자율신경계의 활성이 증가되지 않는 것으로 밝혀졌다. 자율신경계는 심박수, 근육으로의 혈류, 호흡 그리고 땀의 분비 등을 조절한다. 반대로 이인증 동안에 자율신경계 활성의 감소가 있으며 이것은 우리 주변의 세상에서 자신이 빠진 듯한 느낌과 일치한다.

이런 두려움의 증가는 종종 두려움을 영속시키는 기제와 함께 진행된다. 장기간에 걸쳐 두려움은 점점 커지고, 이인증의 느낌은 더 자주 일어난다. 이인증의 느낌이 일어나는 어떤 상황을 피함으로써, 직장, 학교, 친구들 그리고 관계는 위태로워진다. 또한 사람과 장소를 피하는 것은 새로운 학습의 기회를 차단한다. 예를 들어 그 사람은 이전과 동일한 상황에서 이인증이 다시 일어나지 않는다는 것을 경험할 수 없다. 게다가 이인증의 가벼운 증상을 경험하는 동안에 선택적 주의가 일어난다. 하루 종일 이런 증상들에만 신경을 쓰면 가벼운 공황이 자주 나타나게 되고, 그것이 새로운 이인증 삽화(episode)를 유발할 수 있다. 사람은 종종 자신을 보호하기 위해 다른 방식을 찾는다. 예를 들어, 장을 볼 때 그들은 항상 시선을 비상탈출구에 둘 것이고, 승강기나 에스컬레이터를 피할 것이고, 붐비지 않는 가게에만 들어갈 것이다.

그래서 이인증과 비현실감이 느껴지면, 그것이 지나갈 때까지 차분히 있는 것이 중요하다. 이것은 비교적 무해한 경험이며, 단지 그 경험이 심각하다는 재앙적 해석만이 더 큰 두려움을 초래하고 이인증과 비현실감의 느낌을 더 많이 가져올 것이다. 그림 7.2는 이인증과 비현실감의 인지적 모델을 보여준다.

만약 사고와 행동이 더 자주 영향을 받는 것 같다면

때때로 당신이 통제하지 않는데 마치 당신의 손이 저절로 뭔가를 하고 있는 것 같다. 하지만 당신이 당신의 손을 통제하지 못 한다는 것은 사실이 아니다. 만약 당신이 자전거 타이어를 수리한다면, 당신의 손은 갑자기 피아노를 치지 않을 것이다. 그것은 단지 마치 외부의 힘이 당신의 손을 통제하고 있는 것처럼 느껴지는 것이다. 통제력은 잃지 않았고, 단지 통제에 대한 경험이 빠졌다. 이런 일은 사고에도 또한 일어날 수 있다. 우리 모두는 공격적이거나 성적인 내용의 불쾌한 생각이 나타난다는 것을 알고 있다. 그 생각은 그 순간에 우리가 가지고 있던 다른 생각들을 중단시키고 의식으로 침투하는 것 같다. 우리는 그 생각을 하고

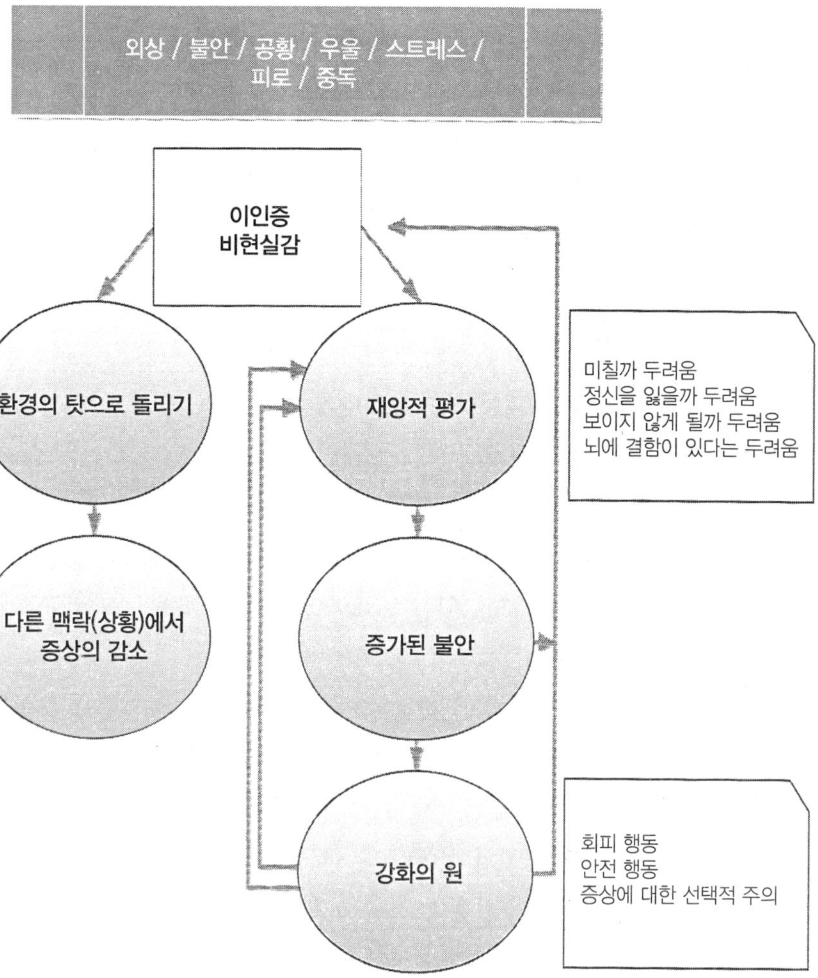

그림 7.2 이인증과 비현실감의 인지적 모델(출처: Hunter et al.(2003))

싶지 않으며, 우리는 우리가 탐탁지 않게 여기는 그 내용과 동일하지도 않다. 마치 다른 누군가가 우리의 마음 속에 생각을 집어 넣은 것처럼 우리는 외부에서 온 것 같은 생각을 갖게 되는 경우도 있다. 이번에도 역시, 통제 경험에 지장이 생긴다. 때때로 생각이 차단될 수도 있고, 당신은 다른 누군가가 그렇게 하고 있는 것 같은 느낌을 가질 수도 있다. 당신은 다른 누군가가 당신의 사고에 개입해서 당신이 생각하고 싶어하는 것을 당신이 생각하지 못 하게 막는다고 생각할 수도 있다. 팔이 저린 것과 같은 신체적 감각은 다른 누군가가 당신의 피부를 통해 전기를 보내고 있다는 느낌이나 혹은 감정(행복, 슬픔, 또는 우울 같은)이 당신에게 강요되고 있다는 느낌을 줄 수도 있다. 이 모든 경우에 우리는 뭔가를 느끼고, 생각하기도 하지만, 우리는 그것이 우리 자신에게서 시작되었다고 경험하지 못 한다. 통제의 개념이 빠져있다. 어떻게 이런 일이 가능할까?

만약 우리가 뭔가를 한다면, 이중 안내 시스템이 있다. 전향 먹이 시스템은 운동을 어떻게 할지를 추산한다; 예를 들어, 찻잔을 들어올리고 그것을 우리의 입으로 가져간다. 이 시스템은 찻잔까지 거리를 추정하고, 손잡이가 어디에 있는지를 주목하고, 당신의 입술의 위치를 추산하기도 한다. 그것은 팔의 복잡한 움직임을 매우 신속하게 고안하고, 그래서 그 운동이 수행될 수 있다. 후향 먹이 시스템 또한 존재한다. 이 시스템은 계산된 손의 위치와 운동 동안의 손의 실제 위치를 비교한다: 그것은 일종의 감시 장치다. 실제의 위치가 계산된 위치와 조금만 달라도 교정이 일어난다. 이것이 실제로 우리가 찻잔을 집고, 그것을 들어올리고 그것을 우리의 입으로 가져오게 한다. 도표로 나타내면 그것은 그림 7.3에 있는 것처럼 보인다.

목적에서 계획이 만들어진다. 계획은 전달되고 행동과 추정 프로그램으로 변환된다(자발적인 의도). 이 프로그램은 우리의 운동 시스템에 의해 실행된다. 동시에 메시지는 감시 장치로도 전달되고 프로그램은 곧 작동될 것이다. 감시 장치는 운동을 통제하고 그래서 목적은 달성된다. 만약 운동이 계획된 것에서 벗어나면, 감시 장치는 그것을 감지해서 이것을 계획 중추로 보내고 의도의 중추는 그에 맞춰 그 프로그램을 보정할 것이다.

통제 당하는 기이한 경험에서는 뭔가가 잘못 됐는데, 아마도 감시 장치에 알려주는 단계일 것이다. 운동은 수행되고 있지만 당신은 그것이 일어날지 몰랐다. 그것은 마치 당신이 스스로 그것을 하지 않은 것처럼 느껴지고 그래서 당신은 마치 스스로 그것을 하고 있는 것이 아니라 다른 누군가가 당신을 통제하고 있는 것처럼 그것을 경험한다. 이런 현상이 행동뿐만 아니라 사고나 감정에서도 일어날 수 있다.

그림 7.4에서 보여주는 것처럼 우리는 뇌에서 이것과 관련된 기제를 어느 정도 알고 있다

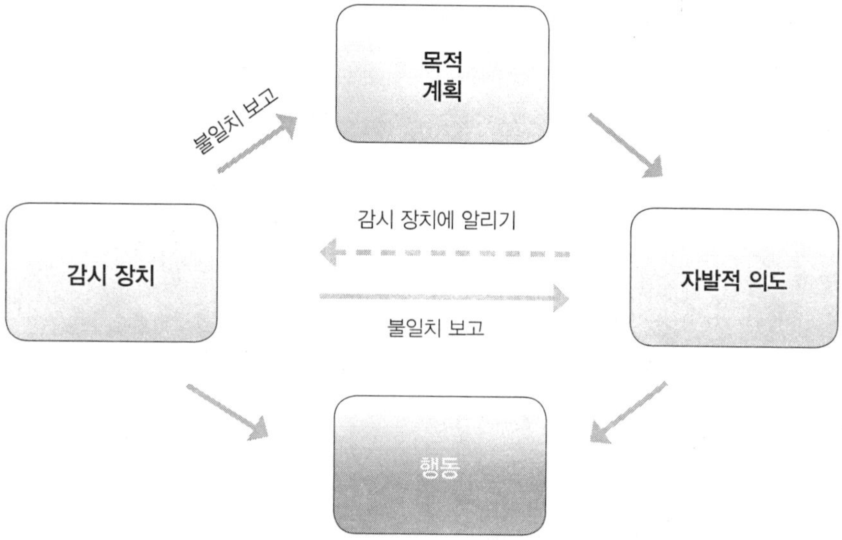

그림 7.3 통제 당하는 느낌을 설명하는 전향-먹이 및 후향-먹이 시스템을 보여주는 도표

행동에서의 전향-먹이 및 후향-먹이 시스템

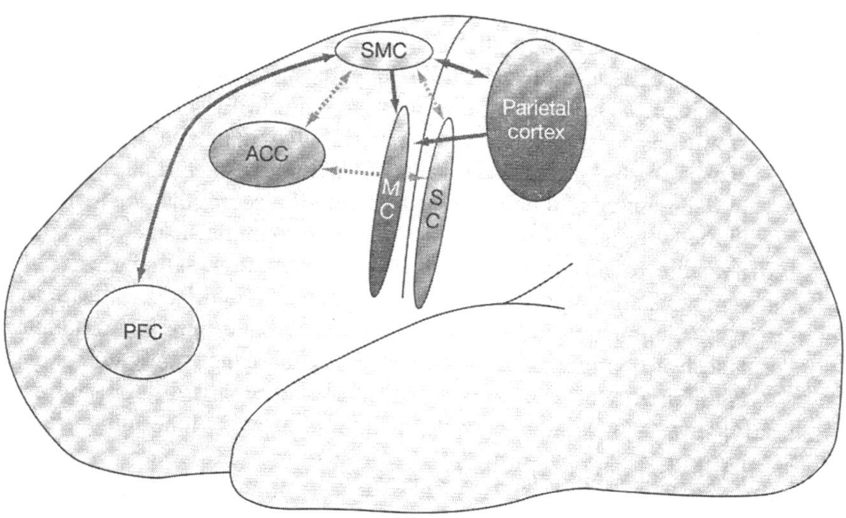

PFC=전전두 피질(prefrontal cortex); SMC=보조 운동 피질(supplementary motor cortex);
MC=운동 피질(motor cortex); SC=감각 피질(sensory cortex);
ACC=전방 대상 피질(anterior cingulate cortex)

그림 7.4 뇌의 전향-먹이 및 후향-먹이 시스템에 의한 운동의 계획과 통제

계획과 목적은 뇌의 앞쪽 부분(전전두 피질, prefrontal cortex: PFC)에서 만들어진다. 보조 운동 영역(supplemental motor areas, SMA)은 계획을 일련의 운동으로 전환시키는데, 운동은 두정 피질(parietal cortex)과 협동으로 미세하게 조율된다. 두정 피질은 우리가 어떤 것을 공간적으로 상상하게 해준다. 운동 피질(motor cortex, MC)이 근육을 통제하고 운동이 시작된다. 감각 피질(sensory cortex, SC)은 전방 대상 피질(anterior cingulate cortex, ACC)과 협동해서 감시 기능을 수행한다. 감각 피질에서 우리는 우리의 몸과 운동을 느낀다. ACC는 계획과 수행을 비교한다. 편차가 감지되면 보조 운동 피질로 전달하고 실행 계획이 조정된다.(이 모든 이름들을 암기하거나 이해하려고 애쓰지 마세요!)

만약 위협 받는 것이 편집증이 되면

의심을 증가시키는 기제는 회피다. 교통 사고를 겪은 사람은 누구나 다음에 운전할 때 긴장하게 될 것이다. 운전을 지속하는 사람들은 그들의 두려움을 극복할 것이다. 두려움이 커서 차를 버리기로 결심한 사람들은 운전을 피하도록 학습되고, 다음 번에 운전하려고 할 때 아직 주차장에 있는데 아마도 심장 박동이 증가할 것이다. 회피는 사람들을 더 겁나게 만들고, 운전을 피하면 두려움은 커진다. 개에게 한번 물린 후 개를 두려워하는 것도 이와 유사하다. 개를 다시 접하고, 모든 개가 물지 않는다는 것을 경험하면 사람은 두려움을 극복할 수 있다. 거리를 두기로 결심한 사람들은 항상(늘어나기만 하는) 안전 조치를 취할 것이다. 결국, 이렇게 하면 두꺼운 코트와 장갑 그리고 스파이크가 박힌 신발을 신을 때만 밖에 나가는 사람이 생길지 모른다! 그런 사람은 미세한 개의 신호만으로도 달아나거나, 건물 안으로 들어가거나, 버스를 탈 것이다. 삽시간에 세상은 개 공포증을 가진 사람을 뒤쫓는 개들로 둘러싸일 것이다.

이런 설명은 의심에도 적용될 수 있다. 편집증은 회피 때문에 심해진다. 당신을 반대하는 사람들의 모임은 다른 의심스러운 사람들과 함께 점차 늘어나는 것 같고, 그래서 위험으로 가득 찬 세상을 만들어지고, 거기서는 실질적으로 누구도 더 이상 믿을 수 없게 된다. 앞서 언급된 유형의 두려움과 유사하게, 만약 맨 처음에 두려움이 합리적인 반응이 아니었던 것 같다면, 두려운 대상에 다가가는 것이 최상의 치료일 것이다. 하지만 의심이 심한 경우에 사람들은 대개 더 이상 그렇게 할 수 없다. 의심이 극도로 많은 사람은 자신을 쫓는 사람을 찾아 나서면 죽을 수도 있다고 가정한다. 미행하는 사람들이 실제로 무엇을 하려고 하는지 알아볼 필요가 없다고 여긴다. 두려움과 회피는 일종의 계속해서 물이 쏟아지는 소용돌이를 만들어서, 그 안에 갇힌 사람은 누구든지 결국에는 감정적으로 익사하게 될 것이다.

만약 목소리가 당신을 화나게 하거나 겁준다면

많은 목소리들은 그것을 듣는 사람의 분노와 두려움을 키우는데, 그것이 소리가 그 사람을 감정적으로 만드는 이유일까? 어떻게 그렇게 될까? 목소리는 우리의 뇌 깊숙한 곳에서 나오는 언어 생성이며 우리가 생각해낸 것이 아니다. 목소리가 다른 사람의 음성 특성을 사용하기 때문에 그리고 종종 반복되는 주제가 있기 때문에, 다른 사람이 관계된 것 같은 느낌이 만들어진다. 때때로 목소리는 그 목소리를 듣는 사람이 하지 않은 것을 알고 있다고 주장한다; 그러나 확인해보면 이는 결코 사실이 아니다. 예를 들어, 목소리에게 당신이 신문에서 읽거나 뉴스에서 듣기 전에 오늘(혹은 내일) 신문의 주요 기사 제목을 물어보라. 목소리는 모른다. 목소리는 당신이 아는 것만 알뿐, 그 이상의 어떤 것도 모른다. 우리가 목소리가 들리는 정확한 순간에 그 사람의 뇌를 촬영하면, 우리는 생각하고 말하는 동안 사용되는 영역과 동일한 영역이 활성화되는 것을 보게 된다. 그것에 대한 한 가지 예외가 있다(그림 7.5를 보라).

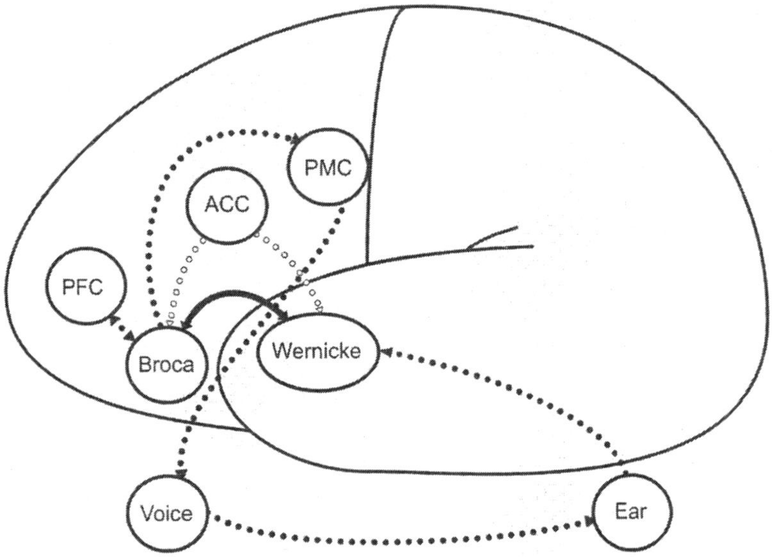

PFC=전전두 피질(prefrontal cortex); ACC = 전방 대상 피질(anterior cingulate cortex); PMC=전운동 피질(premotor cortex)

그림 7.5 생각하기, 말하기 그리고 듣기에 관여하는 경로

주변 환경에서 들리는 말소리는 우리의 귀(그림 7.5의 귀)에서 듣기 영역인 베르니케 영역(Wernicke's area)으로 이동한다. 이 곳은 귀 바로 뒤에 위치해 있다. 만약 우리가 우리 자신의 생각을 내부의 음성으로 지각하면, 이것은 전전두 피질(PFC)과 말하기 영역(브로카 영역; Broca's area)으로 들어간 다음 베르니케 영역으로 역시 이동한다. 어떻게 베르니케 영역은 그 말소리가 우리에게서 시작된 내적인 출처를 갖는지 아니면 외적인 출처를 갖는지 알 수 있을까? 이것은 전방 대상 피질(ACC)에 의해 표시된다. 생각은 브로카 영역에서 베르니케 영역으로 직접 이동하지만, 또한 ACC에 있는 감시 중추를 통해서 간접적으로 전달되는데, ACC는 우리의 생각을 우리의 것으로 표시한다. 귀를 통해 이동하는 말소리는 그런 표시가 없고 브로카 영역은 이것을 외부의 소리라고 인식한다. ACC는 환각 동안에 활성이 떨어지는데 그래서 내부에서 일어나는 생각이 밖에서 들려오는 말소리로 지각될 수 있다.

때때로 사람들은 그들의 생각을 크게 듣는데 이런 경험은 ACC가 뭔가를 '내적인' 것으로 표시하지 않고 통과시킨다는 것으로 설명된다. 어떤 경우에 사람들은 그들 자신에게서 나올 수 없다고 느껴지는 내용을 듣는다. 어머니를 매우 사랑하고 어머니가 진실하다는 것을 알고 있는 한 남자가 어머니를 믿을 수 없다는 이야기를 듣는 것이 한 예가 될 수 있다. 그런 일이 어떻게 가능할까? 중뇌에서 도파민의 과잉으로 그런 일이 일어날 수 있다. 도파민 조절 이상은 '개폐'이상을 초래한다. 이것은 모든 종류의 이상한 생각과 아이디어뿐만 아니라 우연한 관찰, 피부의 느낌 등이 여과되지 않고 우리의 의식에 도달한다는 것을 의미한다. 모든 종류의 쓸데없는 사건들이 인식되는데 최악의 상황은 우리가 이런 사건들에 주의를 기울이는 것이다. 우리는 의식으로 올라오는 사건들은 중요하다는 사실에 익숙해져 있다. 어떤 순간 우리의 뇌에 있는 모든 정보의 단지 일부만이 우리의 의식에 의해 처리된다는 것이 과학적으로 드러났다. 예를 들어, 우리는 자전거를 타는 동안 우리의 소화, 우리의 심장 박동수를 올려야 하는지 아니면 내려야 하는지, 어떤 근육을 어느 정도 조여야 하는지, 어떤 힘을 주어야 하는지를 자각하지 못한다. 많은 정보들이 걸러지고 무의식적 수준에서 처리된다.

그래서 목소리를 듣는 사람들은 그 목소리가 말하고 있는 것이 무엇이든 거기에 대한 책임이 없다. 우리는 우리의 의식으로 올라오는 이상한 것들을 유발하는 뇌의 일시적 반란을 처리하고 있다. 따라서, 목소리는 당신 자신의 뇌에서 시작되고 아무 것도 혹은 아무도 그렇게 하지 않는다. 이 사실은 당신 자신의 인격에서 목소리를 분리시킨다. 한편으론 그렇게 하면 편안하다; 당신은 목소리에 대해 아무 것도 할 필요가 없다. 다른 한편으론 무서울 수도 있다. 당신의 인격이 더 이상 당신 의식의 내용을 책임지지 않는다. 그래서 우리는 그 목소리를 억제해야 하고 그것에 너무 많은 힘과 자유를 주면 안 된다. 어떻게 당신은 그렇게 할 수 있을까? 가장 중요한 조언은 차분하게 유지하는 것이다. 만약 당신이 감정적이 되면 목소리는 더 심해진다. 당신의 생각을 이끄는 ACC의 감독 능력은 당신의 감정 중추(편도체에 있는)가 조용할 때 향상된다. 증가된 감정 상태를 다룰 때, 전두엽에 있는 뇌의 통제 담당과 ACC는 일을 하기 어려워 진다.

아무도 없는데 그들에게 말하는 목소리를 듣지만, 이것을 정신적 성격의 이상한 현상이라고 여기고 그것에 주의를 기울이지 않는 사람은 일반적으로 괜찮게 지낸다. 목소리가 친근하고 도움이 된다고 여기지만 목소리가 그들의 삶에 있어 아무런 영향을 주지 않는 사람들도 종종 잘 지낸다.

목소리가 그들에게 상당한 영향력을 가지고 있는 존재에게서 나오고 만약 그들이 복종하지 않으면 그들을 해칠 것이라고 결론 내리는 사람들은 다르다. 목소리를 들으며 온종일 그 목소리를 신경 쓴 사람들은 두려움을 겪고, 친구를 잃고, 직장과 학교를 피한다. 이런 사람들은 종종 상당한 어려움에 처해 전문적인 치료와 약물로 그 목소리를 억제할 필요가 있을 것이다.

일단 목소리가 발판을 마련하면, 그것은 계속해서 존재하려고 한다. 목소리는 그것을 듣는 사람을 겁주거나 화나게 하는 데 성공할 때 그 목적을 가장 잘 달성할 수 있다. 감정을 유발하고, ACC의 통제와 조절 능력을 약화시키는 목소리는 의식으로 올라올 가능성이 훨씬 더 크다. 이것이 왜 목소리를 듣는 사람들이 처음에는 그것을 그다지 불쾌하게 경험하지 않는지를 설명해줄 수 있다. 사람들은 종종 수년에 걸쳐서 목소리가 그들에게 점차 등을 돌렸다고 말하곤 한다. 그 시간 동안 목소리는 대개 약점을 발견한다: 그 사람에게 상처를 주고 감정을 자극하는 말들. 진화에서처럼 선택 과정을 통해 중립적이고 다정한 목소리는 증가하지 않을 것이고, 반면 쌀쌀맞고 무섭고 상처 주는 목소리는 훨씬 더 오래 지속될 것이다. 마치 비가 오랜 세월이 지나면 바위를 뚫을 수 있듯이, 뇌의 신경 회로들은 점점 닳아 없어지고 이런 회로들은 더 자주 전달된다. 그래서 목소리에 신경을 쓰거나, 그 내용 때문에 감정적이 되거나, 목소리가 당신에게 하라는 대로 하지 않는 것이 중요하다.

사회적 철수로 인해 당신의 세상이 더욱 더 좁아질 때

어떤 사람들은 어려움이 생길 때 사회적 관계에서 철수하는 경향이 있다. 이것은 또한 기이한 경험이 그 사람에게 더 많은 주의를 요구할 때 그리고(동시에) 주변의 반응이 이런 기이한 경험에 대해 그 사람이 제시하는 설명에 대해 부정적일 때 일어난다. 이런 식으로 외부 세계에서 보내는 시간이 이상하고 기이한 경험의 세계에서 보내는 시간으로 바뀐다. 그런 경험은 학교, 직장, 친구 그리고 친척들에 대한 관심을 줄이는 효과를 가질 수 있다. 어떤 사람들은 그들의 경험에 완전히 사로잡혀 그들의 사회적 환경으로부터 고립된다.

이미 우리는 뇌가 현실을 이해하려고 할 때 취약하다는 것에 관해 읽었다. 사실 계속해서 그릇된 가정을 만들고, 성급하게 결론을 내리고, 우리의 의견이 뒷받침하는 증거를 찾고, 존재하지 않는 관련성을 찾으려고 하는 경향이 있다. 우리에게는 우리를 교정해주고 폭넓은 시각으로 우리의 의견을 보게 해줄 사람들이 정말로 필요하다. 이런 관점에서 객관적 현실은 실제로 존재하지 않는다. 현실은 사회적 구조물이다. 우리는 우리가 현실이라고 여기는 것과 아닌 것에 대해 동의한다. 시간이 흐르고 문화적 및 과학적 변화가 생기면서, 각각의 새로운 시대는 현실에 대한 그 시대의 관점을 만든다. 우주의 불변성은 우주가 끊임 없이 변하고 팽창한다는 아이디어로 대체되었다. 세균과 바이러스는 병의 원인이 위험한 공기라는 아이디어를 대체했다. 의사들이 사혈을 폐지시켰다.

현실에 대한 지금의 과학적 관점은 계속해서 진화할 것이다. 그 속에서 지내려면 당신이 현실에 대한 오늘날의 아이디어에 동참할 필요가 있다. 만약 홀로 남아서 타인들에게서 고립되면, 당신의 의견을 고수함으로써 당신은 타인들로부터 점점 소외될 것이다. 때문에 더 나은 삶을 위해서는 타인과의 교류를 유지하는 것이 필수적이다. 어떤 행동을 하기 전에 당신의 결론과 의도한 행동을 다른 누군가와 상의하는 것이 현명하다. 한 사람은 선로에서 벗어날 수도 있지만, 여러 명의 사람들은 상황을 적절한 관점에서 볼 수 있고, 그것이 합리적인 결론을 이끌 것이다.

당신에게 도움이 되는 확신과 습관들

우리는 당신의 사고 방식에 있어서 성취해야 할 가장 중요한 변화들을 나열하면서 이 지침서를 끝내려고 한다:

1. 항상 모든 기이한 경험에 대해 한 가지 이상의 설명을 떠올려라. 상황을 폭넓은 관점에서 보는 것이 두려움, 분노, 공황 그리고 절망과 같은 부정적 감정을 조절하는 열쇠다.
2. 당신의 의견을 다른 사람들과 논의하고 대개는 다수가 옳다는 것을 명심하라. 당신

에게 일어난 일들을 주변 사람들에게 이야기하고 그에 대한 가능성 있는 설명들을 함께 찾아보라.

3. 당신의 해석에 따라 행동할 때 조심하라. 우리는 많은 해석들이 근거가 빈약하다는 것을 보았다. 그릇된 가정에 따라 행동하는 것은 어려움을 초래할 수 있고, 또한 타인의 외면이나 배척을 초래할 수도 있다.
4. 끝으로 기이한 경험 또한 그저 경험일 뿐이다. 일반적으로 이런 경험들은 뇌의 신경전달물질의 혼란으로 일어난다. 많은 경우에서 그런 혼란은 결국 저절로 사라진다.

당신의 부정적 감정과 기이한 경험을 통제할 수 있기를 바란다!

메타인지 훈련을 평가하라. 환자는 무엇을 배웠는가? 프로토콜의 다음 단계에서 당신이 만들 사례 개념화에 가장 중요한 정보를 포함시켜야 된다는 것을 명심하라.

(5) 사례 개념화와 목표 설정(1 회기)

사례 개념화

CBT 평가 단계의 결과를 환자와 논의하고 사례 개념화 서식(부록 D)을 환자와 함께(당신의 서식과 환자의 서식에 같은 내용으로) 채워보라. 결과는 전반적인 수준에서 사례 개념화에 포함된다(한 가지 예로 그림 7.6을 보라). 이런 방법으로 그것은 한 가지가 아니라 동일한 주제(A–D)에 속한 여러 가지 상황을 포함한다. 당신은 연관된 인생 경험과 증상에 영향을 줄 수 있는 소인들(E) 또한 포함시킨다. 중요한 기본(F) 및 중간 가정(G)을 알맞은 칸에 넣는다. 마지막으로 당신은 연관된 기본 및 중간 가정의 형성을 초래했던 인생 경험(E)을 기술한다(다음 단락 '인생 경험은 왜 사례 개념화에 포함되는가'를 보라). 사례 개념화는 협력적인 특징을 가진다. 환자가 사례 개념화에서 그들 자신을 상당한 정도로 인식하는 것이 매우 중요하다. 만약 환자가 내용을 제시하고 치료자가 동의한다면 매우 긍정적인 상황일 것이다. 사례 개념화는 치료 계획과 개입의 근간을 형성하기 때문에 매우 중요하다.

조언: 종종 환자를 괴롭히는 기이한 경험이 여러 가지일 수 있다. 환자와 함께 문제의 목록을 만든 다음 그 증상들의 우선 순위를 만들면 도움이 될 수 있다. 사례 개념화에는 가장 중요한 기이한 경험들만 포함시켜라.

조언: 사례 개념화에 환자의 증상에 강력한 영향을 주는 인지 편향을 포함시켜라. 그것은 보통 아래의 예에서 볼 수 있는 자동적 혹은 중간 가정처럼 그것을 말로 나타내는 것이 가장 좋다:

- '나는 사람들이 악의적인 의도를 가지고 있다고 성급하게 결론을 내린다'(비약적 결론 편향).
- '만약 내가 주기적으로 내 방을 확인하지 않으면, 뭔가가 내게 몰래 다가올지도 모른다'(선택적 주의 편향).
- '내가 불안을 느끼면, 위험한 게 틀림 없다'(감정적 추론 편향).
- '우연의 일치는 없어'(공변동 편향).

왜 인생 경험을 사례 개념화에 포함시켜야 하는가?

CBT 프로토콜의 핵심은 다음의 것들로 구성된다:

- 부정적인 자동적 사고에 도전하기;
- 인지 편향의 영향을 자각하기;
- 환자의 행동을 강화하는 회피와 안전 행동을 바꾸기.

일부 환자들에게 있어서는 심지어 치료 초반부터 어떤 인생 경험과 기저의 믿음이 영향을 주는 지를 아는 것이 중요할 수 있다. 많은 ARMS 환자들은 유년기에 역경을 겪었거나 인생 후반기에 큰 상처를 받았다. 때로는 이런 과거의 경험과 현재의 기이한 사건 사이에 분명하고 직접적인 연관성이 형성될 수도 있다(예: 어릴 때 어머니가 하던 것과 유사한 방식으로 그를 위협하는 목소리를 간혹 듣는 환자). 때로는 이런 상호작용들이 간접적이다(예: 과거에 그의 신뢰가 여러 번 깨트려진 결과로 망상 같은 생각을 하게 된 환자). 이 외에도 많은 환자들은 자신들의 부정적인 예측의 증거라고 생각하는(외상적이지 않은) 어떤 경험들을 보고한다. 요약하면, 인생 경험과 기이한 경험 간에는 종종 연관성이 있을 수 있다. 이런 상호작용은 직접적일 수도 간접적일 수도 있다.

인생 경험의 직접적인 영향

때로는 연관성이 매우 분명하다. 예를 들어 어떤 사람은 폭행을 당한 후 가벼운 편집증적 생각을 하게 되거나 성적 학대를 받은 후 가벼운 환각을 경험하기 시작한다. 하지만 그렇게 심하지 않은 경험도 환자가 자신의 부정적인 예상의 이유라고 여기는 '증거'의 일부가 될 수도 있다. 때로는 직접적인 질문으로 어떤 경험들이 영향을 미쳤는지 충분히 알 수 있다:

치료자: '어떤 일 때문에 당신은 동료들이 당신을 쫓아내고 싶어한다고 생각하게 되었나요?'

치료자: '그러면 당신은 밤에 유령이 당신을 붙잡을까 봐 두려워하고 있네요. 무엇 때문에 그런 생각을 하게 되었나요? '

치료자: 당신이 현재 느끼는 두려움과 과거의 인생 경험들 간에 연관이 있다고 생각합니까?

사례 개념화에 이런 경험들을 포함시키는 것이 중요하다. 종종 환자가 여기는 증거는 근거가 매우 빈약하다. 이런 사실을 깨닫는 것이 치료적 효과를 가진다:

치료자: '그럼 제가 당신의 말을 바르게 이해했다면, 이런 유령에 대한 두려움은 당신이 무서운 영화를 보고 난 다음에 시작되었네요? 그리고 당신은 유령의 존재에 대한 어떤 증거도 전혀 보거나 경험하지 못했네요?'

부정적인 인생 경험의 직접적인 영향을 이해하면 현재의 기이한 경험에 대한 대안적 설명을 찾는 데 도움이 될 수 있다.

치료자: '당신은 외출할 때 실제로 훨씬 더 위험합니까? 아니면 공격적인 태도로 누군가 당신을 노려본 경험이 있었기 때문에 위험을 예상하도록 학습된 것일까요?'

인생 경험의 간접적 영향

인생 경험은 또한 기이한 경험에 대한 두려움에 간접적으로 영향을 준다. 우리는 유년기의 학대나 방임과 같은 부정적인 인생 경험이 자신과 타인 그리고 세상에 대한 기본 가정의 형성에 영향을 준다는 것을 알고 있다. 이런 믿음이 결국 사람들이 형성하게 되는 중간 가정과 전략에 영향을 준다. 이러한 요소들이 환자가 기이한 경험을 어떻게 해석하고 어떻게 반응하는지에 영향을 준다. 가벼운 편집증을 가진 환자들은 종종 다른 사람을 믿지 않도록 '학습되었다'. 그리고 자신의 부정적인 생각들이 자주 들려 힘든 사람들은 자존감에 '상처를' 입었다. 부정적인 인생 경험의 간접적인 영향을 평가할 때 어떤 기본 및 중간 믿음들이 영향을 미치고 있는지를 알아보는 것부터 시작하는 것이 대체로 좋은 전략이 된다. 때로는 회기 동안에 환자가 하는 말에서 이런 인지들을 찾을 수도 있다:

환　자: '침대에 누워서 휙 지나가는 그림자를 볼 때 나는 그저 얼어버려요. 그 다음 내가 너무 약하다고 느껴요. 나는 정신을 차려야 된다고 느껴요. 그렇지 않으면... 난 미쳐버릴 거에요.'

때로는 어떤 핵심 믿음이 작동하는지를 평가하기 위해 '하향 화살 기법'과 같은 면담 기술이 필요하다.

치료자: '당신이 밤에 집에서 이상한 소리를 들을 때, 당신은 어떻게 됩니까?'
환　자: '아무것도 할 수 없을 것처럼 느껴져요.'
치료자: '당신이 아무것도 할 수 없다는 사실, 그것은 당신에게 어떤 의미입니까?'
환　자: '그것은 그들이 언제든 저를 죽일 수 있다는 의미에요.'
치료자: '그건 당신이 어떻다는 말인가요?'
환　자: '그건 제가 스스로를 지킬 힘이 전혀 없다는 뜻이에요.'

치료 목표 정하기

함께 치료 목표 서식(부록 E)을 완성하라. 치료 목표 서식은 증상의 감소와 사회적 기능 수준의 향상을 구분한다.

스마트(SMART)란 용어(specific: 구체적인, measurable: 측정 가능한, attainable: 달성 가능한, relevant: 관계된, time bound: 시간 안에 끝낼 수 있는)로 목표를 만들어라. 이런 방식으로 치료 목표를 만들면 당신과 환자가 치료의 목적에 계속해서 초점을 맞추는 데 도움이 된다.

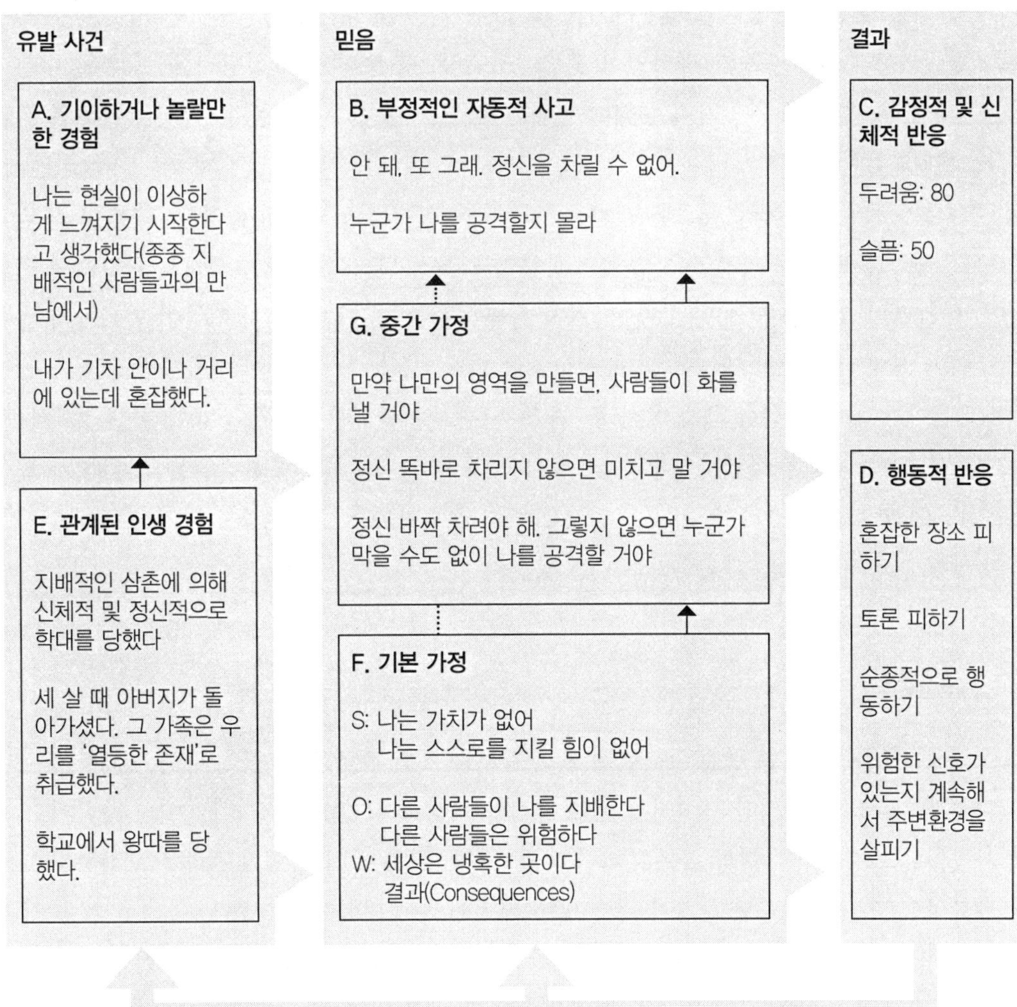

그림 7.6 완성된 사례 개념화 서식(S=자기, O=타인, W=세상)

조언: 설정된 치료 목표를 이용해서 5회기 마다 치료를 평가하라

(6) 인지 행동적 개입(6 – 12 회기)

CBT 개입이 일부 환자들에게는 거의 필요 없다. 기이한 경험으로 인한 그들의 고통은 정상화 정신의학적교육 정보와 메타인지 훈련에서 얻은 통찰 덕분에 상당히 줄어든다. 다른 사람들의 경우, 변화를 일으키기 위해 광범위한 CBT가 제공되어야 한다. 당신은 치료를 환자 개개인에 맞춰야 한다.

CBT 프로토콜에서 가장 중요한 개입은 분명 행동 실험과 노출의 수행이다. '경험이 곧 믿음이다'. ARMS를 가진 환자들은 명백한 정신병을 가진 환자들 보다는 생각의 완고함이 덜하다. 더군다나 당신과 환자는 이미 몇 가지 문제들을 함께 다뤘다. 치료의 이 단계에서 환자는 이미 그의 부정적인 예상을 어느 정도 의심한다. 만약 이런 경우라면, 행동 실험을 고안하고 환자에게 그 실험을 해보게 하라. 이 프로토콜 안에서 당신은 항상 행동 실험 혹은 노출 할당을 위해 작업해 나간다. 계속 스스로에게 물어라: '환자가 행동 실험을 할 준비가 되었는가?' 만약 그렇지 않다면, 무엇이 환자를 주저하게 만드는지 살펴보고 그런 가정에 도전하기 위해 인지적 기술을 사용하라.

치료 계획

사례 개념화는 기이한 경험과 관련된 모든 정보를 포함해야 한다. 물어야 할 중요한 질문은 다음과 같다: '어떤 핵심 가정이 고통을 야기하고 지속시키는가?' 그리고 '어떤 행동이 그런 가정을 강화하는가?' 핵심 질문은 다음과 같다: '이 환자가 그의 회피 전략을 포기하고 그의 정상적인 기능을 유지해 나가기 위해 어떤 가정이 수정되어야 하는가?'

그 다음 질문은 다음과 같다: '어떤 가정이 행동 실험을 수행함으로써 가장 쉽게 바뀔 수 있는가?' 환자의 동기와 사례 개념화의 내용에 따라 다음의 개입 방법들이 사용된다.

일반적으로 당신은 소크라테스식 질문법과 같은 인지적 기술을 사용해 부정적인 자동적 해석에 도전하기 시작한다. 환자에게 자신의 역기능적 믿음에 대해 생각해 보도록 질문을 하면 변화를 이끌어낼 수 있다. 소크라테스식 질문법이 환자를 설득시키려 노력하는 것보다 대체로 더 효과적이다. 목표는 해석의 진실성에 대한 의심을 불러일으키거나 이미 존재하는 의심을 강화시키는 것이다. 이것은 회기 동안 혹은 숙제로 행동 실험이나 노출 할당을 수행할 동기를 환자에게 부여할 것이다. 행동 실험이나 과제 할당의 결과를 광범위하게 논의하라. 환자는 기이한 경험에 대해 바뀌고 있는 인지적 설명 모델에 이 새로운 정보를 통합시켜야 한다. 때로는 각각의 역기능적 가정에 대해 이런 방식이 반복될 필요가 있다.

조언: 당신이 어느 수준에서 개입할지 현명하게 선택하라. 예를 들어, 유령에 대한 공포를 가진 일부 환자들에게서 치료는 다음 질문에 초점을 맞추게 될 것이다: '유령이 정말로 존재하고 당신 집에 유령이 나타납니까?' 다른 환자들에게서 이 질문은 무시될 수 있는데, 예를 들어 환자가 유령이 존재한다는 것을 매우 확신하고 있어서 이 질문이 성과 없는 토론만 야기할 있기 때문이다. 그 다음 물어야 할 질문은 다음과 같다: '유령이 실제로 당신을 해칠까요?' 일단 환자가 이것을 의심하기 시작하면, 유령을 무시하는 것이 더 현명한 것은 아닌지 물어볼 수 있다.

정신의학적교육을 통해 개입하기

정신의학적교육은 전체 치료 프로토콜에서 중요한 역할을 한다. 이 단계에서도 정신의학적교육은 기이한 사건에 대한 부정적인 해석에 대해 도전하기 위해 선택적으로 사용될 수 있다(정신의학적교육을 어떻게 적용하는지에 대한 이전의 예와 기술을 보라).

인지적 도전

이 단계에서 당신은 부정적인 자동적 사고에 도전하고 환자가 대안적 설명을 생각해내도록 독려하기 위해 당신이 쓸 수 있는 모든 CBT 기술을 사용한다. 지금까지의 치료 동안에 환자는 이미 수 주 동안 대안적 해석을 만드는 연습을 해왔다. 만약 환자가 대안적인 설명을 생각해내기 어려워하면(예를 들어 강한 독단적인 추론 편향의 결과로), 당신은 '파이 차트 기술(부록 F를 보라)'을 사용할 수 있다. 이 기술은 환자가 혼자서 할 수 있을 때까지 여러 상황에서 반복적으로 사용될 수 있다. 각각의 설명을 "우연의 일치" 혹은 환자와 아무 관련이 없는 이유로 분류하라.

치료자: 당신은 종종 당신의 이웃이 당신을 좋아하지 않고 당신이 이사 갈 때까지 당신을 괴롭힐 거라고 생각합니다. 당신은 저에게 이웃의 행동에 근거해서 이런 추정을 했다고 말했습니다. 한 예로 당신은 지난 주에 있었던 일을 언급했습니다. 당신은 복도에서 그녀를 만났는데 그녀는 멈춰서지 않고 안녕이라고 말하며 휙 지나갔습니다. 당신은 그 일이 그녀가 당신이 이사 가기를 바라는 증거라는 것 외에는 그녀의 행동에 대한 대안적 해석을 생각해낼 수 없다고 했습니다. 당신은 이 생각을 80% 정도 믿고 있습니다.

환 자: 맞아요.

치료자: 함께 살펴봅시다. 만약 우리가 마음 속으로 당신과 무관한 다른 상황을 생각해본다면, 사람들이 아는 사람을 만났을 때 안녕이라고 말하고 휙 지나가는 이유가 될 수 있는 것에는 어떤 것들이 있을까요?

환 자: 글쎄요. 그 사람이 약속이나 직장에 늦었을 수도 있겠네요.

치료자: 잘 하고 있습니다. 우리는 그걸 서식의 왼쪽 열에 적을 겁니다. 그 사람은 약속에 늦어서 뛰고 있거나 급하다. 가능성 있는 다른 원인은 어떤 것이 있을까요?

환 자: 어쩌면 그 사람은 기분이 좋지 않았거나 짜증이 나서 다른 사람과 말하는 걸 피했을 수도 있겠죠.

치료자: 좋아요. 그 외에는요?

환 자: 음, 어렵네요.

치료자: 수줍음이 많고 다른 사람에게 말 걸기를 두려워할 수도 있지 않을까요?

환 자: 네, 그럴 수도 있겠네요. 다른 사람이 자기를 좋아하지 않는다고 생각할 수도 있겠네요.

치료자: 바로 그렇습니다. 그러면 두 가지 다른 가능성이 있네요; 적어봅시다. 또 다른 가능성이 있나요?

환 자: 그 사람이 생각에 잠겼을 수도 있어요. 저도 간혹 그런 적이 있거든요.

치료자: 아주 좋아요. 그것도 가능한 원인에 포함시킵시다. 한번 볼까요, 우리는 어떤 사

람이 아는 사람과 마주쳤을 때 안녕이라고 말하고 휙 지나가버릴 수 있는 다섯 가지 가능한 이유들을 생각해냈네요. 우리는 분명 어떤 이유들은 놓쳤을 테니까 여섯 번째 범주인 '기타'를 또한 추가합니다. 이러한 대안적 이유들을 살펴 보고 이런 것들이 당신의 상황에 어느 정도로 적용될 수 있는지 알아봅시다. 당신은 당신의 이웃이 약속이나 직장에 늦었을 가능성이 얼마였다고 생각합니까?

환 자: 글쎄요, 그녀는 간호사고 열심히 일하니까, 50%라고 말할 수 있겠네요.

치료자: 좋아요, 우리는 그 뒤에 그걸 적고 파이 차트에 포함시킵시다.

치료자와 환자는 원래의 가정에 대해 파이 차트가 다(부분적으로) 채워질 때까지 가능한 모든 설명을 찾기 위해 이렇게 한다. 이렇게 한 다음 치료자와 환자는 원래의 해석에 대한 신뢰도를 논의한다.

> **조언:** 환자가 그의 부정적인 가정을 강하게 의심할 때, 인지 기술에 너무 오랜 시간을 투자하지 말라. 부정적 가정의 신뢰도에 대한 엄청난 의심에도 불구하고, 대부분의 환자들은 행동 실험을 수행하기 보다는 피하려고 한다.

파이 차트 기술과 함께 사용할 수 있는 다른 유용한 기술은 과거력 검사 또는 어떤 가정을 찬성하거나 반대하는 증거를 논의하는 것이다.

치료자: 그러면 당신은 그 생각을 75% 정도 믿을 만하다고 생각하네요. 비현실감이 일어날 때, 당신이 완전히 이성을 잃고 비현실감에 영원히 빠질 것이라는 가정을 찬성하면 어떤 문제가 생길까요?

환 자: 글쎄요. 점차 나빠지겠죠. 그리고 칼로 내 몸을 긋는 자해만이 비현실감을 떨쳐버리게 해준다는 것을 몇 번 느꼈어요. 게다가 엄마는 종종 내가 미친 아이라고 말해요.

치료자: 알았어요. 왼쪽 열에 그것을 적어 보세요. 이러한 부정적인 사고가 사실이 아니라는 것을 보여주는 것은 무엇일까요?

환 자: ...(생각하며) 음, 난 아직 미치지 않았어요. 비록 지금까지 6개월 이상 동안 비

현실감을 느꼈지만요. .

치료자: 좋은 지적이에요. 그 외에는요?

환 자: 모르겠어요.

치료자: 지난 6개월 동안 얼마나 자주 그런 비현실감을 느꼈다고 생각합니까?

환 자: 50회 이상이요.

치료자: 알겠습니다. 그러면 당신은 매번 자해를 했나요?

환 자: 아니요. 8번 정도 있었던 것 같아요. 종종 나는 다름 사람들과 함께 있어요. 다른 사람들과 함께 있을 때는 자해를 할 수 없어요. 그들이 기겁할 거에요.

치료자: 그러면 나머지 42번은 자해를 하지 않고도 비현실감이 멈췄다는 뜻인가요?

환 자: 더 오래 걸리긴 해요. 보통 30분 정도. 하지만, 지금까지 매번 멈췄어요.

치료자: 알겠습니다, 그것을 오른쪽 열에 적습니다. 당신이 영원히 비현실감에 빠질 것이라는 생각을 반박할 수 있는 것은 또 무엇이 있을까요?

환 자: 나는 그것이 실제로 꽤 정상적인 현상이라는 것을 지침서에서 읽었어요. 당신은 완전히 비현실감에 빠진 상태가 지속되는 사람들에게도 병이 없는 경우를 제게 말했었잖아요. 당신은 또한 내가 그것을 너무 심하게 걱정하기 때문에 아마 그 현상이 점차 늘어날 것이라고 설명했잖아요.

치료자: 맞아요. 아주 잘 기억하고 계시네요. 그것들을 적어봅시다. 또 있나요?

환 자: 어머니는 제게 이 치료를 받으면 바로 괜찮아질 거라고 말합니다. 어머니는 또한 어머니 역시 항상 이런 종류의 경험을 한다고 제게 말해주었습니다.

치료자: 좋습니다. 그것도 적읍시다. 요약하면, 당신의 부정적인 예상을 반박하는 상당수의 증거들이 있는 것 같네요. 우리는 두려운 생각들을 믿게 만드는 사실들만 보는 경향이 있습니다. 이런 경향은 우리가 다른 것들을 놓치게 만듭니다; 그것이 메타인지 훈련 동안에 우리가 말했던 선택적 주의 편향입니다. 당신이 너무 두려웠기 때문에, 잠시 동안 여유를 가지고 그것을 더 객관적인 관점에서 보는 것이 어려웠습니다. 만약 당신이 지금 그것을 보면, 당신이 이성을 잃고 영원히 비현실감에 빠질 것이라는 생각을 어느 정도 믿습니까?

환 자: 상당히 덜 믿게 되네요. 약 30% 정도요.

환자가 일어날 거라고 예상하는 부정적인 시나리오는 종종 불가능한 것은 아니지만 대체로 가능성이 매우 낮다. 그래서 누적 가능성을 계산하는 것이 큰 도움이 될 수 있다(부록

G). 사건이 실제로 일어날 확률이 아주 낮을 때 환자에게 위안이 될 수 있다. 불안한 환자들은 처음에는 항상 어떤 재앙적 사건이 일어날 가능성을 과대평가한다.

(치료자와 환자는 누적 가능성 계산 서식을 본다)

치료자: 당신은 놀이터에서 아이를 계속해서 지켜보지 않으면 소아성애자가 7살된 당신의 아들을 유괴해서 성적학대를 할까 봐 두려워하네요. 이런 일이 실제로 일어날 가능성이 얼마나 될 것 같나요?

환 자: … 85% 정도요.

치료자: 좋습니다. 당신의 아이가 실제로 유괴되고 학대를 당하기 전에 몇 가지 사건들이 일어날 거에요. 마치 영화 시나리오처럼요. 그런 일은 그저 일어나지 않아요. 몇 가지 상황들이 맞아야 해요. 무슨 뜻인지 이해되십니까?

환 자: 네.

치료자: 그 과정에서 일어나는 여러 단계들을 한번 봅시다. 첫 번째 단계는 무엇일까요?

환 자: 음, 우리가 거기에 갔을 때 놀이터에서 대상자를 물색하고 있는 소아성애자가 있어야겠지요.

치료자: 맞아요. 실제로 이것은 두 단계로 되어 있어요. 당신이 거기에 있는 동안 소아성애자가 있어야 되고 또한 그가 학대할 대상자를 물색하고 있어야 해요. 우리는 그 두 단계를 기록합니다. 다음 단계는 무엇일까요?

환 자: 그가 사탕이나 어떤 구실로 제 아들을 꾀어야 할 거에요.

치료자: 맞아요, 그것도 적읍시다. 하지만 그 전에 다른 단계가 있는데, 왜냐하면 그가 그 전에 가능한 대상자로 당신의 아들을 확실히 선택해야 하기 때문이죠.

환 자: 네, 그렇네요.

치료자: 그러면 그것도 역시 적으세요. 다음은 무엇일까요?

환 자: 그가 아무도 눈치채지 못하게 제 아들을 데려가야겠네요.

치료자: 좋아요. 그게 마지막 단계입니까?

환 자: 네, 그런 것 같아요.

치료자: 이제 각 단계의 가능성이 어느 정도될지 정해보세요.

환 자: 우리가 놀이터에 갔을 때 소아성애자가 거기에 있을 가능성은 50%로 생각되네요. 그가 대상자로 제 아들을 선택할 가능성은 20%라고 하겠어요–거기에는 항상 많은 아이들이 있으니까요. 그가 제 아들을 꾀어낼 가능성은 20%로 생각돼요. 제

아들은 낯선 사람과 이야기하는 것에 대해 제가 어떻게 생각하는지 알아요. 그 소아성애자가 아무도 눈치채지 못하게 제 아들을 유괴할 수 있을 가능성은 25%로 생각돼요. 우리 동네에는 항상 많은 부모들이 나와 있어요.

치료자: 실제로 그런 일이 일어나기 위해서는 최악의 상황이 되어 이 모든 단계들이 일어나야 할 거라는데 동의합니까?

환 자: 네

치료자: 그것은 우리가 이 모든 단계의 가능성을 곱해야 한다는 것을 의미합니다. 그렇게 해보면, 우리는 소아성애자가 당신의 아이를 유괴해서 학대할 최종 가능성이 겨우 0.45%라는 것을 알 수 있습니다.

환 자: 네… 제가 상상했던 것보다 훨씬 낮네요…, 저는 그 일이 실제로 일어나기 위해서는 몇 가지 상황이 맞아야 된다는 사실에 대해 실제로 생각해본 적이 없어요.

치료자: 당신이 그것을 깨닫는 것이 매우 중요합니다. 당신은 만약 당신이 놀이터에서 당신의 아이를 계속해서 주시하지 않는다면 소아성애자가 아이를 유괴해서 학대할 거라는 생각을 지금은 어느 정도로 믿나요?

환 자: 상당히 덜할 것 같아요, 40% 정도요.

치료자: 좋아요. 상당히 줄었군요. 당신은 이제 당신의 안전 행동도 그만둘 수 있겠습니까? 예를 들어, 당신의 아들이 놀고 있을 때 십 분 동안 당신의 아들에게 신경 쓰지 않고 아들에게서 등을 돌린 채 잡지를 읽는 방식으로요.

누적 가능성 계산 외에 인터넷에서 정보를 모으는 것도 도움이 될 수 있다.

치료자: 당신은 누군가 당신의 집에 침입해서 당신을 해칠 가능성이 매우 크다고 믿습니다. 당신은 네덜란드에서 주거침입 사건이 얼마나 자주 일어난다고 생각합니까?

환 자: 잘 모르겠어요.

치료자: 저도 잘 몰라요. 한번 찾아봅시다. 보세요, 여기 네덜란드 통계청 사이트가 있네요. 그 사이트는 범죄율과 같은 모든 종류의 사회적 현상에 대해 매년 발표합니다. 2011년에 네덜란드 인구의 약 1%가 어떤 종류의 주거침입을 당했다고 여기에 나와있네요. 그것은 주거침입 시도를 포함하는 것으로 보이네요. 이 수치에 대해 어떻게 생각하세요?

환 자: 와, 정말 낮네요. 저는 더 많을 거라고 생각했어요. 제가 생각 한 것보다 확연히

낮네요. 당신은 주거침입 죄에 대해 많은 것을 읽고 들었군요.

치료자: 네, 자극적이기 때문에 매체들은 그런 것들을 보고하거든요. 그리고 사람들은 이러한 일들에 대해 말하기를 좋아해요. 그래서 실제로는 그렇지 않지만 그런 일이 더 자주 일어나는 것처럼 보이게 돼요. 여기서 우리는 선택적 주의의 영향을 한 번 더 보게 되네요.

때로는 변화하기 위한 동기를 강화할 필요가 있다. 어떤 회피 혹은 안전 전략의 장점과 단점을 논의하는 것이 유용한 기술이 된다. 2 열을 만들기 혹은 소크라테스식 면담을 통해 그것을 해볼 수 있다.

치료자: 그럼 당신은 당신이 자는 동안 유령이 당신을 죽일까 봐 두려워하네요. 낮 동안에는, 이 생각을 의심하고요. 하지만 당신은 문이나 커튼을 열어 두거나, 담요를 머리끝까지 덮고 자는 것 같은 안전 전략을 많이 사용했지요.

환 자: 맞아요. 어리석게 들릴 거란 걸 나도 알아요. 그런 일이 거의 일어나지 않을 거란 걸 알지만 밤이 되면 무서워요.

치료자: 확실히 알겠네요. 나는 당신이 실제로 공격을 당한 적이 있는지 궁금하네요?

환 자: 아니요. 아직까지는요. 하지만 난 항상 문과 커튼을 열어 놓고 완전히 담요를 덮고 잠들어요.

치료자: 항상요?

환 자: 음, 여자친구가 곁에서 잘 때는 그렇게 하지 않아요. 내가 유령을 무서워하는 걸 알게 하고 싶지 않아요.

치료자: 네. 그러면 여자친구가 곁에서 자고 있을 때 공격을 당한 적이 있나요?

환 자: 아니요. 그랬다면 여기 앉아있지 못 하겠죠…

치료자: 알겠습니다. 그럼 그건 어떻게 설명할 수 있을까요? 제 말은, 당신이 문과 커튼을 닫고 잤으니까? 여자친구의 존재가 어떻게 당신을 지켜줬나요?

환 자: 사실 잘 모르겠어요. 난 내가 혼자 있을 때 그들이 날 붙잡을까 봐 더 겁나요. 왜 그런지는 나도 잘 모르겠어요.

치료자: 네… 당신이 설명해주길 바라는 것들이 또 있습니다. 그 유령들에 대해 더 많은 것을 들려줄 수 있습니까? 그것들은 뭐로 만들어졌나요? 물질로 이뤄져 있나요? 당신은 그들을 만질 수 있습니까?

환 자: 아니요. 나와 당신처럼 유령이 몸을 가지고 있지는 않은 것 같아요. 그들은 모든 것을 통과할 수 있어요. 그게 그들이 그렇게 무서운 이유죠. 당신은 그들을 볼 수 없지만, 언제든지 그들은 벽을 통과해 와서 당신을 붙잡을 수 있어요.

치료자: 그러면 당신은 그들이 아무런 문제 없이 벽을 통과할 수 있다고 믿네요.

환 자: 맞아요. 그렇게 생각해요.

치료자: 그리고 바닥과 문도…?

환 자: 아마도요…

치료자: (생각하며)… 제가 이해하기 어려운 부분이 있습니다. 아마도 당신이 설명해줄 수 있을 거에요. 만약 유령이 벽과 문과 바닥을 통과할 수 있다면, 왜 당신을 보호하기 위해 이불을 머리끝까지 덮어 쓰나요? 유령이 이불도 역시나 쉽게 통과할 수 있지 않나요?

환 자: 하하. 좋은 질문이네요. 그런 생각을 한번도 해보지 않았어요… 음, 정말 모순 되는 것처럼 들리네요. 어쩌면 그들이 할 수 있을지도, 어쩌면 하지 못할 지도….

환자가 부정적인 자동적 사고나 대안적인 사고가 더 현실적인지를 평가하기 위해 추가적인 정보를 어떻게 얻을 수 있는지를 논의하라. 대부분의 경우에 이것은 행동 실험 서식에서 다뤄진다.

행동 실험과 노출 과제

행동 실험과 노출 과제는 보통 중간 가정을 목표로 한다. 당신은 부정적인 가정의 신뢰도와 회 피 및 안전 행동의 유용성을 평가하기 위해 노력한다. 가치 있는 실험을 고안하기 위해 당신의 창의성을 십분 발휘하라. 이를 위한 중요한 질문은 다음과 같다: '환자의 근원적인 부정적인 예상이 실제로는 거짓이라는 것을 완전히 직면하기 위해서는 환자가 어떤 실험을 해야 할 필요가 있는지, 혹은 어떤 상황에 노출될 필요가 있는가?'

> **조언:** 실제로 행동 경험과 노출 과제를 고안하는 데 환자를 적극적으로 포함시켜라. 대부분의 환자들은 이유를 설명해주면 상당히 잘 해낼 수 있다.

삽화

한 환자가 어떤 것에 대해 생각하면 그 일이 일어나게 되거나(생각-사건 융합) 그녀가 그것을 하게 될 거라고(사고-행동 융합) 두려워하고 있었다. 그녀는 항상 그녀의 생각을 관찰하고 이성을 잃을까 두려워했다. 왜냐하면 이성을 잃는 것은 재앙을 초래하기 때문이다. 일단 그녀가 상황을 지속시키는 가장 중요한 인지가 무엇인지를 이해하고 나서, 환자는 숙제로 몇 가지 행동 실험을 고안했다. 그녀는 치료자와 함께 그것을 완성했다. 각각의 실험은 일주일 동안 지속되었다. 첫 번째 실험에서 치료자는 복권을 샀다. 환자는 하루에 최소 열 번 이상 치료자가 당첨(1000 유로 이상)되는 생각을 하도록 도와주는 프로그램을 스마트폰에 깔았다. 그는 당첨되지 못 했다. 다음 실험에서 그녀는 자신이 감기에 걸린다는 생각을 했다. 다음 실험에서 그녀는 치료자가 교통사고로 죽는다는 생각을 했다. 그 다음 그녀는 부엌칼로 키우는 나무를 베는 생각을 했다. 마지막으로 그녀는 부모님의 차로(사고 실험을 승인한) 그녀의 여동생을 치는 생각을 했다. 이런 실험을 하고 나서 그녀가 생각에 빠지는 것이 상당히 줄어들었다. 왜냐하면 그녀는 사건에 대해 생각하는 것이 실제 사건이나 행동을 초래하지 않는다는 것을 경험했기 때문이다. 그녀는 이런 실험 이후에 그녀의 회피 행동을 그만둘 수 있었다.

> **조언:** 행동 실험의 가능한 결과가 잘 정의되어야 한다는 것을 명심하라. 처음 몇 개의 실험에서 당신은 '행동 실험 서식'(부록 H)을 사용할 수 있다. 반드시 가능한 결과가 상호 배타적이고 다른 가능한 결과가 없도록 하라.

> **조언:** 환자에게 '행동 실험 및 노출 과제 숙제 서식'(부록 I)을 사용하게 하라. 그에게 연습을 수행하기 전과 후에 이것을 채우도록 하라.

치료자: 당신은 만약 가벼운 이인감을 억제하지 않으면 완전히 이인증에 빠져서 몇 시간 동안이나 그런 상태에 머물 거라고 믿고 있네요.

환 자: 네.

치료자: 이것이 실제로 사실인지를 어떻게 살펴볼 수 있는지 봅시다. 우리가 어떻게 이 가정을 평가할 수 있는지에 대한 어떤 아이디어가 있습니까?

환 자: 내가 이인감을 억제하지 않으려고 노력할 수 있어요. 문제는 내가 매일 이인감을 겪지는 않는다는 거에요.

치료자: 장시간 동안 거울을 들여다보면 대부분의 사람에게 이인감이 유발됩니다. 그걸 이용해볼까요?

환 자: 네. 그렇게 해서 내가 몇 시간 동안 이인증인 상태에 머물게 되는지를 시험해볼 수 있겠네요.

치료자: 아주 좋습니다. 제가 봐도 적절한 실험 같네요. 이제 우리가 할 일은 마치 과학자들이 하듯이 그 실험을 깔끔하게 해내는 거에요. 이 서식을 이용하면 좋겠네요 [치료자는 환자에게 행동 실험 서식을 준다]. 당신이 시험해보기를 원하는 믿음은 이것이죠: '만약 내가 이인증을 억누르지 않으면, 나는 몇 시간 동안 이인증인 상태로 남아 있을 거다.' 이게 맞나요?

환 자: 네, 그게 맞아요.

치료자: 그것을 A에 적어봅시다. 그리고 이것이 실제로 일어날 거라고 지금은 얼마나 확신하나요?

환 자: 약 60%요.

치료자: 적읍시다. 그리고 우리가 시험해보고 싶은 대안적 사고는 무엇인가요? 그 형식을 '만약…라면, …할 것이다'란 예상처럼 만드세요.

환 자: 만약 내가 이인증을 억누르지 않으면, 그것은 한 시간 안에 자동적으로 사라질 것이다.

치료자: 제가 봐도 잘 만든 대안적 사고인 것 같아요. 이 생각은 얼마나 믿나요?

환 자: 나머지 40%가 되겠네요.

치료자: 좋습니다. 다음은 우리가 수행해야 할 실험을 디자인하는 거에요. 이전에 설명했던 것처럼 반복이 중요해요. 다섯 개의 실험이 하나보다는 더 확신을 주죠. 이번 주 매일 밤 거울을 보면서 비현실감을 유발하는 훈련을 할 수 있겠어요?

환 자: 네, 그렇게 할게요.

치료자: 그럼 다음 주까지 최소 하루에 한 번은 이인증이 나타날 때까지 거울을 들여다볼 거라고 적으세요. 당신은 이 느낌을 억누르지 않고 그냥 내버려둡니다. 당신

은 기다리면서 그 느낌이 얼마나 오래 지속되는지 관찰합니다. 이인감이 사라지고 난 다음에, 당신은 숙제 서식 '행동 실험과 노출 과제'에 그것이 어떻게 사라졌는지 적습니다. 이해됐나요?

환 자: 네.

치료자: 어떤 결과가 당신의 원래 생각이나 확신을 보증해줄까요?

환 자: 만약 이인감이 정말로 지속된다면요.

치료자: 정확히 얼마나 길게?

치료자: 평균 1시간 이상이요.

치료자: 좋습니다. 그것을 적어봅시다: '만약 이인감이 평균 한 시간 이상 지속되면', 그리고 만약 이인감이 평균 한 시간 이하로 지속되면 – 그것이 당신의 대안적 사고를 보증할까요?

환 자: 네 그럴 거에요.

치료자: 당신은 이 실험이 충분히 설득력이 있는 것 같습니까?

환 자: 그럼요. 조금 무섭지만, 내가 언젠가는 내 두려움에 직면해야 한다는 것을 알아요.

치료자: 아주 좋습니다. 여기서 연습하길 원하세요 집에 가서 해보기를 원하세요

환 자: 집에서 해볼게요.

치료자: 네, 그럼 행운을 빌어요. 숙제 서식을 이용하는 걸 잊지 마세요. 만약 실험에 관해 궁금한 게 있으면 전화나 이메일로 연락하세요.

한 주 동안 환자는 실험을 수행했다.

치료자: 실험은 어떻게 됐나요?

환 자: 실제 꽤 잘 됐어요. 거울을 들여다보니까 정말로 이인감이 유발됐어요.

치료자: 잘 됐네요. 그 느낌을 억누르지 않는 데 성공했나요?

환 자: 네. 상당히 잘 됐어요. 난 그냥 소파에 앉아서 기다렸어요.

치료자: 그럼 그렇게 했을 때 어떻게 됐나요?

환 자: 실제 별 일 없었어요. 잠깐 동안 가벼운 이인증이 지속되었지만, 금방 사라졌어요. 평균 15분 이상 지속되지 않았어요.

치료자: 한 주 동안 잘 연습하셨습니다. 실험을 통해서 무엇을 배웠나요?

환 자: 내가 가장 두려워하는 일이 실재로 일어나지 않는 다는 걸 주로 배웠어요. 그러니까 그것이 여전히 매우 불쾌한 느낌이기는 하지만, 잠시 후에 사라지고 몇 시간 동안 지속되지 않는다는 사실을 배웠단 말이에요.

치료자: 알겠습니다. 그러면 이것으로부터 어떤 결론을 내릴 수 있을까요?

환 자: 분명한 것은 이인감을 억누르기 위해 내가 그렇게 많은 어려움을 겪을 필요가 없다는 것이죠. 그것은 해롭지 않고 어쩌면 그것을 무시하는 것이 더 좋을 것 같네요.

치료자: 아주 좋습니다. 당신이 실제로 그렇게 행동하기 시작할 거라고 얼마나 장담할 수 있는지 함께 살펴봅시다.

환 자: 알겠습니다.

조언: 우선순위가 노출 과제에 사용될 수 있는데, 왜냐하면 노출 과제를 쉬운 것에서 시작해서 더 어려운 것으로 구성하면 과제의 시작 단계가 수월해지기 때문이다. 그 대신 우선 순위를 사용하면 당신도 모르게 환자가 더 어려운 과제를 수행할 수 없다는 메시지를 전달하게 될 수 있다. 이것은 당신이 얻고자 하는 것, 즉 환자가 자신의 두려운 예상이 비현실적이라는 것을 깨닫게 하는 것과 상반된 효과를 초래할지도 모른다.

조언: 다른 상황에서 실험을 반복하라. 한 실험의 결과는 우연적일 수 있다. 다섯 번의 실험에서 같은 결과가 나올 가능성은 더 적을 것이다. 결과가 우연의 일치나 운으로 인한 것이 아니라는 것을 정말로 믿기 위해 무엇이 필요한지 환자에게 물어보라.

환자와 협력하여 조건적 및 기계적 사고를 평가하기 위한 모든 종류의 행동 실험과 노출 연습을 고안하라. 회피나 안전 전략을 설정된 치료 목표와 맞는 대체 행동으로 바꾸는 데 초점을 맞춰라.

> **조언:** 행동 실험의 몇 가지 예가 표 7.11에 나와 있다.

이 단계의 숙제

할당된 과제(인지적 혹은 행동적 도전 기술들)를 수행하라.

> **조언:** 매 회기마다 할당된 과제를 광범위하게 논의하라. 예를 들면, 어떻게 진행되었나? 우리가 동의했던 것을 기억하려고 했었나? 당신의 안전 전략을 생략했을 때의 효과는 무엇이었나? 어떤 새로운 실험이 유용할 수 있는지?

거리두기

기이한 경험으로부터 거리 두기는 역기능적인 믿음에 대한 신뢰도가 줄어들 때 대부분의 환자들이 보이는 자동적인 반응이다. 그들은 점차 기이한 경험들을 무시하고, 정상적이고 일상적인 활동에 더욱 더 집중하게 된다. 그들은 종종 이렇게 함으로써 기이한 경험의 빈도나 강도가 줄어들게 된다는 것을 알게 된다. 어떤 환자들에게 있어 거리 두기는 치료 과정에서 중요하고 명확한 단계이다. 특히 그들이 억누르려고 하는 공격적이거나 성적인 내용의 부정적인 침투적 사고나 드물게 일어나는 부정적인 목소리를 겪고 있는 환자들의 경우에 그렇다.

환자의 증상을 평가하고 기이한 경험으로부터 거리 두기에 특별히 관심을 쏟아야 할지 논의하라. 만약 그렇다면 환자와 함께 거리 두기를 논의하라.

예시

'침투적인 기이한 경험으로부터 거리 두기는 당신의 치료 목표를 달성하는 데 있어 중요한 단계입니다. 당신은 많은 것을 배웠고 상당한 진전을 이뤄냈습니다. 그러나 어떤 기이한 경험들은 계속해서 당신의 관심을 끌고 있습니다. 나는 당신이 당신을 괴롭히는 그런 경험들로부터 더욱 거리를 두는 것이 가능한지 알아보고 싶습니다. 거

리 두기는 한번 지장을 준 유발 사건에 덜 몰입하고 덜 반응하는 것을 의미합니다. 이 지식을 가지고 당신이 무엇을 할 수 있는지를 알아보는 것은 흥미롭습니다. 부정적인 침투적 사고로 고통 받는 많은 사람들은 그런 생각들로 비판을 받는 것처럼 느끼거나 자신에 대해 부정적인 결론을 내립니다. 왜냐하면 그들이 그 생각을 가지고 있기 때문입니다: '나는 나쁜 사람임에 틀림 없어, 그렇지 않다면 내가 이런 더러운 생각을 가지고 있을 리가 없잖아.' 그리고 그를 '패배자'라고 부르는 부정적인 목소리를 듣는 것으로 고통 받는 사람은 자신이 정말로 패배자라고 마음 속 깊은 곳에서 믿거나 두려워할 때에만 그런 것처럼 느낄 것입니다. 부정적인 침투적 사고나 부정적인 목소리 같은 기이한 경험들은 아이들을 괴롭히는 것과 유사합니다. 그것들은 당신이 그렇게 하도록 내버려두면 언어적 학대로 당신에게 단지 상처만 입힐 수 있습니다: '막대기와 돌은 내 뼈를 부러뜨릴 수 있지만 말은 결코 나를 해치지 못할 것이다…'

또한, 당신은 침투적인 경험의 내용으로 스스로를 인식하지 말아야 합니다. 당신은 침투적인 경험에 덜 영향을 받는 느낌을 상상할 수 있습니까? 그렇게 되기 위해서 무엇이 필요할까요?

환자가 어떻게 침투적 경험에 대한 관심과 반응을 줄일 수 있는지 논의하라.

조언: 만약 환자가 침투적 사고의 내용이 사실이라고 믿거나 두려워하기 때문에 혹은 자신에 대한 매우 부정적인 결론을 도출해서 그 내용에 강하게 영향을 받으면 자존감(다음 단락을 보라)부터 다루어라. 그것과 병행해서 기이한 경험을 무시해 보도록 환자에게 동기를 부여하라.

예시

'일단 당신이 침투적인 기이한 경험의 내용이 말하는 대로 느끼지 않기로 했다면, 다음 단계는 그런 경험에 반응하지 않는 것입니다. 집단 따돌림에 대한 비유가 여기서도 도움이 됩니다. 괴롭히는 아이들이 바라는 것은 반응을 유발하는 것입니다. 그것이 그들이 원하는 것입니다. 집단 따돌림의 경우처럼 당신의 침투적 경험들은 당신이 그것을 무시하면 빈도와 강도가 줄어들 것입니다. 괴롭히는 아이는 잠재적 대상자가 그의 행동을 알아채지도 못한다는 것을 알면 금방 지루해지고 그 밖에 다른 할 일을 찾을 겁니다. 억누르기는 단기간에는 효과적인 전략으로 보입니다. 하지만 장기간에 걸쳐 그것은 당신이 계속해서 그런 부정적인 경험에 몰입되는 결과를 초래합니다. 그것은 마치 당신이 넓은 바다 위에서 공을 물속으로 집어넣으려고 애쓰는 것과 같습니다. 역설적으로 당신이 그것을 강하게 밀수록 반발력은 더 커질 것이고 당신은 끝없는 싸움에 더욱 더 빠져들게 될 것입니다. 이런 물리 법칙이 기이한 경험에도 적용됩니다. 그것들은 당신의 짜증과 불안에서 나오는 부정적인 에너지를 먹고 자라는 것 같습니다. 그러나 만약 공을 그냥 내버려두면 어떻게 될까요? 잠시 동안은 눈 앞에 있을 겁니다. 하지만 결국 그것은 파도와 조류에 떠밀려 갈 겁니다. 공을 무시하는 것이 눈 앞에서 공을 사라지게 하는 결과를 가져옵니다. 그렇게 하기 위해 필요한 것은 관여하지 않고 반응하지 않는 것이 전부입니다. 그런 경험을 무시하기가 당신이 배워야 할 것입니다. 무시하기란 문자 그대로 마치 당신이 기이한 경험을 알지도 못하는 것처럼 행동하는 것을 의미합니다. 그것은 당신이 하지 않던 것이고 약간의 훈련을 요하는 것입니다. 관계 없다고 느끼고 반응하지 않는 것이 그런 기이한 경험으로 인한 당신의 스트레스를 줄여주는 결과를 초래할 수 있다는 것을 상상할 수 있겠습니까? 그런 경험을 무시하는 자신을 상상할 수 있겠습니까?'

표 7.11 행동 실험의 예들

역기능적 가정	*대안적 가정*	*행동 실험*
기이한 경험을 한다는 것은 내가 미쳤다는 것을 의미한다	*기이한 경험도 역시 정상적인 경험이다*	열 명의 친구나 지인에게 그들이 이상한 뭔가를 경험한 적이 있는지 물어보라
만약 내게 부정적인 느낌이 들면, 아주 안 좋은 일이 일어날 것이다	*만약 내게 부정적인 느낌이 들더라도, 이것이 반드시 안 좋은 일이 일어난다는 것을 의미하지는 않는다*	몇 주 동안 한 서식에는 부정적인 느낌을, 다른 서식에는 안 좋은 사건을 기록하라. 그리고 두 개의 목록을 비교해 보라
만약 내가 비현실감을 경험하면, 나는 완전히 이성을 잃고 말 것이다	*만약 내가 비현실감을 경험하더라도, 어떤 끔찍한 일도 일어나지 않을 것이다*	비현실감을 유발시켜 이성을 잃게 되는지 그리고 재앙이 일어나는지를 시험해보라
만약 내가 이인감을 억누르지 않으면, 그것은 없어지지 않을 것이다	*만약 내가 이인증을 억누르지 않더라도, 그것은 저절로 사라질 것이다*	이인증을 유발시켜 그 느낌이 사라지는지를 시험해보라
만약 내가 스스로를 지키지 않으면, 유령에게 공격 당할 것이다	*만약 내가 스스로를 지키지 않더라도, 아무런 일도 일어나지 않을 것이다*	안전 전략 사용하기를 그만두라
나는 부정적인 사고를 억눌러야만 해, 그렇지 않으면 내가 그렇게 하고 말거야(사고 행동 융합)	*뭔가를 생각하는 것이 내가 실제로 그것을 하게 될 거라는 걸 의미하지는 않는다*	의식적으로 부정적인 사고를 유발하라/부정적인 사고를 억누르지 않고/분명히 더 심한 부정적 사고도 포함시켜라
만약 길에서 누군가가 내 뒤에서 걷고 있다면, 그는 아마도 나를 쫓고 있는 것이다	*만약 길에서 누군가 내 뒤에서 걷고 있다면, 그것이 그가 나를 쫓고 있다는 것을 의미하지는 않는다*	특별한 길을 선택해서 그 사람이 당신을 쫓아오는지 알아보라; 아니면 멈춰 서서 그 사람이 지나가게 하라. 그 뒤 그 사람이 당신을 확인하기 위해 돌아보는지 알아보라
내가 지하철을 타고 있을 때 모든 사람들이 나를 쳐다본다	*어떤 사람들은 지하철에서 나를 쳐다본다. 그러나 대부분은 나를 쳐다보는 것보다 더 나은 일을 가지고 있다*	지하철에서 사람들이 당신을 얼마나 많이 쳐다보는지 세어보라. 또한 사람들이 얼마나 자주 당신을 쳐다보지 않는지도 세어보라

표 7.11 계속

역기능적 가정	*대안적 가정*	*행동 실험*
사람들은 내가 무엇을 생각하는지 안다	*내 생각들은 사람들에게 들릴 수도 읽혀질 수도 없다*	뭔가를 '들리도록' 생각하고 만약 누군가 그것을 듣는다면 어떤 결과가 일어나야 한다. 예를 들어: 뭔가를 생각하면 반응이 일어나야 한다. 예를 들어, 그의 신발끈이 풀려 있거나, 많은 돈이 그의 뒤에 놓여있거나, 욕설 등
사람들은 종종 나에 관한 이야기를 한다	*사람들은 나에 관한 이야기를 하지 않는다*	만약 당신이 두 사람이 이야기를 나누는 것을 보고 그들이 당신에 관한 이야기를 한다고 생각되면, 그쪽으로 가서 그들이 무슨 이야기를 하는지를 듣거나 대화가 갑자기 중단되는지를 확인해보라
내 동료들이 뒤에서 나를 비웃는다	*내 동료들은 어떤 것 때문에도 웃을 수 있고, 나를 비웃는 것은 아니다*	당신이 동료들이 웃는 소리를 들을 때, 그쪽으로 가서 농담에 참여하려고 해보라
뭔가 혹은 누군가가 내 집안의 물건을 옮겨 놓았다. 왜냐하면 물건이 내가 놓아둔 곳에 항상 있지 않으니까 [자신의 기억에 대한 과도한 믿음]	*내 기억은 완벽하지 않다. 만약 물건이 다른 위치에 있다면, 내가 스스로 그렇게 해놓고 그것을 잊어버렸을 수도 있다*	환자가 치료실에서 나간다. 치료자가 한 가지를 옮겨 놓는다. 환자는 무엇이 옮겨졌는지 찾아야 한다(환자의 집에서 할 수도 있다)
만약 내가 거리에서 누군가를 너무 오래 쳐다보면, 그가 나를 해칠 것이다	*거리에 있는 대부분의 사람들은 나를 해치지 않는다*	평소보다 더 오래 사람들을 쳐다보고 그들의 반응을 기록하라

기이한 경험으로부터 거리 두기에서 상상의 '극장 연습'을 하는 것이 도움이 될 수 있다.

예시

'당신의 눈을 감고 당신이 빈 극장에서 무대 위에 서 있다고 상상해보세요. … 당신은 완전히 혼자입니다. … 편히 쉬세요. … 주의를 살펴보세요. … 극장 내부가 어떻게 보이는지 묘사해보세요. … 그 밖에 어떤 것들이 보입니까? 의자는 어떻게 생겼습니까? … 이제 침투적 경험이 시작된다고 상상해 보세요. … 어떤 모습입니까? [환자에게 그의 경험을 시각화하게 하자]. … 좋습니다. 이제 무대를 떠납시다…. 복도로 걸어 내려와 마지막 줄까지 갑니다. … 마지막 줄에 있는 자리에 앉습니다…. 당신은 이제 당신 자신의 마음 속에 어떤 일이 일어나는지, 즉 침투적인 기이한 경험이 일어나는 것을 보는 관객이 됩니다. … 편안하게 하세요…. 긴장을 푸세요. … 당신은 이 극에서 역할이 없습니다. 그저 그것을 지켜만 보세요. … 침투적인 기이한 경험을 관찰하세요…, 개입된 것으로 느끼지 마세요…, 반응하지 마세요…, 그냥 내버려두세요…. 그것으로부터 거리를 두세요…. 그것에 무관심해지세요…. 당신은 강하고 무관심해질 수 있다는 것을 당신은 알고 있습니다…. 당신은 개입되었다고 느끼지 않습니다…. 당신은 침투적인 기이한 경험과 싸우지 않습니다…. 당신은 그것을 억누를 필요가 없습니다… . 당신은 그저 편히 쉽니다. … 침투적인 경험은 결국 사라질 것입니다. … 그것은 더 약해질 것 입니다 …. 점점 약해집니다. …'

조언: 이 연습을 수행할 때 당신은 스스로 작은 극장을 만들어야 한다. 당신은 지시를 하면서 분리와 이완을 이끌어낸다. 환자가 '연습에 몰입하도록' 도와라. 감각을 자세히 물어라. 그가 그 모든 것의 감독이 되게 하라.

부정적인 기본 가정

많은 환자들이 사건에 대한 그들의 해석에 영향을 주는 부정적인 기본 가정을 가지고 있다. 그것이 기본 가정을 사례 개념화에 포함시켜야 하는 이유다. 기본 가정을 다루는 것은 환자가 기이한 경험을 덜 부정적인 방식으로 해석하게 되는 효과를 가질 수 있다. 또한, 그것은 기이한 경험에 의해 야기된 고통의 재발 가능성을 아마도 줄여줄 수 있을 것이다. 부정적인 기본 가정 다루기는 두 가지 방식으로 이뤄진다:

1. 기본 가정에 도전하기(현재에 초점을 맞춤);
2. 환자에게 그런 부정적인 기본 가정을 만들게 한 경험으로 외상 다루기(과거에 초점을 맞춤).

환자와 함께 기이한 경험에 의해 야기된 고통에 영향을 주는 중요한 부정적 기본 가정이 있는 지를 알아보라.

인지적 도전

자기에 대한 부정적인 기본 가정과 타인에 대한 부정적 예상은 종종 다음과 같은 극단적인 생각들이다; '난 패배자다', '난 나쁜 사람이다', '난 무력해', '다른 사람들은 믿기 어려워', '다른 사람들은 악하다'. 이러한 인지들은 과거력 검사나 행동 실험과 같은 인지 기술을 이용해 도전하기 쉽다.

삽화

파리드는 22살 학생이다. 그의 아버지는 파리드가 쓸모 없는 아이라는 것을 강조하곤 했던 말버릇이 고약한 사람이었다. 그의 엄마는 아들을 감싸주지 못한 힘 없는 여인이었다. 파리드는 학교에서 놀림을 받았고, '난 패배자야' 그리고 '난 아무 것도 제대로 할 수 없어'와 같은 자신에 대한 매우 부정적인 생각들을 하기 시작했다. 최근에 파리드는 우울해졌고 그의 행동에 대해 부정적으로 말하는 '내적인 소리'를 간혹 듣기 시작했다. 그 소리는 특히 그가 공부를 해야 할 때 일어났다; 예를 들면, 그가 발표를 해야 할 때. 그는 목소리로 인해 고통받았다. 그는 목소리가 그를 비난할 때 그것이 맞을까 봐 두려웠다. 파리드와 그의 치료자는 그의 부정적인 자존감을 다뤄보기로 했다. 그들은 파리드가 가지고 있는 부정적인 사고와 일치하는 증거와 반대되는 증거를 검토했다. 그들은 파리드의 부정적인 자존감의 이분법적 특성을 바꾸기 위해 다차원적 평가를 이용했고 몇 가지 행동 실험을 실시했는데 거기서 파리드는 복잡한 과제를 완수했고 그가 대부분의 것들을 '제대로' 해냈다는 것을 경험했다. 인지 기술을 이용해 그의 부정적인 자존감에 도전하자, 파리드는 스스로를 보다 현실적으로 평가하게 되었다. 그는 어린 시절에 얼마나 상처가 컸는지 알게 되었다. 그는 또한 부정적인 기본 가정이 그의 실제 기능과는 전혀 일치하지 않는다 것을 깨달았다. 그가 패배자고 무능력한 사람이라는 생각은 신뢰를 잃었다. 이로써 그가 부정적인 내부의 목소리를 무시하는 것이 훨씬 용이해졌는데, 왜냐하면 그것이 분명히 틀렸기 때문이다. 목소리를 무시하기는 빈도를 감소시키고, 나아가 파리드의 자존감을 높여주는 효과를 냈다.

다차원적 평가는 부정적인 기본 가정에 도전하는 데 있어 유용한 기술이다. 당신은 '다차원적 평가하기' 서식(부록 J)을 사용할 수 있다. 우선, 당신은 환자에게 당신이 도전해보고 싶은 차원(예: '난 약골이다, 80%의 신뢰도)에서 스스로를 평가해 보게 한다. 그 다음 환자는 선택된 차원에서 극단적인 점수를 가지고 있는 두 사람을 선택한다. 한 사람은 매우 높은 점수를 가지고 있고(예: '야스퍼, 아주 강한 사람') 다른 한 사람은 매우 낮은 점수를 가지고 있다(예: '버나드, 약골'). 그 다음 당신은 환자에게 그들이 그 두 사람을 선택하게 만든 다섯 가지 특징이 무엇인지 정해보도록 한다. 당신은 이런 특징들을 서식에 기입하고 선을 그어 반대편에는 상대적 특징을 적는다(예: 강한 체력–허약한 체력). 끝으로 환자는 그 차원에 대한 누군가의 점수를 결정함에 있어 그들이 중요하다고 생각하는 10가지 다른 특징들을 고른다. 다음 단계는 환자에게 서식에 있는 선에 점을 찍어서 열 가지 특징 모두에 대해 그 두 사람의 점수(0–10)를 매겨보고 최종적으로 자가평가도 해보게 하는 것이다. 이렇게 하고 나서, 환자의 총점을 논의하라. 그것은 대체로 환자의 원래 판단보다는 덜 부정적이다.

치료자: '약한' 버나드와 '강한' 야스퍼 그리고 당신 스스로에 대한 판단을 보면, 타인의 도움을 받기에서 당신이 스스로에게 매우 낮은 점수를 부여했다는 것을 우리는 알 수 있습니다. 인내, 강인함, 강한 체력, 낙관주의와 같은 다른 많은 특성들에서 당신은 자신을 버나드보다 높은 점수를 부여했어요. 당신의 평균 점수는 또한 평균치보다 높아요. 분명히 당신은 그 정도로 약골은 아니에요. 이 결과에 대해 어떻게 생각하세요?

환 자: 나는 실제로 그것에 대해서 그렇게 많은 생각을 해본 적이 없어요. 언제나 그저 난 약골이라고 믿었어요. 이 점수를 보니 그 생각이 맞지 않는 것 같네요.

치료자: 맞아요. 당신은 지금 이 질문을 객관적인 시각으로 보고 있어요. 누군가가 약하거나 강한 사람이라는 것을 결정하는 특성이 무엇인지를 당신 스스로 선택한다는 것을 깨닫는 것이 중요해요. 당신이 스스로에게 그러한 특성들에 아주 높은 점수

를 주었다는 것을 아는 것도 중요해요.

환 자: 맞아요. 왜 그런지 나는 그런 것들에 전혀 관심을 갖지 않았어요.

치료자: 사람들이 뭔가를 가정하면, 대체로 그것에 대해서 더 이상은 비판적으로 생각하지 않으려는 경향이 있어요. 우리는 보통 우리의 믿음에 대한 증거를 찾지요.

환 자: 이제 알겠네요.

치료자: 이 연습을 하고 나니 '난 약골이다'란 생각을 이제 얼마나 신뢰하나요?

환 자: 많이 줄었어요…. 40% 정도요.

치료자: 아주 좋습니다. 그것이 당신 자신에 대한 훨씬 더 현실적인 판단이에요. 당신의 강한 특성들도 주목할 필요가 있어요! 그것들을 강화시킵시다.

> **조언:** 가능하다면, 다시 한번 환자에게 행동 실험이나 노출 과제를 수행하도록 하라. 환자가 그들의 부정적인 자존감에 근거한 부정적인 예상 때문에 피하는 상황이 있는가? 만약 그렇다면 환자가 스스로를 그러한 자극에 노출시켜 자신의 부정적인 예상이 실제로 일어나는지 시험해보도록 독려하라.

자존감 강화시키기

자존감을 향상시키기 위한 몇 가지 유용한 CBT 기술들이 있다. 예를 들면, '자존감 강화 훈련'이 있는데 무작위 임상 시험에서 효과적인 것으로 밝혀졌다(Hall and Tarrier, 2003)(부록 K를 보라). 경쟁적 기억 훈련은 강인하거나 가치 있다고 느끼는 것과 같이 환자가 이미 합리적이라고 알고 있는 것을 느껴 보게 하는 기술로 아마 사용될 수 있을 것이다. 걱정이 과도한 경우에는 걱정에 대한 메타인지를 변화시켜 볼 수 있다. 사례 개념화에 따라 다른 개입법들이 여기서도 사용될 수 있다.

외상-중심 개입법

일부 환자들의 경우 부정적인 자존감이나 타인에 대한 부정적인 예상이 인지적 도전에 잘 반응하지 않는다. 어떤 인생 경험은 환자에게 너무 큰 상처를 남겨, 이전에 그랬던 것처럼,

여전히 누구도 믿을 수 없다거나 자신이 패배자 또는 잘못이 있다는 것을 뒷받침한다. 대본 수정하기와 함께 한 실제 노출법 또는 안구 운동 민감소실 및 재처리기법(eye movement desensitization and reprocessing, EMDR)과 같은 외상-중심 개입법으로 이러한 치명적인 경험들을 치료하는 것은 매우 유익할 수 있다. 이 방법은 현재의 신뢰도를 낮추어 부정적인 기본 가정을 없앨 수 있다. 치명적인 인생 경험의 효과를 치료함으로써 기이한 경험으로 인한 고통을 줄일 수 있다.

어떤 환자들의 경우 외상적 사건과 현재의 기이한 경험 사이에 직접적 연관성이 더 분명하다. 예를 들면, 사람들은 심한 공격을 받은 후 가벼운 편집증이 생기고, 친척이 죽은 후 유령에 대한 두려움이 시작되거나, 유년기의 정신적 학대와 직접적으로 관련된 부정적인 침투적 사고로 고통 받기도 한다. 이런 환자들에게 인지적 도전에 외상-중심 기술을 추가하는 것이 도움이 될 수 있다.

삽화

일 년 전에 제시카는 두 남자에게 성폭력을 당했다. 그녀는 강간될 뻔한 위기에서 가까스로 탈출했다. 같은 시기에 그녀의 남동생이 술집에서 싸워 심하게 두들겨 맞았다. 이 두 경험 후에 그녀는 거리에서 안전하지 못하다고 느끼기 시작했다. 그녀는 자신을 해치려고 하는 사람들이 거리에 나와 있을지도 모른다고 생각하기 시작했다. 그녀는 이런 생각들이 아마도 사실이 아닐 것이라는 것을 알았지만, 두려워서 가능한 한 외출을 삼갔다. 그녀는 밤에는 외출하지 않았고 다른 사람들과의 눈맞춤을 피했다. 결국 제시카는 두려움 때문에 직장을 그만 두었다. 사장이 그녀에게 도움을 구해보라고 조언해주었다.

제시카는 노출 과제를 할 동기가 잘 생기지 않았다. 이 사실과 함께 불안의 시작과 그녀의 부정적인 인생 경험 간의 명백한 연관성을 고려해서, 제시카와 그녀의 치료자는 성폭력과 집중치료실에 있는 그녀의 남동생을 본 기억에 장시간의 노출을 사용해 보기로 했다. 3회기의 노출 뒤 제시카는 그녀가 부정적인 기억에 덜 사로잡혀 있다는 것을 알게 되었다. 그녀는 또한 그녀의 부정적인 예상에 대한 인지적 도전을 더 잘 받아들이게 되었다. 이에 대한 반응으로 사람들이 그녀를 해칠지도 모른다는 그녀의 믿음에 대한 신뢰도가 줄어들었다. 제시카는 동네에서 걷거나 자전거를 타는 것과 같은 실제 노출 과제를 시작했다. 결국 그녀는 스스로의 힘으로 혼잡한 도심에 나가게 되었다.

이 단계의 숙제

- 행동 실험과 노출 과제를 수행하라.
- 부정적인 자존감에 대한 다차원적 평가와 같은 인지적 기술을 훈련하라.

(7) 사후 평가(1 회기)

사전-평가에서와 같은 방법으로 CAARMS(또는 SIPS), DACOBS, BDI-2, BAI를 평가하라

논의를 위한 가장 중요한 도구는 CAARMS(또는 SIPS) 면담이다. 3가지 가능한 결과가 있다:

1. 증상이 상당히 줄어들고; 환자는 더 이상 ARMS 기준에 부합하지 않는다.
2. 증상이 별로 변화되지 않고; 환자는 ARMS 기준에 여전히 부합된다.
3. 증상이 악화되거나 환자가 정신병으로 이행되었다.

CAARMS(또는 SIPS) 점수에 대해 광범위하게 논의하라. 대부분의 경우 환자들은 더 이상 ARMS 기준에 부합하지 않을 것이다. 그 외 다른 평가에서 기저 점수와 사후 평가 점수의 차이를 논의하라. 이런 변화를 치료에서 했던 작업과 연관 지어보라. 부정적인 사고를 변화시키고 회피 행동을 그만둔 결과는 어떠했나? 환자는 배웠던 것 중 가장 유용한 것이 무엇이라고 생각하는가?

만약 증상이 유의미하게 변화되지 않았다면, 당신의 동료 중 한 명에게 조언을 구하라. 만약 당신과 동료가 더 이상의 개입 방법을 모르겠으면, 다음에 무엇을 할지를 환자와 상의하라. 첫째, 환자가 기대했던 것을 제공해주지 못하고 있는 치료에 대해 그들이 어떻게 느끼는지를 논의하라. 둘째, 오메가-3 지방산 혹은 항우울제와 같은 대안적 치료법을 논의하라. 환자의 동기는 그들이 겪는 고통의 수준에 달려 있을 것이다.

만약 환자가 정말 정신병(당신이 아마도 이미 알고 있을 것이다)으로 진행되었다면, 치료 가이드라인(NICE, 2009)을 따르는 것이 중요하다. 물론 이 결정에 있어 환자 의견이 중요하다. 우리는 환자가 예를 들어 항정신병약물을 복용하기 시작할 때에도 CBT 치료를 계속

하기를 권한다. 또한 첫 번째 정신병 삽화를 가진 환자들에게 이용 가능한 CBT 프로토콜도 있다(예: Jack and Iqbal, 2000).

> **조언:** 가능하다면 동료가 CAARMS(또는 SIPS) 면담을 해보게 하라. 이렇게 하면 평가는 객관적이 되고 결국 더 신뢰할 수 있게 된다.

숙제

- 모든 회기 서식들을 다시 읽기
- 워크북을 훑어 보기
- 워크북의 마지막 장을 다시 읽기
- A4 한 장 이내로 아래의 내용을 기술하기:
  a. 치료 동안에 당신이 배운 가장 중요한 것은 무엇이었는가?
  b. 만약 기이한 경험으로 다시 고통 받기 시작한다면 스스로에게 어떤 조언을 해줄까?

(8) 강화(1 회기)

평가 및 재발 방지

증상의 원래 수준과 강도를 되돌아보고 호전되었는지를 논의하라. 환자가 어떤 단계에서 기능 수준의 향상을 이뤄냈는지 그리고 이 영역에서 아직 도전해야 할 것은 무엇인지를 평가하라.

환자가 수행한 숙제를 논의하라. 어려움을 극복하기 위해 여러 단계를 통해 환자가 획득한 통찰을 강화하라. 치료는 고된 작업이며 환자는 대부분을 해냈다.

칭찬해주고 환자가 작성한 서류에 필요한 부분이 있으면 수정해주어라. 가능하면 기억하기 쉬운 좌우명이나 비유로 결론을 요약하라; 환자에게 그것을 워크북에 쓰도록 하라. 치료 동안에 배웠던 지식을 되살리거나 불안이 재발되는 것처럼 느껴질 때 환자가 이 문구를 이용할 수 있다는 점을 강조하라.

치료 목표를 논의하라: 기이한 경험으로 인한 고통을 경감시키고 향후 더 심각한 문제의 가능성을 감소시키기. 환자에게 의문 사항이 있으면 언제든지 당신과 연락할 수 있으며 또한 예기치 않게 어려움이 증가하면 반드시 당신에게 연락하도록 말해주라. 추후 회기는 당신이 그렇게 할 필요가 있다고 생각할 때 또는 환자가 그것이 필요하다고 여길 때 계획해 볼 수 있다.

(9) 추후 회기(예, 4회기)

이 회기는 당신과 환자가 원하는 방식으로 계획할 수 있다. 보통 우리는 1개월 간격으로 3~4회기를 계획한다. 이 회기에서 당신은 환자가 어떻게 기능하고 있는지 그리고 그 동안 기이한 경험으로 인해 그들이 겪은 고통이 있는지를 간략하게 논의한다. 당신은 치료에 나왔던 어떤 중요한 개념을 반복하거나 필요하면 개입법을 사용할 수도 있다.

조언: 추후 회기를 너무 오래 계속하지 않도록 하라. 그렇게 하면, 당신은 이러한 만남 없이는 환자가 아직 제대로 기능할 준비가 되어 있지 않다고 느낀다는 메시지를 은연중에 전달하게 될 수 있다. 일부 환자들은 치료를 유지하는 것이 안전하다는 생각을 버리도록 약간의 압박을 가할 필요도 있다. .

8장

전형적 치료 사례들

이 장에서는 몇 가지의 전형적인 치료 사례들을 간단히 소개하는 것을 통해 기이한 경험에 대한 CBT 프로토콜의 임상적 적용을 설명한다.

의심이 기능을 방해하기 시작할 때

의심은 일상생활에서의 잠재적 위협에 대한 선택적 주의이다. 방어적인 대처 방식에서 장애를 일으키는 대처 방식으로, 종국에는 정신과적 증상에 이르기까지 뚜렷한 전환은 보이지 않는다. 의심의 특성은 도움이 되는 것에서부터 장애를 초래하는 것까지 일련의 연속선상에 위치한다. ARMS 대상자들은 건강한 정상적 상태의 끝과 편집 망상 사이의 어딘가에 위치해 있다. 마이크의 사례는 지침서에 기술된 치료적 접근을 보여줄 줄 것이다.

소개 및 평가

마이크(Mike)는 17세이다. 그는 매우 똑똑해서, 수업에서 A 학점을 자주 받곤 했다. 그는 작년부터 '월드 오브 워크래프트(World of Warcraft)'라는 인터넷 게임을 시작하면서 수업에 빠지기 시작했고, 유급되었다. 마이크는 주말 동안 밖으로 나가지 않고, 혼자 나가는 것을 기피한다. 마이크의 어머니는 2개월 전 부엌에서 그가 몸을 흔드는 것을 발견했다. 그는 자신이 미쳐가는 것에 대해 두렵다고 말했고, 어머니에게 학교에서 모든 사람들이 자신을 쳐다보는 것 같은 느낌이 든다고 했다. 어머니는 그에게 도움을 구하도록 설득했다. 마이크는 16세의 여동생이 있다. 그는 초등학교 3학년부터 6학년 때까지 심하게 따돌림을 당했다. 6학년이 되면서 그는 학교의 권고로 자기 주장 훈련을 했고, 이후 따돌림은 사라졌다. 고등학교에서도 마이크는 따돌림을 받았지만, 자주 있는 일은 아니었다.

마이크는 종종 바깥과 학교에서 불안감을 느꼈다. 그는 때때로 누군가가 자신을 해치려 한다고 생각했다. 그는 혼자 거리를 걷는 것을 피했고, 위협을 가할 것 같은 주변 사람들을 훑어 보았다. 자전거를 타고 학교에 갈 때면 공격을 피하기 위해 매우 빠른 속도로 다녔다. 마이크는 그의 또래이거나 나이가 많은 거의 모든 사람들을 의심했다. 그는 학급 친구들이 비밀스럽게 자신에 대해 이야기하거나 비웃을 것에 대해서 두려워했고, 이 때문에 늘 뒷자리에 앉아 모든 것이 시야에 들어오도록 했다. 마이크의 학교 생활은 이로 인해 영향을 받을 수밖에 없었다. 그의 침실은 그가 여전히 정말 안전하다고 느낄 수 있는 유일한 장소였다. 마이크는 그의 생각이 모두 진실이 아니라는 것을 알기 때문에, 부정적인 사고들로부터 벗어날 수 있다고 말했다. 그럼에도 불구하고, 그것은 그를 불안하게 했고, 그의 기능을 방해했다.

지난 몇 달간 마이크는 학교와 집에서 그의 이름이 불려지는 것을 때때로 들었으며, 이는 주로 그가 헤드폰을 끼고 있을 때 발생했다. 그가 누군가가 그를 부르는 것인지 아닌지를 확인했을 때는 대부분 그곳에 아무도 없었다. 마이크는 왜 이런 일이 발생하는지 몰랐다. 마이크는 일주일에 몇 번씩 시야의 바깥에서 무언가를 보았으며, 이를 문이 열리는 것이거나 자신을 보는 누군가가 있다고 해석했다.

마이크는 예전에 같은 반이었던 몇몇의 친구가 있었지만, 아무도 믿을 수 없었기에 그의 마음속 생각들 대부분을 절대 공유하지 않았다. 그는 자신이 다른 사람들에게 말한 모든 것들이 자신에게 나쁜 쪽으로 이용될 수 있다고 말했다. 마이크는 여자 친구를 사귄 적이 없었다. 그는 새벽 1시나 2시쯤 잠을 청했으며, 아침에 침대에서 나오기 힘들어했다. 주말에는 늦은 오후까지 침대에 있었다. 마이크는 매우 드물게 술을 마신 것 외에는 어떠한 약물도 사용하지 않았다.

정상화 정보 및 대안적 설명

마이크는 치료자가 그가 가지고 있는 것과 같은 공포들에 익숙하며, 자신이 미친 것이 아니라고 생각한다는 것을 듣고 기뻐했다. 그는 그의 귀인 양식이 기이한 경험들에 대한 그의 반응을 결정짓는다는 사실을 재빨리 알아차렸다. 그는 치료를 시작하기 위한 동기가 유발되었다. 그는 그의 의심스러운 생각들로부터 덜 고통 받고 싶어했고, 내년에 졸업해서 대학에 진학하고 싶어 했다. 숙제를 통해 그는 기이한 경험들에 대한 정보와 이러한 경험의 발생에 대한 도파민의 영향에 대해 읽었다. 마이크는 모든 정보에 대해 매우 흥미로웠다. 그는 도파민이 자신의 마음을 교란시켜 사람들이 웃거나 속삭이는 등의 실제로는 무해한 경험들을 강조한다는 것을 이해했다. 마이크는 그가 미쳐가는 것이 두렵다고 표현했다. 그는 이러한 생각이 필연적 사실은 아니라는 것을 알지만, 그의 머리 속에서 이를 없앨 수는 없었다.

마이크의 치료자는 지속적으로 학교를 다니고 친구들을 만나는 것이 왜 중요한지를 설명했다. 이번 회기에서는 ABC 모델(유발 사건: activating event, 믿음: beliefs, 결과: consequences)이 소개되었다. 그들은 함께 2개의 ABC를 만들었다.

- 유발 사건(기이한 경험):
  - 나는 학교에서 사람들로 가득 찬 복도를 걸어가고 있다.
- 믿음(부정적인 자동적 사고 또는 해석):
  - 그들은 나를 보고 있고 나에 대해서 이야기하고 있다.
- 결과(감정 및 행동):
  - 두려움
  - 나는 그 상황에서 도망쳤다.
- 유발 사건(기이한 경험):
  - 나는 교실에 앉아 있었고, 시끄러운 상황에서 누군가 내 이름을 말하는 것을 들었다.
- 믿음(부정적인 자동적 사고 또는 해석)
  - 학급 친구들이 나를 보고 있고 나에 대해 이야기하고 있다.
- 결과(감정 및 행동):
  - 두려움
  - 나 자신에게 사실이 아니라고 납득시키기 위해 애썼다.

숙제를 통해 마이크는 기이한 경험들에 대한 ABC를 만들려고 노력할 것이다. 그는 기이한 사건들에 대한 대안적 설명들을 만들어보도록 장려되었다.

메타인지 훈련

마이크와 치료자는 선택적 주의와 관련된 정보에 대해 논의했다. 선택적 주의는 진화적 기능을 가지고 있지만, 오동작할 수도 있다. 예를 들어, 당신이 개를 무서워한다면 당신은 계속적으로 개를 확인하게 되고 따라서 하루 종일 두려움을 느끼게 될 수도 있다. 다음 회기의 숙제를 통해, 마이크는 선택적 주의에 대한 정보 지침서를 읽고 훈련을 하게 될 것이다. 첫째 날, 그는 하루 종일 파란색 자동차에 대해 주의를 집중하고, 매 시간마다 파란색 자동차의 수를 기록한 다음, 그의 경험들을 묘사하도록 했다. 다음 날은 인접한 방들의 소음, 셋째 날은 안경을 쓴 사람들에 대해 주의를 기울이도록 했다. 넷째 날은 휴식일 이었고, 마지막 날 마이크는 의심스럽게 보이는 사람들에게 주의를 기울이도록 했다.

다음 회기에서 마이크는 훈련을 수행하는 데 어려움이 있다고 호소했다. 그는 훈련으로 인해 주의가 분산되어 노란색 자동차에 거의 치일 뻔 했다. 게다가 그가 혼자서 길거리를 걷는 경우가 흔하지 않았기 때문에, 야외 훈련을 할 수가 없었다. 그는 인접한 방들의 소음에 대한 숙제는 수행했다. 그는 평소에는 알아차리지 못했던 다양한 종류의 소리를 들었다. 마이크와 치료자는 선택적 주의가 그의 공포를 유발하는 데 어떻게 역할을 할 수 있는지에 대해 논의했다. 마이크는 그가 주변 환경을 관찰하는 데 너무 몰두해서 그로 인해 모든 종류의 위협들을 인지하게 되었음을 알아차렸다.

다음 회기에서 마이크는 비약적 결론에 대한 정보를 읽었고 대안적 설명 만들기에 대한 훈련을 수행했다.

- 기이한 경험: 한 행인이 불쾌한 표정을 지으며 나를 쳐다보았다;
- 부정적인 자동적 해석: 그는 나를 해치기를 원할 것이다. 나는 위험에 처했다;
- 감정: 공포;
- 행동: 어머니에게 매달렸다;
- 대안적 해석: 1) 행인은 부인 또는 상사와의 다툼으로 인해 기분이 좋지 않았다; 또는 2) 초등학교 때 친구들에 대한 나의 부정적 경험들로 인해 다른 사람들의 의도를 부정적으로 보게 되었다.

마이크는 대안적 설명을 만드는 것이 불안을 감소시킬 수 있다는 것을 알아차렸다. 치료자는 마이크에게 지속적으로 그의 자동적 사고를 감시할 것을 요구했고, 그가 기이한 사건에 대한 대안적 해석을 생각하도록 독려하였다.

사례 개념화

마이크는 최근 학교 성적표에 좋은 점수를 받았으며 그에 대해 기뻐했다. 마이크와 그의

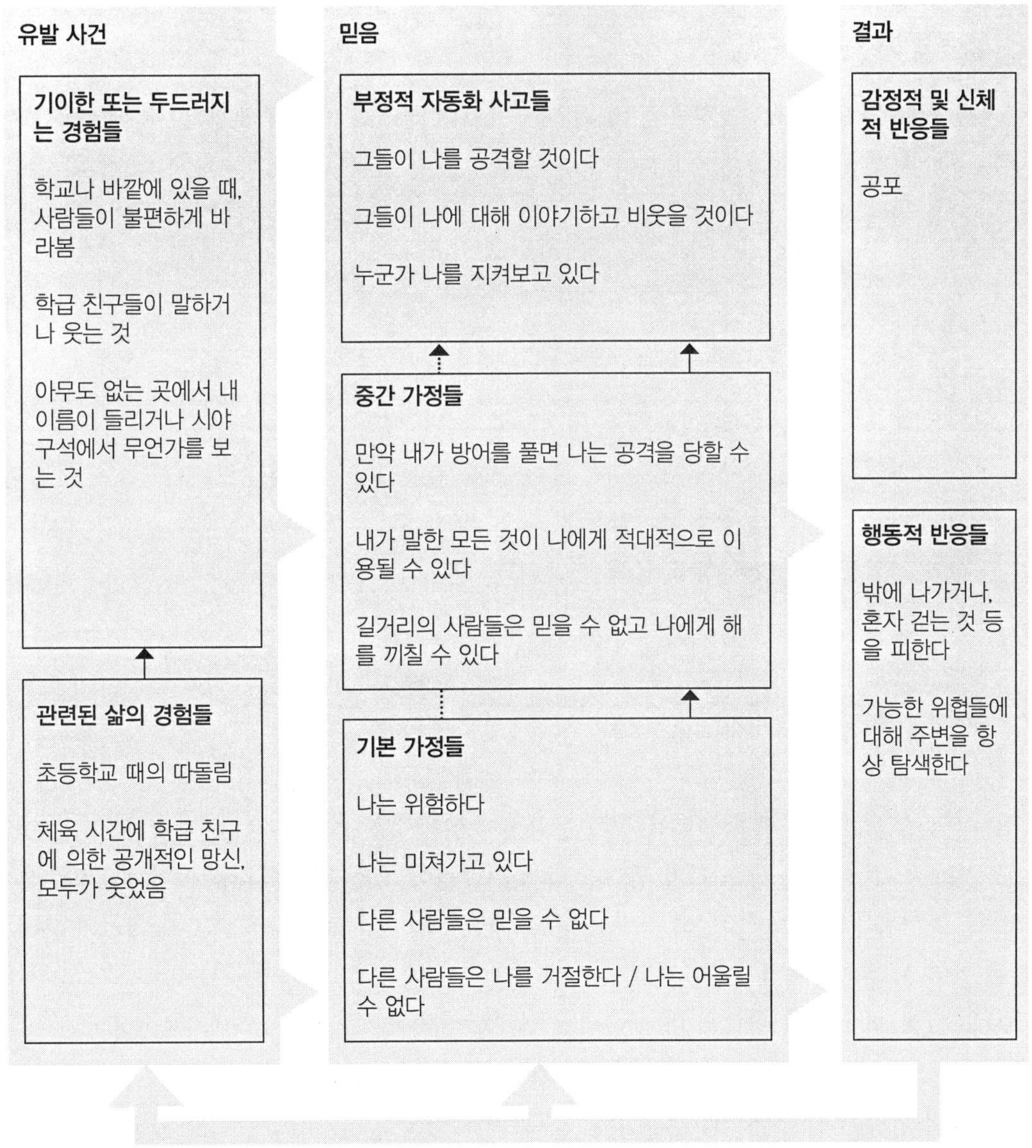

그림 8.1 사례 개념화: 마이크

치료자는 사례 개념화를 만들었다. 마이크는 그의 의심의 기반이 그가 따돌림 당했던 초등학교 시절에 있다고 생각했다. 그는 자신의 과도한 경계와 선택적 주의가 더 이상 지속되지 않는다는 것을 알아차렸다. 그는 또한 비약적 결론이 종종 사실에 의해 뒷받침되지 않는다는 것을 알았다. 하지만 그는 자신이 아직 공격받지 않은 이유가 밖에서 혼자 걷는 것을 피하기 때문이라고 강조했다.

인지행동치료

마이크는 여전히 많은 상황들을 회피하지만, 그의 부정적 기대가 현실적인지에 대해 의문을 품기 시작했다. 마이크는 자신이 혼자 밖에 있을 때 다른 사람들이 그를 공격할 것이라는 생각을 시험해보고 싶어했다. 회피하게 되는 상황들에 대한 '공포 서열' 이 만들어 졌다.

공포 서열:

- 조용할 때 공원 벤치에 혼자 앉아 있기: 10
- 대중 교통 이용하기: 20
- 교실 안에서 걸어 다니기: 30
- 내가 아는 다른 사람들과 길거리 걷기: 40
- 여러 사람들에게 이야기 하기(예-발표하기): 50
- 학교에서 사람들 무리를 지나면서 혼자 걷기: 60
- 누군가를 믿기: 70
- 길거리를 혼자 걷기: 80

우리는 공포 서열에서 가장 낮은 공포 상황부터 실제로 무엇이 일어나는지 평가해보는 것에 동의했다. 마이크는 다음 회기 전까지 밖에 사람들이 많지 않은 일요일 아침에 공원으로 나가서 벤치에 앉아 10분간 있어 보기로 했다. 그는 의심스러워 보이는 사람들 대신에 아이들과 주변 환경에 주의를 기울이도록 노력했다. 만약 사람들이 그를 혼자 내버려 둔다면, 마이크는 그의 생각이 그 상황에 맞지 않다는 증거로 이를 받아들일 수 있다. 하지만 다른 사람들이 그를 괴롭힌다면, 마이크는 그의 부정적 생각을 더 많은 신뢰할 것이다.

다음 회기에서 마이크는 두 차례 실험을 해보았다고 말했다. 먼저 그는 아침에 공원에 갔고, 그곳에는 거의 아무도 없었다. 아무도 그를 괴롭히지 않는다는 경험을 한 뒤, 그는 사람이 많은 오후에 공원을 다시 방문하는 것에 대해 충분한 자신감을 얻었다. 마이크는 아무도 자신에게 말을 걸지 않고, 그를 공격하지 않은 채 혼자 둔다는 경험으로 행복했다. 의도적으로 그의 주의를 아이들이나 주변 환경과 같은 위협적이지 않은 자극에 두도록 한 것이 그를 덜 두렵게 하는 데 도움을 주었다. 마이크는 이제 대중 교통을 이용하거나 교실 안을 걷는 등의 다른 상황들에 도전하고 싶어 했다.

행동 실험 덕분에, 마이크는 혼자 길거리를 걷더라도 아무 일이 발생하지 않는다는 것을 배웠다. 아마도 그는 자신이 생각했던 것보다 덜 위험한 상황에 있었던 것 같다. 또한 그는 자신의 주의를 조작하는 것이 두려움을 낮출 수 있다는 것을 알게 되었다. 서서히 마이크는 혼자 바깥을 걷는 상황에 대해서 더욱 편안함을 느꼈다. 마이크는 편집증과 사회적 접촉으로부터의 철수에 대한 지침서의 정보를 통해 스스로에 대해 알게 되었다. 그는 더 사회적이 되길 바랐고 개인 정보를 공유하는 방식으로 다른 사람을 믿는 것에 대한 행동 실험을 하기를 원했다. 그는 자신이 좋아하는 학급 친구에게 자신의 개인적인 것에 대해 이야기 할 것이다. 만약 그 친구가 2주 안에 마이크의 개인 정보를 다른 친구들에게 전달하거나 마이크를 공격하는 데 사용한다면, 다른 사람을 믿을 수 없다는 그의 생각은 강화될 것이다. 하지만 그렇지 않다면, 이는 마이크가 반대 가설을 세우는 데 증거가 될 수 있다.

몇 가지의 행동 실험들을 하고 나서 개인적인 정보의 누수나 남용이 없다면, 마이크는 학급 친구들과 자유롭게 이야기하는 것에 대해 더 편안함을 느끼고 우정이 발전하기 시작할 것이다.

재발 방지 및 치료 종결

12회기 후에, 마이크는 대부분의 상황에서 두려움을 덜 느끼게 되었다. 그는 밖에서 혼자 걸어 다닐 수 있었고 사회적 관계가 발전하기 시작했다. 3개월 후에 추후 회기가 예약되어 있었다. 마이크는 내년에 학교를 졸업할 수 있게 되었다. 그는 여전히 다른 친구들보다는 덜 사회적이지만, 이제 학교에서 어느 정도의 사회적 접촉은 이루어졌다. 그는 더 이상 다른 사람들이 자신을 해칠 것이라고 믿지 않았다. 그는 아직도 간혹 교실에서 그의 이름을 듣지만, 그것은 더 이상 그를 심하게 괴롭히지 않았다. 그는 미래에 대한 더 많은 희망을 가지게 되었고, 더 이상 미칠 것에 대한 걱정을 하지 않았다.

우연의 일치가 존재하지 않을 때

가끔 우리는 우연의 일치가 단순한 확률의 조합이 아니라고 느끼는 경험을 할 때가 있다. 모든 사람들은 특정 시간에 사건들이 동시에 발생할 때 어떤 인과 관계가 있을 것이라고 가정하는 경향이 있다. 일반적으로 사람들은 '가능성'에 대해 잘 이해하지 못한다. 가능성은 종종 과대평가 되거나 과소평가된다. 우연의 일치를 망상적인 방식으로 해석하고 너무 많은 주의를 집중하는 것은 정신병의 발병을 일으킬 수 있다.

소개 및 평가

첫 회기에서 찰스는 치료자와 만나 그의 불편함에 대해 이야기했다. 찰스는 조기 발견 및 개입 팀(Early Detection and Intervention Team, EDIT)에 의뢰되었다. 그는 19세이며 항상 불안한 소년이었다. 초등학교에서 그는 심하게 따돌림을 당했고, 스스로 견딜 수가 없었다. 그는 엄격하고 유연성 없는 아버지와 어려운 관계를 맺고 있었으며, 상대적으로 어머니에게 의존했다. 그는 부모님과 함께 살면서 취업 공부를 하고 있었다. 과거에 그는 대마를 일상적으로 하던 때가 있었지만, 최근 수 개월 간은 대마를 하지 않았다.

찰스는 때때로 누군가가 자신의 머리 속에 생각을 집어넣는다는 느낌이 순간적으로 들었다. 일주일에 한 번 정도 거리를 걸을 때, 그는 갑자기 자신이 쫓기고 있다고 느꼈고 때때로 그림자 같은 이상한 것들이 보여서 두려웠다. 찰스는 대부분의 사람들이 그를 기이하다고 생각할 것이라 예상했다. 하지만 그의 주된 불편함은 부정적인 일들이 자신 또는 자신과 가까운 사람에게 일어날 때 그것을 느낄 수 있다는 것이었다. 때때로 그는 예언적인 꿈을 꾸거나 생각을 했고, 실제로 그러한 것들이 일어났다. 대개의 경우 그는 매우 불길한 느낌을 가지고 있었고, 그럴 때마다 무엇인가가 벌어지고 있다는 것을 알 수 있었으며, 자전거 타기와 같은 '위험한' 활동들을 피했다. 그는 자신이 재앙을 예측할 수 있다는 것에 대한 많은 예들을 가지고 있었다. 불길한 느낌이 있을 때마다 부정적인 무엇인가가 일어났다. 예를 들면, 그는 편찮으신 그의 할머니가 죽을 것 같은 느낌을 받았고 이틀 후 할머니는 돌아가셨다. 약 1개월 전, 그는 어떤 일이 일어날 것이라고 느꼈고 그것은 들어맞았다. 왜냐하면 그날 오후 그는 자전거 사고가 났으며, 손목이 삐었기 때문이다. 그는 자신의 긴장감이 재앙에 선행되어 나타난다는 것을 확증하는 증거들을 계속 발견했지만, 자신이 정말로 예지력을 가지고 있다고 절대적으로 확신하지는 못한다고 했다. 반면에 그는 단지 우연의 일치를 넘어서는 무엇인가가 있다는 것에 대한 확신을 가지고 있었다. 이러한 사건들에 대한 찰스의 집착은 스스로에게 더 많은 책임감을 느끼도록 했고, 그에게 짐이 되었다. 그는 미래의 재앙을 예방하기 위해 더 많은 것들을 해야 하는지에 대해 궁금해 했고, 학교 수업에 빠지기 시작했다.

찰스는 공황장애를 진단 받았고, 그의 불편함은 ARMS의 진단기준을 만족했다. 치료자는 그에게 이 치료의 근거와 계획에 대해 설명했다. 찰스에게 물었을 때 그는 이성을 잃을까 두렵다고 했다; 그는 스스로를 정상이 아니라고 느낀다. 찰스는 치료에 대한 동기가 높았고 치료자와 매주 만나는 것에 동의했다.

정상화 정보 및 대안적 설명

찰스는 기이한 경험들에 대한 정보를 듣고 안심했다. 치료자는 도파민이 뇌에 작용하는 기전에 대해 설명했고, 찰스의 불안감 또는 불길한 느낌은 뇌에서 도파민이 갑작스럽게 분비되는 것에 따른 결과일 수 있다는 가설에 대해 설명했다. 찰스의 질문에 대해, 치료자는 어떻게 침투적 사고가 머리 속에서 나타날 수 있는지 설명하고, 목소리와 침투적 사고들은 유사한 경험일 수 있다고 말했다. 치료자는 그에게 대마를 하지 않도록 조언했는데, 왜냐하면 그것이 뇌 속의 도파민 농도를 증가시킬 수 있기 때문이다. ABC 모델의 근거를 소개한 후, 치료자와 찰스는 기이한 경험들에 대한 몇 가지 ABC를 만들었다. 찰스는 다음 한 주 동안 경험하게 되는 모든 기이한 사건들에 대해 ABC를 만들어 보기로 했다.

메타인지 훈련

총 8가지의 인지 편향이 논의되었다. 찰스는 인지 편향에 대해 읽은 내용과 편향의 효과를 보여주기 위해 시행한 훈련으로부터 얻은 병식에 대해 매우 열광적이었다. 그는 자신이 대체적으로 실패를 기대하는, 비록 그것이 늘 현실적이지는 않더라도, 상대적으로 염세주의적인 경향이 있다고 결론지었다. 게다가 그는 자신의 뇌가 정보들에 대해 분류한 뒤 실제로 존재하지 않는 것들과 계속해서 연결시키는 쪽으로 프로그램화되어 있다고 이해했다. 훈련의 결과 찰스는 자신이 아버지처럼 경직된 사고를 한다는 것을 더 잘 알게 되었다. '비약적 결론' 훈련을 통해, 그는 최근에 자신의 형과 있었던 기이한 경험을 논의했다. 몇 주전 그들이 휴가를 갔을 때, 찰스는 갑자기 호텔방 벽에서 이상한 그림자를 보았다. 그는 즉각적으로 그것이 유령이라고 가정했다. 그는 형을 깨워 같은 것을 보았는지 물었다. 하지만 형은 별다른 반응을 보이지 않았고, 찰스는 휴가 동안 거의 잠을 자지 못했다.

훈련은 찰스가 이 기이한 사건에 대해 대안적 설명을 생각할 수 있도록 형에게 도움을 요청하는 것을 포함했다. 그들은 그림자에 대한 몇 가지 대안 해석들을 만들었다; 예를 들어, 그 그림자는 지나가는 자동차의 그림자나 습기 자국 또는 기름 자국일 수 있었다. 훈련이 끝나고, 찰스는 대부분의 사건들이 다양한 방식으로 해석될 수 있으며 덜 재앙화된 사고가 더 나은 결과를 가져온다고 결론지었다. 그 이후 찰스는 두려움을 느낄 때마다 자기 자신에게 다음과 같은 질문을 하기로 했다: '정말로 위협이 있는가? 아니면 단지 두려운 결론으로 성급하게 판단하는 나의 편향인가?'

사례 개념화

이전 회기들에서의 ABC와 정보들을 바탕으로, 공유화된 사례 개념화가 만들어 졌다. 예전 삶의 경험들도 사례 개념화에 포함시켰다. 사례 개념화가 만들어지는 동안, 찰스의 불편한 증상들 중 일부는 이미 호전되었음이 명백해졌다. 그는 기이한 경험들에 대해 덜 걱정하고 그것들의 이유에 대해 이해했다. 이것은 그로 하여금 자신의 부정적인 생각과 느낌을 무시하기 쉽도록 해 주었다. 남아있는 것들은 불안하고 불길한 느낌이었다. 그러한 느낌들이 들 때면, 찰스는 여전히 어떤 부정적인 일이 일어나지 않을까 두려워했다. 비록 자신이 정상적이지 않다는 생각에 대한 믿음은 감소했지만, 아직도 약간은 가능성이 있다고 느꼈다.

인지행동치료

치료자는 그에게 점진적 근육 이완법에 대해 가르쳐 주었고, 이는 그가 휴식을 취하는 데 도움이 되었다. 이 시점에서 찰스는 기이한 사건을 경험할 때마다 다른 설명들을 생각했다. 게다가 그는 자신이 불길한 느낌을 느낀 뒤 부정적인 일이 일어날 때까지 수 분이 걸릴 때도 있고 심지어는 3일이 걸릴 때도 있다는 것을 알게 되었다. 찰스와 치료자는 행동 실험을 해 보기로 했다. 2주 동안 찰스는 그가 느끼는 모든 불안감 또는 불길함을 감시하고 기록했다. 또한 자신 또는 가족들에게 일어나는 부정적인 사건에 대해서도 모두 기록했다. 다음 회기에서 이 두 가지 목록들을 같이 놓아두고 확인했다. 찰스가 알아차린 첫 번째 사실은 지난 2주 동안 불안감을 느낀 순간이 얼마 되지 않았다는 것이었다. 이를 통해 찰스는 자신이 상대적으로 좋은 2주를 보냈다는 사실에 동의했다. 하지만 실험을 통해 찰스가 배울 수 있었던 가

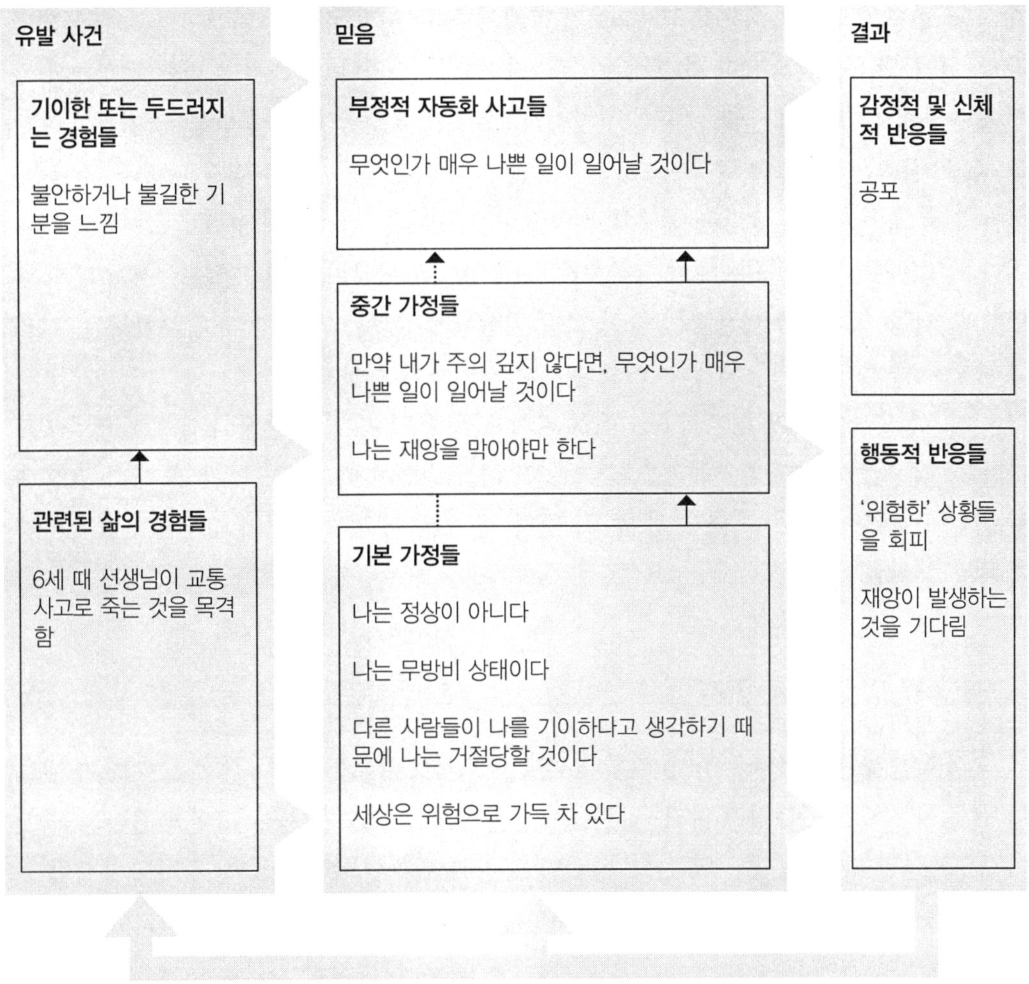

그림 8.2 사례 개념화: 찰스

장 중요한 사실은 불안감과 부정적 사건에 대한 연관성을 전혀 찾을 수 없었다는 것이다. 만약 연관성이 있는 경우에도, 그것은 역의 관계가 있어 보였다. 명확히 하기 위해 2주 더 실험을 반복하였으며, 이 또한 첫 번째 실험과 같은 결과를 보였다. 찰스는 자신이 잘못되었다고 결론지었다. 그는 다가오는 재앙을 감지할 수 없었다; 그의 뇌에 있는 경보 시스템이 두려움을 유발하는 편향들을 민감하게 생성하도록 맞추어져 있었다.

그가 정상적이지 않다는 생각은 다면적 평가 같은 여러 인지 기법을 통해 교정해 보기로 했다. 찰스에게 그가 알고 있는 가장 정상적인 사람의 5가지 특징에 대해 생각해보고, 가장

'이상한' 사람의 5가지 특징을 생각해보자고 요청했다. 이것들은 각 관점에 따라 분류되었다. 예를 들면, '친구가 많다'와 '완전히 혼자다'가 비교되었다. 찰스는 이러한 관점에서 자신을 평가해보기로 했다. 그는 자신이 정상적으로 평가된다는 것을 경험했다. 이러한 훈련을 통해, 찰스는 자신이 다른 사람들과 다르긴 하지만 정상적이라고 결론 내렸다. 행동 실험을 통해 그는 자신의 생각을 친구와 논의했고, 그 친구는 찰스가 완벽하게 정상적인 사람이라고 결론지었다. 친구는 또한 다른 사람들이 찰스를 이상하게 생각한다는 것에 대해 부인했다. 다음 회기에서 다른 사람들이 그를 이상하게 본다는 생각에 대해 부합하는, 그리고 반하는 증거에 대해 논의했다. 찰스는 다른 사람들이 자신을 부정적으로 생각하거나 친구들이 자신을 이상하게 여겨서 모임에서 빠지게끔 유도한다는 사실에 대해 어떠한 증거도 없다고 결론지었다. 찰스는 좋아졌다. 그는 더 이상 수업에 빠지지도 않았고, 더 자주 외출했으며, 식당에서 아르바이트도 하기 시작했다. 찰스는 더 이상 자신이 미쳐가고 있다고 생각하지 않았다.

재발 방지 및 치료 종결

숙제를 통해 찰스는 회기들에 대한 요약을 해오기로 했다. 이를 통해 비상 카드가 만들어졌다. 이 카드는 합리적인 자기-발언들이 쓰여져 있고, 찰스는 향후 기이한 경험을 할 때 이것을 사용할 수 있다. 찰스와 치료자는 2개월 간격의 추후 회기를 몇 번 갖기로 계획했다. 두 번째 추후 회기에서 찰스는 더 이상 언급할 만한 기이한 경험을 하지 않았다고 보고했다. 궁금한 것이 있거나 추후 회기가 필요할 때는 언제든지 치료자와 연락할 수 있다는 메시지와 함께 치료는 종결되었다.

경험과 생각이 침투적일 때

침투는 PTSD, OCD, 정신병과 같은 여러 질환들과 연관이 있다. 환자가 받는 진단은 여러 요인들에 의해 결정된다; 예를 들어, 경험하고 있는 침투적 사고가 '자신의 것' 또는 '이질적' 인지; 침투가 외상과 관련이 있는지 없는지; 주제가 기이한지 아닌지; 주제가 대상자 및 진단자의 문화적 환경과 일치하는지 아닌지 등이다. PTSD 또는 OCD 환자들의 대부분은 침투가 지각적 특성을 가지고 있다. 정신병은 침투가 이질적이고, 강력하며, 악의적인 의도가 있다는 등의 망상적인 방식으로 해석될 때 발병할 수 있다.

소개 및 평가

아이샤는 27세이고, 10년 이상 유럽에서 살고 있는 북아프리카 여성이다. 그녀가 12세부터 15세가 되기까지 가족들은 그녀에게 성적 학대를 했다. 그녀는 현재 혼자 살고 있으며, 그녀의 가족들 대부분은 여전히 고국에서 살고 있다. 아이샤는 PTSD로 진단받고 치료를 받고 있다. 그녀는 PTSD 증상 외에도 몇몇 기이한 경험들을 했다. 매일 그녀는 자신의 생각이 큰 소리로 들렸으며, 그것이 자신의 생각이라는 것을 100% 확신했다. 그녀는 일주일에 2번 정도 스스로를 해치라고 명령하는 부정적인 목소리를 들었다; 예를 들어, 그녀가 수영을 하지 못함에도 불구하고 물속으로 뛰어들라고 했다. 아이샤는 이러한 명령을 수행할 의도가 없었지만, 목소리는 그녀를 걱정하게 했다. 아이샤는 침대에 있을 때 가끔 누군가가 같이 있다고 느꼈다. 그럴 때마다 그녀는 한 남자가 자신의 방에 있다고 생각했다. 아이샤는 매일 몇 시간 동안 계속 생각에 빠져 있었다. 그녀는 종종 현실 감각을 잃는 순간이 있었고, 1시간 뒤에 반쯤 깨어 있다고 느꼈다. 이것은 그녀를 매우 무섭게 만들었다. 아이샤는 이성을 잃을까 두려웠고, 자신이 정상이 아니라고 종종 생각했다. 힘든 일주일을 보낼 때면, 아이샤는 자살에 대해 생각했다. 그녀는 직장에 병가를 냈고, 사회적으로 위축되었다.

아이샤의 외상 치료자와 그녀의 EDIT 치료자는 공동 협력 치료에 동의했다. 외상 치료자는 아이샤의 과거로부터 지속된 경험들에 초점을 맞추었고, EDIT 치료자는 현재의 기이한 경험들에 의한 고통을 줄이는 데 초점을 두었다.

정상화 정보 및 대안적 설명

첫 번째 단계는 아이샤에게 PTSD의 증상에 대한, 그리고 기이한 경험에 대한 정상화 정보를 제공하는 것이었다. 치료자는 많은 기이한 경험들이 외상 후 스트레스 증상들로서 개념화될 수 있음을 설명했다. 치료자는 목소리를 들을 때 사람의 뇌에서 어떤 일들이 나타나는지 설명했고, 목소리가 바깥 세상이 아닌 뇌 속에서 기인한다는 것을 보여주는 자료들을 제시했다. 아이샤는 목소리가 들릴 때, 귀를 막거나 목소리를 향해 걸어가는 등의 몇 가지 간단한 실험을 수행해 보도록 제안 받았다. 목소리를 듣는 것은 정상화되었으며, 귀인의 중요성이 강조되었다. 치료자는 목소리를 듣는 많은 사람들이 그 목소리가 외상적 사건이나 매우 감정적인 사건 이후에 시작되었다고 보고한 것에 대해 설명했다. 아이샤는 사회적 접촉과 중요한 활동 및 스포츠를 다시 시작하도록 격려되었다. 아이샤는 똑똑한 여성이었고, 그녀의 모든 자원들은 여전히 이용 가능했다-그녀는 단지 그것들을 다시 사용하기 시작했다.

메타인지 훈련

메타인지 훈련에서, 출처 모니터링에 대한 부분이 강조되었다. 아이샤는 모든 정보를 습득했으며, 인지적 경험이 자신의 뇌에서 비롯된 것이라고 확신하게 되었다. 몇 가지 대처 전략이 논의되었다; 예를 들면 그녀는 목소리가 들릴 때 콧노래를 부르기로 하였고, 가장 중요한 것은 그 경험들을 분석하기보다는 무시하기로 했다.

아이샤는 자신의 부정적 기대 편향을 인지했다. 그녀는 원래 낙관주의자였다. 그녀는 자신의 세상에 대한 긍정적인 생각들이 그녀가 고통 받았던 학대로 인해 산산조각 났다고 느꼈다. 동반된 훈련에서, 그녀는 모호한 사건에 대한 낙관적 해석이 최소한 그녀의 비관적인 생각만큼의 현실성은 가지고 있으며, 자신을 더 기쁜 느낌으로 이끌어준다는 것을 알게 되었다.

사례 개념화

아이샤는 여전히 목소리를 들을 수 있었고, 그것은 중등도의 걱정을 불러왔다. 그녀는 그 목소리가 자신의 뇌에서 비롯된다는 사실을 전적으로 확신했다. 하지만 그녀는 여전히 생각에 빠져 있을 때가 많았고, 이성을 잃을까 봐 두려웠다. 그녀는 자신이 나쁜 사람이라고 느꼈고, 이로 인해 걱정하고 슬퍼했다. 그녀는 종종 자신과 심도 있는 토론을 시작했고, 이를 '내적 대화'라고 불렀다. 그녀는 '바르게 생각하기'위해 노력했고 그녀의 생각을 다른 사람과 공유하지 않았다.

인지행동치료

목소리의 영향과 기원, 의도에 대해 이야기 해보기로 했다. 목소리 영향력 차이 척도와 사회적 비교 평가 척도가 평가되고 논의되었다. 결론적으로, 아이샤는 목소리를 통해 많은 부정적 영향을 경험했지만, 스스로를 통제할 수 있다고 느꼈다. 이를 확인하기 위해, 아이샤는 물로 뛰어들라는 목소리가 들릴 때 마을의 운하를 따라 걸어보는 행동 실험을 했다. 목

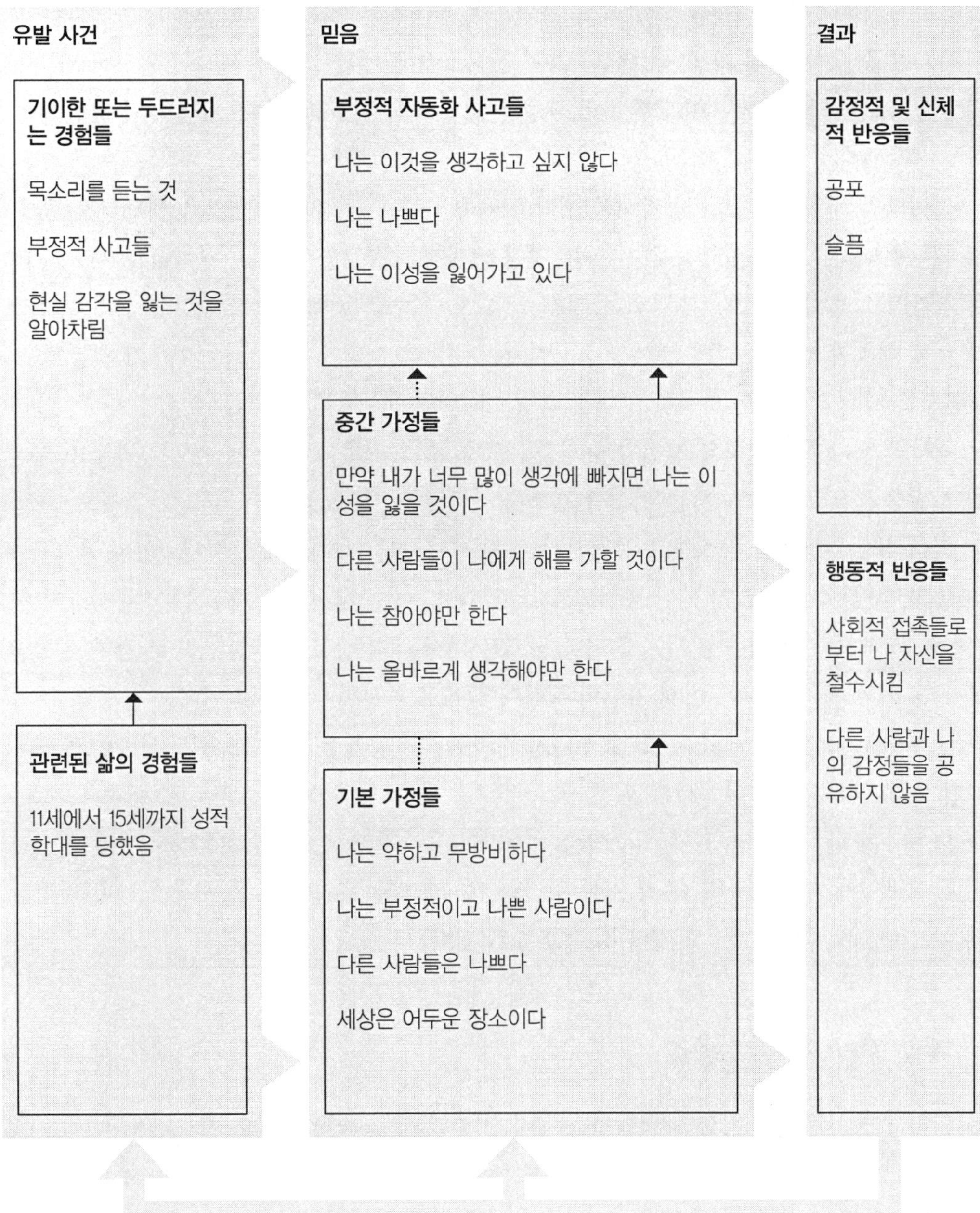

그림 8.3 사례 개념화: 아이샤

소리가 들리는 빈도는 1개월 전에 비해 줄었으며, 더 이상 고통스럽지 않았다. 아이샤는 자신의 고통을 줄이는 데 가장 중요했던 요인은 목소리에 대한 그녀의 해석이 완전히 바뀌게 된 것이라고 했다. 그녀는 이제 자신의 부정적 삶에 대한 경험의 반향으로 침투적 경험을 한다고 생각했다.

아이샤와 치료자는 그녀가 자신의 생각을 놓아줄 수 있는지 행동 실험을 해보기로 했다. 그녀는 통제력에 대한 생각을 하지 않는 것이 역설적인 효과를 가지고, 생각으로부터 더 빠르게 거리를 둘 수 있으며, 편안한 상태가 될 수 있다는 것을 배웠다. 그들은 그녀가 목소리에 대해 대처할 때 스스로의 생각을 감소시키는 전략을 어떻게 도입할 수 있을지 의논했다. 아이샤는 자신의 주의를 조절하고 내적 과정으로부터 스스로를 멀리하는 연습을 했다. 그녀는 침투적 생각을 무시하고 자신의 주의를 조절할 수 있도록 독려되었다. 모든 과정을 천천히 시행해 봄으로써, 아이샤는 이러한 전략을 잘 적용할 수 있었다.

아이샤의 부정적인 자존감을 교정하기 위해 부가적인 인지 치료가 시행되었다. 이를 통해 좀 더 현실적인 기본 믿음이 발전할 수 있었다. 그녀는 자신이 실제로 괜찮은 사람이며, 자신이 학대 받은 경험을 이기고 혼자 유럽으로 와서 대학 공부를 마친 극도로 강한 여성임을 알게 되었다. 아이샤는 이제 자신의 생각이 실제로 자신이 어떤 사람인지를 결정할 수 없다는 사실을 이해하게 되었다. 그녀와 다시 가까워진 친구들은, 그녀가 좋은 사람이고 매우 강한 여성이라는 것을 확인시켜 주었다.

아이샤는 잘 지냈다. 그녀는 더 이상 목소리가 들리지 않았고, 생각에 빠지는 것도 급격히 감소했으며, 이와 동반된 증상 또한 호전되었다. 그녀는 수영 레슨을 시작했으며, 일주일에 여러 번 운동했고, 다시 직장에 복귀할 수 있었다.

재발 방지 및 치료 종결

아이샤는 그녀의 회기들에 대한 요약본을 만들었고, 치료자는 그녀에게 언제나 다른 사람들에게서 선호될 수 있는 타당한 방법으로 생각하고 대안적 설명을 고려하며, 부가적인 정보를 찾으라고 격려했다. 몇 번의 추후 회기 이후 치료는 종결되었다.

유령이 나타날 때

어느 집단에서나, 약 50%는 유령이나 악마 같은 초자연적인 존재를 믿는다. 유령에 대한 공포는 흔하며 여러 질환에서 볼 수 있다. 때때로 공포는 유령에 대한 환각에 근거를 두고 있다. 이러한 사람들은 이상한 것들을 듣고, 보고, 냄새 맡고, 맛보고, 느낀다; 또는 물건이 놓인 장소가 틀린 것 같다는 어색한 경험을 한다. 그들은 이러한 감각이나 경험들이 유령 때문이라는 것이 틀림없다고 결론짓는다. 두 번째 집단에서의 공포는 특정 공포증과 비슷하다. 이들은 유령의 탓으로 돌릴만한 특별한 경험은 없다; 그들은 종종 어릴 때부터 이러한 공포가 있었고, 오랫동안 같은 안전 행동들을 사용해왔다. 세 번째 집단에서 유령에 대한 공포는 OCD 형태로 개념화될 수 있다; 이들은 자주 '생각-사건 융합'으로 고통 받는다. 그들은 어떤 행동을 함으로써(또는 하지 않음으로써) 유령이 자기들이나 가족을 공격할 것이라고 느끼거나 또는 유령이 그들의 몸을 점령해버리는 끔찍한 경험을 할 것이라고 느낀다. 그래서 그들은 회피 행동을 한다.

유령의 공포에 대한 이들 모든 경로들은 ARMS 대상자들에서 보여질 수 있다. 고유의 사례 개념화 방식이 개발되었기 때문에, 이 책의 CBT 프로토콜은 모든 종류의 공포에 사용될 수 있다.

소개 및 평가

준은 매우 불안했기 때문에 담당 의사가 그녀를 의뢰했다. 지난 해 그녀는 부모의 침대에서 어머니와 함께 잤다. 그녀의 아버지는 아무런 이의 없이 손님방으로 옮겨갔다. 준은 어머니에게 자신이 부모의 방에서 자는 이유는 그곳이 아늑하기 때문이라고 말했다. 최근에 그녀는 어머니에게 진실을 말했다: 그녀는 감히 혼자 잘 엄두를 못 낸다고. 준은 자는 동안 유령이 자신을 공격해서 죽일까 봐 두려워했다. 그녀는 자신의 공포가 유치하다는 것을 알고 있다고 했고, 스스로를 혼자 자는 것을 두려워하는 7살짜리 조카같이 느낀다고 설명했다. 의뢰된 시점에 준은 다시 자신의 침대에서 혼자 자기 시작했다. 그녀는 이것을 가까스로 감당해냈고, 극단적으로 신경이 날카로웠으며, 매일 밤 몇 시간밖에 자지 못했다. 준은 안전 행동이라는 무기를 개발했다. 그녀는 걷는 대신에, 계단을 뛰어서 다녔고 처음 몇 걸음은 건너뛰었다. 그녀는 이불을 머리까지 당겨서 덮고, 문은 열어놓고, 라디오를 켜고, 불도 켠 채로 잠을 잔다. 준은 대학교 1학년을 끝마쳤고, 대부분의 강좌에서 낙제했다. 그녀는 피로를 호소했고 살면서 처음으로 집중하는 데 어려움을 느꼈다. 그녀의 경험에 대해서 질문했을 때, 그녀는 유령이 실제로 존재하거나 그녀의 집에서 살고 있다는 증거가 필요하지는 않다고 설명했다. 어느 날부터 준은 유령이 있을 수 있다고 인식하고 혼자 자는 것을 피하기 시작했다. 그녀는 면밀하게 주의를 기울이기 시작했고, 자신의 가정을 확증해줄 몇 가지 이상한 사건들을 관찰했다. 그녀는 침대에 있을 때, 가끔 이상한 소리를 듣거나 기이한 섬광이나 그림자를 본다. 게다가 최근에 그녀는 물건이 간혹 갑자기 다른 장소에 있는 것을 알게 되었다. 이 때, 유령이 낮에는 그녀를 놀리고 밤에는 그녀를 죽일 기회를 기다리는 것이라고 확신했다. 그녀는 치료자에게 그녀의 생각을 바꿀 수 없으며 안전 행동들을 포기하지 않을 거라고 말했다. 그녀는 이성적으로는 자신이 틀린 것을 알지만, 위험을 무릅쓰지는 않을 것이라고 말했다. 예상되는 부정적인 결과가 그녀에게 너무나 두려움을 주고, 어떻게 인지는 모르겠지만 그녀는 그녀가 옳다는 것을 안다.

정상화 정보 및 대안적 설명

치료의 디자인과 근거가 논의되었고, 기이한 경험들에 대한 정상화 정보가 제시되었다. 이것은 준에게 상당한 저항을 일으켰다. 그녀는 자신이 미치지 않았다고 말한다. 치료자는 아무도 그녀가 미쳤다고 생각하지 않지만, 그녀가 현재의 상태로 인해 고통 받고 있다는 것을 강조했다. 그는 치료 목표가 그녀의 고통을 줄이고 향후의 불안이 증가되는 것을 막는 것이라고 설명했다. 그렇지 않으면, 심각한 병으로 발전할 수 있다고 말했다. 준은 이 말을 듣고 반가워하며, 자신의 불안이 점점 커질까 봐 두렵다고 했다. 준은 자신이 주저하는 이유 중 하나는 그녀가 다른 사람들을 다시 믿기 시작하는 데 약간의 시간이 필요하다는 사실 때문이라고 설명했다. 그녀는 친구가 그녀에 관한 사적인 일을 다른 사람들에게 말해버린 경험을 했고, 이것이 그녀의 신뢰를 손상시켰다. 준은 기이한 경험에 대한 모든 정보를 수용하고, 그녀가 경험했던 것에 대한 가능한 설명으로 도파민과 귀인의 영향에 대해 받아들였다. 하지만 그녀는 현재의 확신들을 놓아버리는 것을 꺼린다. ABC 모델이 소개되었고, 그녀가 지난주에 경험했던 상황에 대해 ABC를 완성했다. 이 상황에서는 그녀의 헤어 드라이기가 갑자기 다른 바람 설정으로 바뀌었다. 준은 틀림없이 유령이 그녀를 공포의 상황으로 몰고 가기 위해 이 짓을 했다고 결론지었다. 치료자는 준에게 모든 이상한 경험에 대해 ABC를 만들도록 했고, 그녀가 이것을 할 때 최소한 하나의 대안적 설명을 생각하도록 했다.

메타인지 훈련

준은 감정적 추론과 독단주의에 대한 정보에서 자신의 모습을 발견했다. 그녀는 자신이 극단적으로 완고하고, 자신의 생각들을 의심할 수 없다고 말한다. 만약 그녀가 자신의 생각을 의심하기 시작한다면, 그녀는 어찌할 바를 모르는 상태가 될 것이라고 느꼈다. 그렇게 되면 자신의 인생에 대한 통제력을 잃을 까봐 두려웠다. 준은 통제력을 잃는 것을 왜 그렇게 두려워하게 되었는지에 대해 전혀 모른다.

지침서의 정보에 따라, 준과 치료자는 인간의 지각과 기억의 신뢰도가 낮은 것에 대해 논의했다. 준은 자신의 기억에 대해 극단적으로 큰 신뢰를 가지고 있다; 예를 들면, 잘못 놓여진 물체들에 대해서. 이를 평가하기 위해, 준과 치료자는 간단한 행동 실험을 했다. 그녀가 방을 나가고 치료자는 방에서 한 가지 물건의 위치를 바꾸었다. 그리고 그녀는 어떤 물건의 위치가 바뀌었는지를 알아내야 했다. 여덟 번의 시도에서 그녀는 단지 한 번의 위치 변경만 알아차렸고, 그래서 자신의 기억력에 대한 믿음이 흔들리기 시작했다.

치료자는 우리의 지각과 기억이 실제로 얼마나 형편없는지를 보여주는 예도 제시하였다. 치료자는 준의 주의를 조정하여 중요한 정보를 놓치게 하는 비디오를 보여주었다. 준은 자신의 주의가 공놀이를 하는 남자에게 집중되어 있었기 때문에, '곰 옷'을 입고 똑바로 걸어오는 남자를 놓치게 된 비디오에 의해 특히 놀랐다.

그들은 그녀의 안전 행동들의 부정적 결과에 대해 논의했다. 준의 병식은 빠르게 증가되었고, 그녀는 이제 자신이 경험하는 것에 대한 가능한 대안으로 인지 편향에 대한 이론을 완전히 받아들였다. 그녀는 자신이 확실한 증거가 없고; 위협의 징후에 대해 선택적으로 주의를 기울이며; 부정적인 결론에 대해 성급하게 결론을 내리는 경향이 있고; 추론이 독단적이며 따라서 모든 증거를 고려하지 못하며; 그녀의 안전 행동이 그녀가 실제로 틀릴 수 있다는 것을 알지 못하게 한다는 것을 이해했다.

사례 개념화

준은 자신의 어려움에 대한 병식이 증가하고 있지만, 안전 행동은 변하지 않고 그대로이며, 그녀는 이것을 포기할 준비가 되어있지 않다고 말했다. 준과 치료자는 지금까지 모은 정보를 토대로 사례 개념화를 만들었다. 준의 주된 목표는 공포 없이 자기 집에서 살고 잘 수 있고, 공부와 사회 생활을 다시 시작하는 것이다.

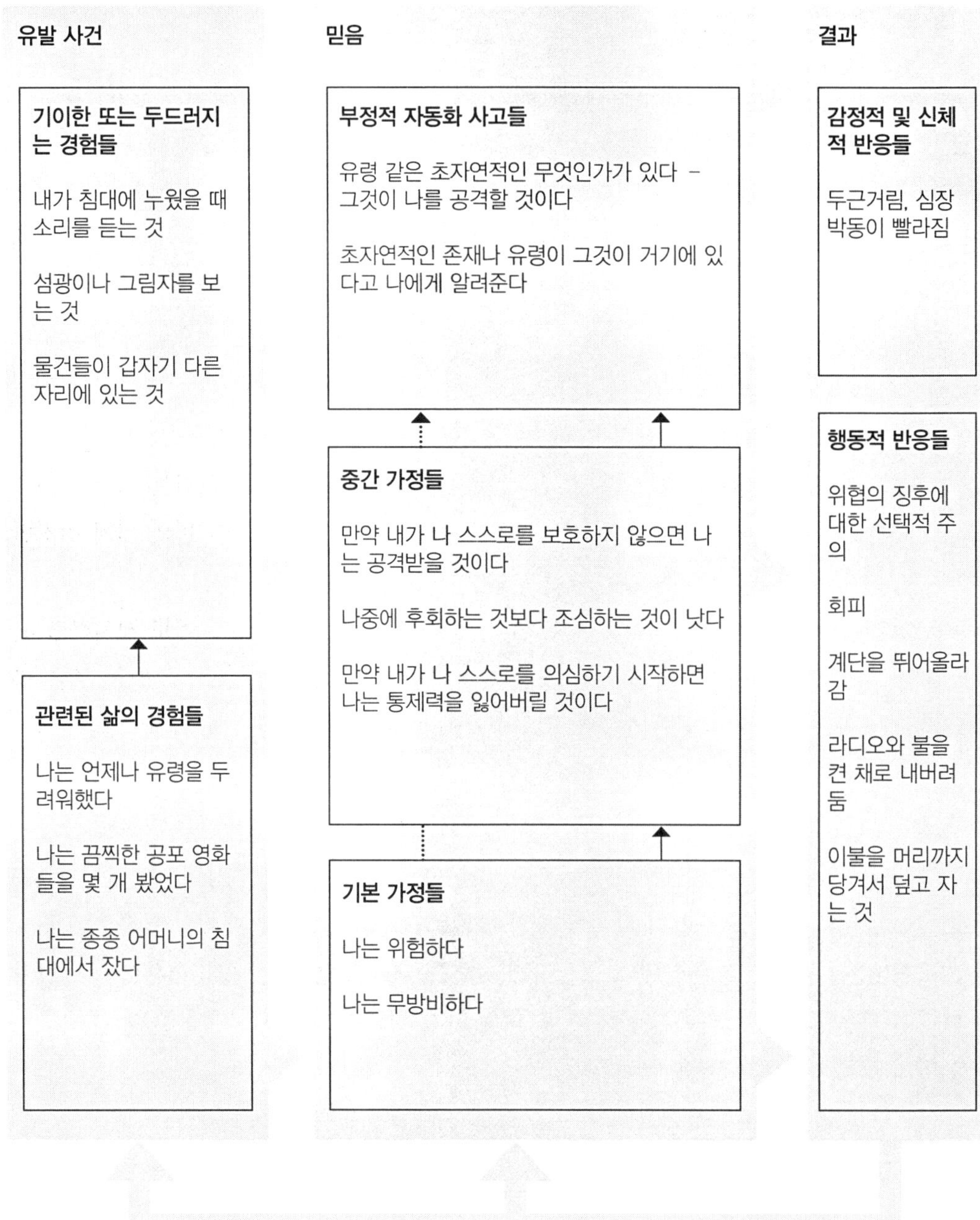
유발 사건
믿음
결과
기이한 또는 두드러지는 경험들
내가 침대에 누웠을 때 소리를 듣는 것
섬광이나 그림자를 보는 것
물건들이 갑자기 다른 자리에 있는 것
관련된 삶의 경험들
나는 언제나 유령을 두려워했다
나는 끔찍한 공포 영화들을 몇 개 봤었다
나는 종종 어머니의 침대에서 잤다
부정적 자동화 사고들
유령 같은 초자연적인 무엇인가가 있다 – 그것이 나를 공격할 것이다
초자연적인 존재나 유령이 그것이 거기에 있다고 나에게 알려준다
중간 가정들
만약 내가 나 스스로를 보호하지 않으면 나는 공격받을 것이다
나중에 후회하는 것보다 조심하는 것이 낫다
만약 내가 나 스스로를 의심하기 시작하면 나는 통제력을 잃어버릴 것이다
기본 가정들
나는 위험하다
나는 무방비하다
감정적 및 신체적 반응들
두근거림, 심장 박동이 빨라짐
행동적 반응들
위협의 징후에 대한 선택적 주의
회피
계단을 뛰어올라감
라디오와 불을 켠 채로 내버려 둠
이불을 머리까지 당겨서 덮고 자는 것

그림 8.4 사례 개념화: 준

인지행동치료

유령의 존재에 대해 준이 가진 증거들을 모았다. 이러한 증거들을 하나씩 비판적으로 조사하고 대안적 해석을 논의했다; 예를 들면, 헤어 드라이기 사건. '파이차트 기법'으로 역할을 바꿈으로써 준이 대안적 설명을 제시하기 쉽도록 했다; 예를 들면, 여동생이 드라이기를 사용하고도 그 사실을 인정하기를 두려워할 수 있고, 또는 드라이기를 치워놓을 때 조절 버튼이 우연히 움직여 바뀌어졌을 수도 있다. 밤에 나는 소리나 그림자에 대해서도 대안적 해석이 만들어졌다. 준은 열심히 치료에 참가했고, 그녀가 전에 가지고 있던 확신은 무너지기 시작했다.

그들은 준의 안전 행동을 검토했다. 준의 사고와 전략에 대해 의문을 던졌다, 예를 들어:

치료자: … '만약에 유령이 벽을 뚫고 다닐 수 있다면, 깃털이불을 덮고 자는 것이 당신을 유령으로부터 어떻게 방어할 수 있나요?'

준: '좋은 질문이네요. 나는 그것을 생각해보지 않았어요. 그건 말이 안 되요….'

치료자: … '어머니와 자면 왜 더 안전한가요? 어머니가 방어하는 힘을 가지고 있나요? 당신이 혼자 있지 않을 때는 유령이 절대 공격하지 않나요?'

준: '나는 이런 것들을 생각해 본 적이 없어요.'

치료자: '당신은 이것을 정말로 충분히 생각해보지 않았고, 당신의 인생에 큰 영향을 미치도록 허락하고 있어요. 거기에 대해 어떻게 생각하세요?'

준: '당신이 그런 식으로 표현하니 정말 어리석은 이야기처럼 들립니다…'

치료자: … '당신은 지금까지 상당한 시간 동안 유령이 당신을 따라다니며 괴롭혔다고 말했습니다; 유령들이 왜 그 일을 끝내지 않나요?'

준: '모르겠어요….'

이러한 인지적 작업 이후에, 준은 노출을 시작할 준비가 되었다. 준은 그녀의 모든 안전 행동들을 버리는 행동 실험을 직접 수행할 동기가 부족했기 때문에, 그녀와 치료자는 그녀가 회피하는 상황의 단계별 리스트를 만들기로 했다. 매주 준은 한 단계씩 수행했다. 매일 그녀는 자신의 부정적 기대가 현실이 되는지 아닌지 그리고 그날 공포로부터 배운 것이 무엇인지를 기록했다. 준은 노출 과제를 수행하면서 진행사항과 질문 또는 어려움들을 이메일로 보냈다. 그녀는 계단을 천천히 걸어서 오르내리기 시작했다. 그녀는 나중에는 수면에 관계된 그녀의 안전 행동들을 차례로 버리게 되었다. 이완 훈련과 주의 조작이 잠자리에 있을 때 그녀의 행동 변화를 지속할 수 있도록 도왔다. 준에게는 '경험하는 것이 믿는 것'이었다. 2개월의 노출 후에 그녀는 자기 방에서 문을 닫고, 라디오와 불을 끄고, 깃털이불로 머리를 뒤집어쓰지 않고, 혼자 잔다.

재발 방지 및 치료 종결

몇 번의 추후 회기가 계획되었다. 여름이 지나고, 준은 대학교 1학년을 다시 시작했으며 매우 잘하고 있다. 그녀는 사회적 관계의 대부분을 회복했고, 조만간 학생 기숙사로 이사하려고 계획 중이다. 그녀는 회기 요약본을 만들었고, 치료가 종결될 수 있음을 보여주었다.

현실과 접촉이 끊어질 때

비현실감(현실과 접촉이 끊기는 주관적인 경험)과 이인증(스스로와의 접촉이 끊김)은 본래 해가 없고 일반 인구에서 매우 흔한 편이다. 이러한 경험들이 두려움을 주지 않는 방식으로 해석되고 무시되면, 그것들은 대개 사라져버린다. 비현실감 또는 이인증은 이것이 재앙적인 방식으로 해석될 때 문제가 되며, 그 결과 회피 행동이 나타난다. 이러한 현상들이 망상적인 방식으로 해석되는 것이 반복되면, 정신병이 될 수 있다.

소개 및 평가

베아트리체는 수개월 전부터 아파서 결근한 26세의 사무직원이다. 그녀는 우울하다고 느꼈고 점차 불안하게 되었다. 베아트리체는 그녀의 일을 더 이상 편안하게 느끼지 못했다. 그녀는 동료와 길거리의 사람들이 뒤에서 자신에 대해 이야기를 한다고 느꼈다. 그녀는 그들이 무슨 이야기를 하는지 그리고 왜 그렇게 하는지를 알지 못했다. 베아트리체는 종종 그녀가 세상과 관계를 잃어가고 있다고 느꼈다. 그럴 때면 그녀는 마치 자신이 세상 속에서 살아가고 있다기보다 세상을 바라보고 있는 것처럼, 분리되어 있다고 느꼈다. 그리고 나서 그녀는 자신이 존재하지 않는 것을 두려워하고 겁에 질려 친구나 가족에게 전화를 걸어 도움을 청했다. 베아트리체는 한번에 1초 이상 거울을 볼 엄두를 내지 못하며 사람이 많은 장소를 피한다.

가끔 그녀는 정신을 잃는다; 그녀는 의식이 돌아오면 반 시간쯤 지난 것을 깨닫는다. 이로 인해 그녀는 걱정하게 된다. 왜냐하면 그녀가 그런 상태일 때 온갖 종류의 일이 일어날 수 있기 때문이다. 그녀는 이것이 더 악화되어 이성을 잃을까 봐 두렵기도 하다. 그녀는 자신에게 뇌종양이 있을지도 모른다고 생각하고 MRI를 찍었다. 정신을 잃는 것에 대한 신체적인 이유는 찾을 수 없었고, 부가적인 치료는 시행되지 않았다.

때때로 베아트리체는 그녀가 신호를 받는다고 느꼈다. 예를 들면 텔레비전으로부터. 어느 날 저녁에 그녀는 우울하다고 느꼈는데 바로 그날 밤 한 프로그램에서 우울증의 회복에 관해 방송했다. 이러한 종류의 경험은 이전에는 그녀에게 전혀 고통을 일으키지 않았다. 그러나 최근에, 이것이 더 자주 일어난다. 베아트리체는 부정적인 사건들을 막기 위해서 자신이 무엇을 해야만 하는 것이 아닌지 궁금해하기 시작했다. 그녀는 이런 일의 배후에 누가 또는 무엇이 있을지 전혀 알지 못했다.

베아트리체는 그녀의 부모 및 여동생과 좋은 관계를 가지고 있다. 하지만, 그녀의 삼촌은 그녀와 여동생을 무서움에 떨게 만들곤 했는데, 이것이 그녀의 자존감을 크게 손상시켰다. 초등학교 때 그녀는 괴롭힘을 당했고, 이것이 그녀 자신과 다른 사람들에 대한 부정적인 생각을 확고하게 했다. 2년 전 그녀는 학대적인 관계를 끝냈다. 그녀의 전 남자친구는 그녀를 억압했고 경제적으로 망하게 했다. 그녀는 아직도 그 남자가 남긴 빚을 갚아나가고 있다.

정상화 정보 및 대안적 설명

치료 지침서가 소개되었고, 베아트리체는 기이한 경험들, 도파민, 생활방식 및 귀인의 중요성에 대해서 정보를 제공받았다. ABC 모델이 소개되고 연습되었다. 베아트리체의 치료자는 그녀가 비현실감과 해리(dissociation)로 고통 받고 있는 것이라고 설명했다. 베아트리체는 이러한 유형의 경험들에 관한 지침서로부터 추가적인 정보를 더 얻었다. 그녀는 이러한 경험들이 꽤 흔하게 존재하며 해가 없다는 말을 듣고 안도했다. 치료자는 이러한 경험들이 불안하거나 우울할 때, 또는 아동기에 학대를 받은 사람들에게서 더 흔하다고 설명했다. 게다가, 극단적으로 스트레스가 많은 상황에서는 해리가 대처 전략으로 간주된다고 알려주었다. 베아트리체는 알아차렸다; 삼촌이 그녀에게 난폭하게 했던 어린 시절에 그녀는 의식을 자주 잃곤 했다. 마지막으로, 치료자는 고통을 일으키는 것은 경험 자체가 아니라 그것에 대한 해석이라는 것을 설명했다.

베아트리체는 그녀의 어려움을 ABC들로 정리하고, 대안적 설명을 만들어 보기로 했다.

메타인지 훈련

베아트리체는 그녀가 현실과 접촉을 잃어가는 신체적 징후에 집착하고 있다는 것을 메타인지 훈련을 통해 배우게 되었다. 그녀는 자신의 머리가 어지럽거나 긴장되는지를 지속적으로 감시하고 있다. 신체적 징후에 대한 선택적 주의와 이러한 경험들에 대한 재앙적 오해가 부정적인 악순환을 일으켜 결국 공황 발작을 유발할 수 있다는 것을 보여주기 위해 공황 모델이 소개되었다. 베아트리체는 치료자로부터 비현실감의 신체적 증상에 주의를 기울이지 말라고 지시 받았다. 베아트리체는 자신이 성급하게 부정적 결론을 내리는 경향이 있다는 것도 알게 되었다. 그녀는 자신과 다른 사람들에 대해 비관적인 시선을 가지며, 종종 최악의 상황이 일어날 것을 예상한다. 이것을 알게 됨으로써, 그녀는 자신의 해석이 현실적인가를 확인하기 위해 스스로의 해석을 비판적으로 판단할 수 있게 되었다.

사례 개념화

정상화 정보를 받고, 대안적 설명을 생각해보고, 메타인지 훈련을 하는 것을 통해서 기이한 경험들에 의한 고통들은 감소되었다. 베아트리체는 더 이상 우연이나 자신에 대해 사람들이 말하는 것에 대해 걱정하지 않는다. 비현실감과 해리는 덜 일어나게 되었다. 베아트리체는 더 이상 그것을 그녀가 살아있지 않은 징조라고 해석하지 않는다. 하지만 그것들은 아직 존재하고, 여전히 약간의 고통을 일으킨다. 자신의 어려움들을 관찰하는 것을 통해, 그녀는 비현실감과 해리가 해결되기 어렵다는 것을 배웠다. 그녀와 치료자는 그것들을 같은 연속선에 있는 경험들로 간주하기로 결정했다. 비현실감과 해리를 유발하는 4가지 유형의 사건들이 나타났다: 1) 반추하는 것; 2) 지배적인 사람과 직면하는 것; 3) 거울을 들여다보는 것; 4) 사람이 많은 곳에 있는 것.

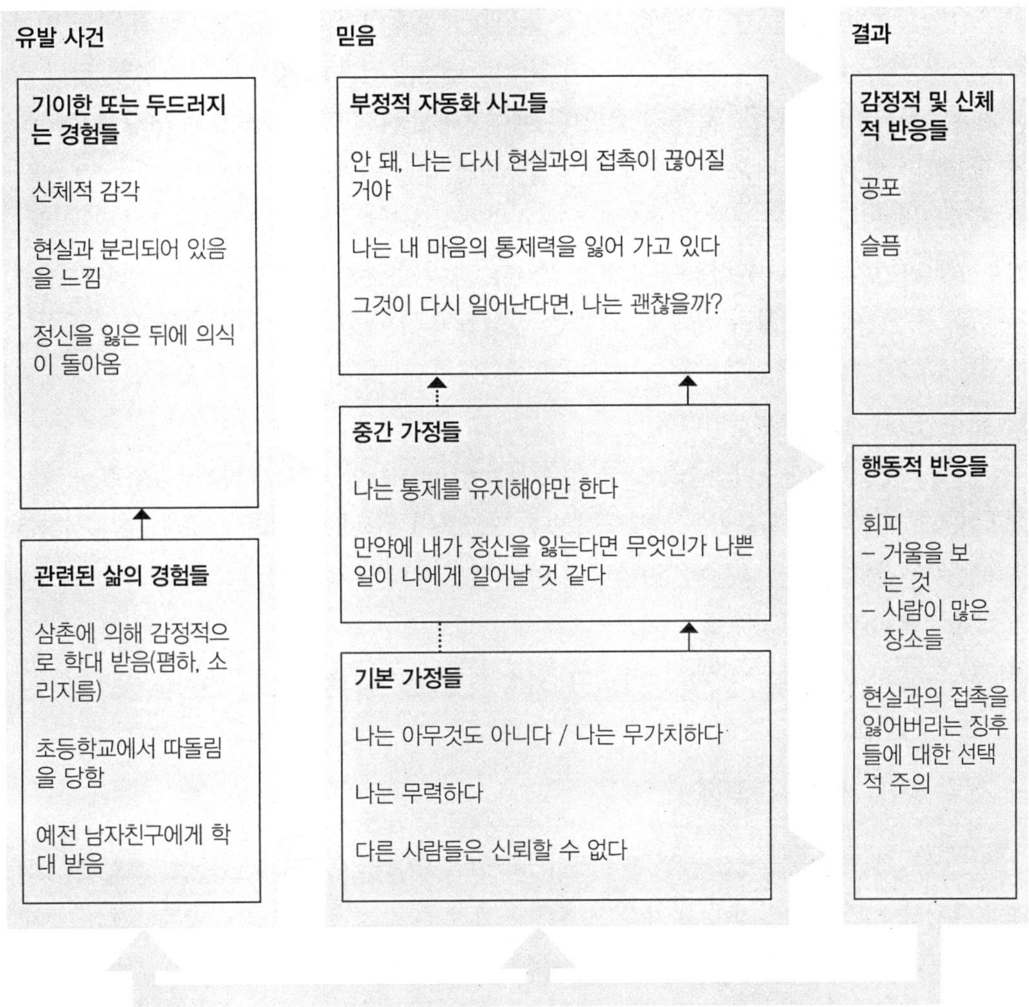

그림 8.5 사례 개념화: 베아트리체

인지행동치료

베아트리체의 최악의 사례 시나리오가 비판적으로 평가되었다. 그녀는 자신의 마음에 대한 통제력을 잃을까 두려웠고, 해리 상태에서 나쁜 일이 일어날까 두려웠다. 여태까지 이러한 일들은 일어나지 않았다. 그렇다면 왜 그녀는 앞으로 이런 일들이 일어날 것이라고 예상할까? 베아트리체는 비현실감을 유발하고, 통제를 놓아버리는 채, 중립적인 방관자처럼 그것을 보도록 하는 실험을 제안 받았다. 하지만 이 실험은 베아트리체가 비현실감을 유도할 수 없었기 때문에 실패했다. 약간의 자극감응 노출(과호흡이나 과다 근육 긴장 같은)이 이루어졌고, 베아트리체는 다음 번에 그것들이 일어날 때에는 평온을 유지하면서 비현실감이 지나갈 때까지 그냥 기다리도록 지시 받았다. 베아트리체는 이것을 통해 그녀의 신체적 감각이 정상이며 비현실감 때문에 통제를 잃지 않는다는 것을 알게 되었다.

베아트리체는 덜 우울해졌고 예전처럼 많이 반추하지 않는다. 그녀는 자신이 자주 심하게 반추하게 되는 상황들을 피하도록 조언을 받았다. 그녀의 삼촌, 괴롭힘, 전 남자친구와 관련된 여러 경험들에 적용할 수 있도록 고쳐 쓴 심상 노출이 사용되었다. 이것으로부터 베아트리체는 그녀가 지금 더 강하다는 것; 그녀가 어른이라는 것; 그리고 이제 그녀가 혼자 힘으로 설 수 있다는 것을 알게 되었다.

대부분의 사람들에서 이인증을 유발할 수 있는 장시간 동안 거울보기를 핵심으로 한 행동실험이 수행되었다. 베아트리체는 사람이 많은 장소를 방문하도록 격려 받았다. 모든 실험은 처음에는 약간의 고통을 유발하지만, 여러 번의 시도 후에는 불안 없이 수행된다.

베아트리체의 부정적 핵심 믿음들에 대해 몇 가지의 인지적 작업이 시행되었다. 자기주장 훈련의 일부 요소들(예: 역할극)이 그녀의 방어 능력을 증가시키는 데 사용되었다.

재발 방지 및 치료 종결

치료 중 베아트리체는 자신을 '공주처럼' 대해주는 새 남자친구를 만났다. 그녀에 대한 그의 찬사와 사랑은 치료자의 인지적 조정보다 훨씬 더 그녀의 자존감을 증가시켰다. 베아트리체는 이제 비현실감이나 해리를 거의 경험하지 않는다. 그녀는 지난 2개월 동안 공포에 질리지 않았고 더 이상 우울하지 않다. 그녀와 치료자는 비상 카드를 만들었고, 그 위에 베아트리체는 지난 5개월 동안 배운 가장 중요한 교훈들을 기록했다. 2번의 월 1회 추후 회기를 거친 다음 치료는 종결되었다.

마술적 사고

OCS와 정신병 사이의 경계는 분명하지 않다. 만약에 음식에 세균이 있다는 확신이 너무 강하면 사람은 굶어 죽으며, 일부에서는 이러한 확신이 망상이 될 수 있다고 말한다. 정신장애의 진단 및 통계 편람 제 4판(The Diagnostic and Statistical Manual of Mental

Disorders, DSM-IV)(APA, 2001)에서는 OCD와 정신병적 질환들을 서로 다른 분리된 영역으로 취급한다. 하지만, OCS와 경한 정신병적 증상은 종종 함께 일어나며 따로 풀어서 떼어놓기 어렵다. OCS는 마법적 사고의 한 형태로 보여질 수 있으며, 정신병적 질환을 가진 환자들에서도 자주 일어난다. OCS와(경한) 정신병적 증상들 사이의 유사성 때문에, 경한 정신병적 증상들을 치료하는 것은 때때로 불안을 감소시켜서, OCS에 긍정적인 영향을 준다. 또한, OCS에 대한 CBT도 종종 경한 정신병적 증상들에 대해 긍정적인 효과를 보여준다. 공존하는 OCS와 경한 정신병적 증상들에 대한 치료 과정을 제니퍼의 사례를 통해 볼 수 있다.

소개 및 평가

제니퍼는 17세이다. 그녀는 12세부터 OCS가 있었다. 그녀는 어떨 때는 계단을 여러 번 오르내려야 했다. 왜냐하면 만약 그녀가 나쁜 생각(예: 암)을 하면서 계단을 내려가면 자신의 친척 중 누군가가 병에 거릴까 두려웠기 때문이다. 계단을 내려가는 것은 매일 그녀에게 문제를 유발했다. 또한 그녀는 하루에 손을 20번 씻으며, 자물쇠를 15-20번 확인해야 했다. 다행히도, 그녀는 이러한 행동들에 많은 시간을 소비하지는 않았다(1시간 이하). 그녀는 그 생각들이 좌절감을 준다는 것을 알지만, 대개 자신을 통제할 수 있고 학교에 제 시간에 갈 수 있었다. 지난 6개월 동안 그녀는(드물게) 목소리도 들었다. 특히 그녀가 눈을 감고 있을 때 들렸다. 목소리는 그녀에게 무서운 어조로 그녀가 자야만 한다고 말한다. 그녀는 그것이 현실인지 상상인지 종종 궁금해한다. 더욱이, 죽은 사람의 유령과 소통할 수 있다고 주장하는 남자친구가 생긴 이후로 제니퍼는 유령을 무서워한다. 게다가 그녀는 가끔 자신의 방에서 카메라가 자신을 찍고 있다는 생각을 한다. 그녀의 방에서 이 카메라들을 직접 본 적이 있냐는 치료자의 질문에 대해, 그녀는 이렇게 대답한다: '그렇다면, 나는 내가 미쳤다고 선언해야만 하겠네요.'

그녀의 삼촌은 18세 때 조현병으로 진단 받았고, 30세에 자살했다. 제니퍼의 증상들은 그녀의 일상생활을 방해하기 시작했고, 그녀는 자신이 삼촌과 같은 진단을 받게 될까 두려웠다. 그녀는 비록 성적이 떨어졌고 사회적으로 더 고립되었지만, 다행히도 아직 학교에 다니고 있다. 그녀는 아직 어떤 치료도 받아본 적이 없다.

정상화 정보 및 대안적 설명

제니퍼는 치료자가 그녀에게 삼촌처럼 조현병을 가지고 있는 것 같지는 않다고 말해주어서 안도했다. 그녀는 일상적이지 않은 경험들에 의해 놀라는 일이 점점 더 많아졌기 때문에, 정말로 치료를 시작할 동기가 있었다. 지침서에서 목소리가 들리는 것에 대한 정보가 제공되었고, 조현병이 없는 사람도 때때로 목소리가 들릴 수 있다는 것을 알게 되면서 그녀는 편안해졌다. 그녀의 치료 목표는 덜 무서워하게 되고, 내년에 학위를 따고, 사회적 접촉을 개선하고 넓히는 것이다. 치료 초기에 ABC 모델이 소개되었다(유발 사건, 믿음, 결과). 제니퍼와 치료자는 함께 두 개의 ABC를 만들었다.

- 유발 사건: 나는 계단을 걸어 내려가고 있고, 질병에 대한 나쁜 생각들이 머리 속에 떠오른다.
- 믿음: 만약 내가 바른 생각을 가지고 계단을 오르내리지 않는다면, 나의 가족 중 누군가가 병으로 죽을지도 모른다.
- 결과: 내가 바른 생각을 가지고 계단을 내려가는 데 성공할 때까지, 나는 매우 놀라고 좌절된 상태로 계단을 오르내리게 된다.
- 유발 사건: 나는 침대에 누워서 무서운 어조로 나에게 이야기하는 목소리를 듣는다.
- 믿음: 나는 삼촌처럼 미쳐버릴 것 같다.
- 결과: 공포와 잠을 잘 수 없음.

제니퍼는 ABC의 개념을 쉽게 파악했고 숙제로 몇 개의 ABC를 만들었다:

- 유발 사건: 나는 화장실 문의 손잡이를 만졌다.
- 믿음: 나는 세균 때문에 병에 걸릴지도 모른다.
- 결과: 공포와 5분 동안 2번 손 씻기
- 유발 사건: 나는 자기 전에 문을 잠근다.
- 믿음: 나는 문이 잠겼다고 100% 확신하지 않는다.
- 결과: 강도에 대한 공포와 자물쇠를 몇 번이고 확인하기

메타인지 훈련

제니퍼는 그녀 자신의 공변동 편향을 깨달았다. 그녀에게 있어서, 문 손잡이를 만지는 것은 다가올 공포의 예상과 연관되어 있었다. 더욱이, 그녀는 어릴 때 자신이 계단을 내려오면서 질병에 대해 생각한 적이 있었고, 며칠 후 아버지가 심장마비로 입원해야만 했던 일을 기억해냈다. 정보를 통해 그녀는 어떤 생각이 며칠 후에 실제 사건으로 나타났을 때, 그 생각과 사건 사이에 반드시 인과관계가 있을 필요는 없다는 의구심을 갖게 되었다.

사례 개념화

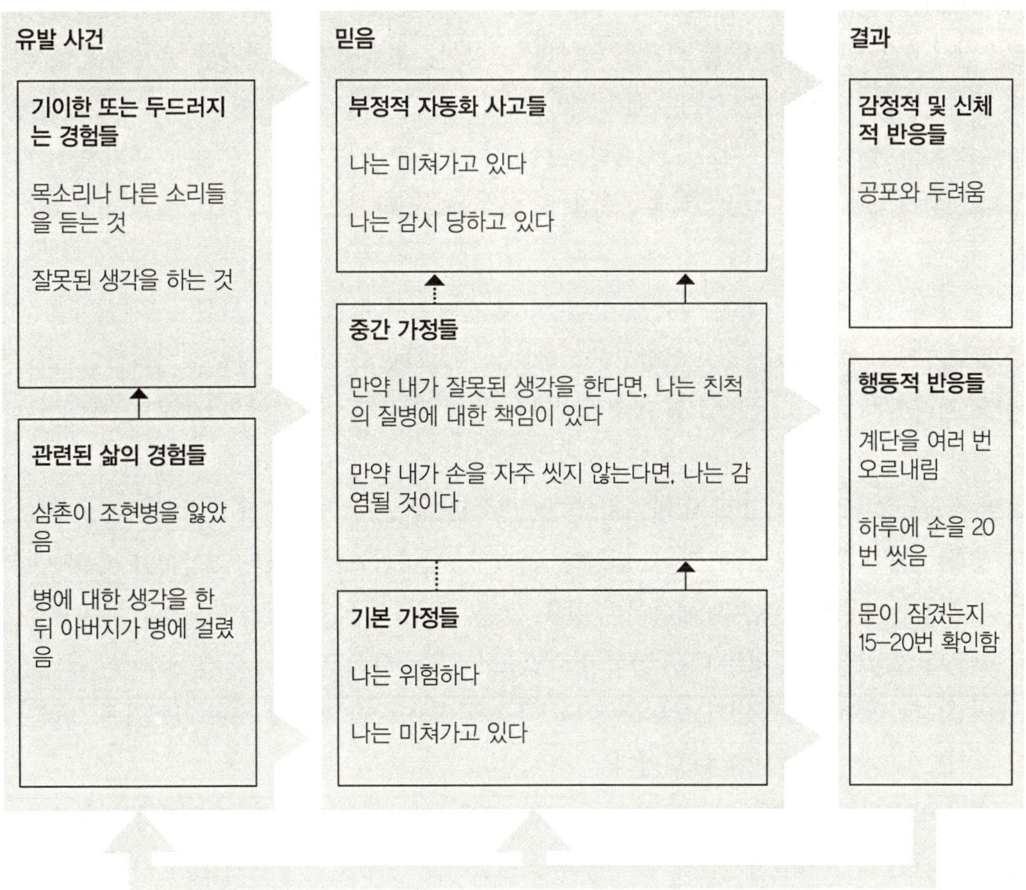

그림 8.6 사례 개념화: 제니퍼

인지행동치료

제니퍼는 나쁜 생각을 하면서 계단을 내려올 경우, 자신의 친척이 아프게 될 것이라는 생각을 시험해보려고 한다. 하지만, 만약 그녀가 그것을 시험해보게 되면, 가족이 실제로 암에 걸릴 것 같아서 두려웠다. 피해가 일어나고 그녀는 비난을 받을 것이며, 그러한 사건 후에 죄책감을 가지고 살아가기 힘들 것이라고 생각했다. 약간의 논의 끝에, 제니퍼와 치료자는 그녀의 고양이를 염두에 두고 행동 실험을 고안했다. 그녀는 자신의 고양이와 함께하는 행동 실험을 기꺼이 시도해 보려고 한다. 그들은 행동 실험 서식을 작성했다(웹사이트에도 있음). 제니퍼가 시험해보고 싶은 생각은: '만약 내가 계단을 내려오면서 고양이가 아프게 되는 것에 대해 우연히 생각한다면, 고양이는 3주일 안에 죽을 병에 걸리게 될 것이다'이며, 이에 대한 확신은 50%이다. 그녀가 시험해보고 싶은 대안적 사고는: '만약 내가 계단을 내려오면서 고양이에 대한 나쁜 생각을 한다면, 고양이는 3주일 동안 건강할 것이다'이고, 이에 대한 확신도 50%이다. 그들은 첫 번째 가정에 대한 근거를 작성했다: 고양이는 3주안에 아프게 된다. 반대되는 근거도 작성했다: 고양이는 3주 동안 건강하거나, 또는 죽지 않는 병을 경험한다. 제니퍼는 다음 주에 실험을 하기로 약속했다. 그리고 그들은 다음 회기 동안 그 결과를 토론하기로 했다.

다음 회기에서, 제니퍼는 실험을 수행했다고 자랑스럽게 말했다. 그녀는 무서웠지만 공변동 편향에 대한 내용을 다시 읽었고, 그 정보를 생각하면서 자신의 신경을 가라앉힐 수 있었다. 제니퍼는 실험 다음날 고양이가 재채기를 할 때 긴장감을 느꼈다. 다행히도, 재채기는 한 번만 했다. 지금까지 고양이는 건강하다. 제니퍼는 이를 통해 고양이에 대해 나쁜 생각을 하면서 계단을 내려온다고 해서 반드시 고양이가 아프게 되는 것은 아니라고 배우게 되었다. 그 생각에 대한 확신은 40%로 감소되었다. 하지만, 제니퍼와 치료자는 고양이가 계속 건강한지 보기 위해서 2주일을 더 기다려야 했다. 2번의 회기가 지난 후에도 고양이는 죽을 정도로 아프지 않았다. 제니퍼는 매우 안심이 되었고, 그녀의 확신은 0%까지 감소하지는 않았지만 이전보다 많이 줄어들었다. 그녀는 이제 친척에 대한 나쁜 생각을 하면서 계단을 내려오려고 시도할 정도로 확신에 차 있었다.

제니퍼가 침대에 깬 상태로 누워서 소리를 듣게 되는 밤이면, 그녀는 유령이 매우 무섭다. 제니퍼와 치료자는 사건들의 해석에 대한 지침서를 통해 훈련을 한다(표 7.6). 제니퍼는 소리를 들을 때, 죽은 사람의 유령이 방안에 있고 그 유령이 자신을 해칠 수 있다고 생각한다. 치료 과정에서, 제니퍼는 2개의 대안적 설명을 제안했다: 중앙 공급 배관이 식으면서 똑딱거리는 소리를 낸다, 또는 이웃들이 소음을 낸다. 그녀가 어머니에게 그것에 대해 말하자, 어머니는 어머니의 방에서도 배관이 소리를 내고 이웃들의 소음 때문에 가끔 방해를 받는다고 확인해주었다. 제니퍼는 안심했고 이미 덜 무서웠다. 그녀는 다음 주에도 침대에 누웠을 때 같은 훈련을 하겠다고 약속했다.

일곱 번째 회기에서, 제니퍼는 그녀가 밤에 소리를 들을 때 마음을 더 잘 가라앉힐 수 있다고 말했다. 방에 유령이 있을 수 있다는 생각이 들 때, 그녀는 다른 설명이 더 가능성이 있을 것이라고 스스로를 확신시켰다. 대체로 그녀는 다시 잘 수 있었다. 게다가 계단을 오르내리는 것이 1주일에 1–2번으로 줄어들었다. 하지만 제니퍼는 자물쇠를 확인하는 행동이 증가하는 것을 경험했다. 그녀가 침대에 자러 가는 데 약 반시간이 걸렸다. 비록 그녀가 문이 잠긴 것을 확인했더라도, 그녀는 문이 잠겼다고 100% 확신하지 못하기 때문에 다시 확인하기 위해 돌아간다. 그녀는 집에 강도가 침입할까 봐 두렵다. 제니퍼와 치료자는 자물쇠를 15–20번 확인하는 것에 대한 장점과 단점(pros and cons) 이유들의 목록을 만들었다.

찬	반
공포의 감소	내가 자물쇠를 다시 확인했을 때 자물쇠가 열려있던 적이 한번도 없었다 자물쇠는 살아있지 않고, 그것은 스스로 열릴 수 없다 밖으로부터 자물쇠를 열 수 있는 사람은 아무도 없다 심지어 만약 자물쇠가 열린다고 해도, 절도범이 그것을 알아차릴 확률은 매우 낮다 나는 자러 가기 전에 자물쇠에 반시간을 보내는 것에 대해 좌절했다

회기 동안에 그녀가 적은 장점과 단점을 보면서, 제니퍼는 공포의 감소는 단지 일시적이며 반대의 이유가 찬성보다 5:1로 많다는 것을 깨달았다. 그녀는 자물쇠 확인을 줄이도록 노력하기로 했다. 숙제로 그녀는 장점과 단점을 기억하려고 하거나 다시 읽으려고 노력하고, 확인하는 것을 줄이기로 했다.

다음 회기에서, 제니퍼는 매일 밤 확인하는 것을 열 번까지 줄일 수 있었다고 말했다. 그녀는 마음을 더 잘 가라앉힐 수 있게 되었고 대체로 덜 무섭다고 느꼈다.

재발 방지 및 치료 종결

그녀가 이전보다 덜 피곤하다고 느꼈기 때문에 15회기 이후 제니퍼의 기능은 호전되었다고 볼 수 있다. 그녀는 OCS에 시간과 에너지를 덜 허비하게 되었고, 이전보다 더 잘 잔다. 그 결과로, 그녀는 친구들을 만나고 숙제를 하기 위한 더 많은 에너지를 갖게 되었다. 그녀는 여전히 때때로 목소리를 듣지만, 그것들에 의해 덜 '겁을 먹는다'. 제니퍼는 또한 그녀가 자신의 삼촌처럼 조현병이 될까 봐 걱정하지 않기 때문에 미래에 대해서도 더 낙관적이다. 그녀는 3개월 후에 추후 회기를 갖기로 약속을 했다.

3개월 후, 제니퍼는 확인하기와 계단을 오르내리고 손을 씻기에 하루 3분을 쓰는데, 이는 스스로 납득할 수 있는 정도이다. 그녀는 아직도 불안을 경험하기 쉽지만, 장점과 단점 목록을 만들고 그녀의 불안-유발 생각들을 평가하는 실험들을 수행하는 것을 통해 불안을 감소시키는 법을 배웠다. 그녀의 치료 노트가 이러한 훈련들을 하는 것을 도와준다. 치료자는 제니퍼에게 앞으로 증상이 심해지면 언제라도 진료 약속을 할 수 있다고 설명했다.

맺음말

우리들의 연구와 임상적 경험을 통해, 2차 정신 건강 서비스의 ARMS 대상자들을 파악하는 것이 가능하며 이 대상자들이 CBT를 통해 도움을 받을 수 있다는 것을 밝혀냈다. 2차 정신 건강 서비스에서 16항목 전구기 설문지(16-item version of the Prodromal Questionnaire)(Loewy et al, 2005)를 통한 선별검사는 ARMS나 정신병적 증상의 가능성이 있는 대상자들을 감별하기 위해 사용 가능한 방법이다(Ising et al, 2012). 이러한 사람들의 ARMS/정신병적 상태를 파악하기 위해 CAARMS를 이용한 면담을 시행할 수 있다. 계속 늘어나고 있는 과학적 근거와 ARMS/정신병이 종종 정신 건강 서비스에서 조차 발견되지 않는다는 사실들에 따르면(Boonstra, Wunderink, Sytema and Wiersma, 2008; Nieman et al., 2009), 이제 ARMS 선별검사와 치료가 대규모로 시작될 때가 된 것으로 보인다.

비록 많은 ARMS 대상자들에서 정신병으로의 이행이 일어나지 않는다지만, 다른 심각한 정신 질환으 로 발전할 기회는 다른 청소년 및 젊은 성인들에서보다 더 높다(Rossler et aL, 2011). McGorry등은 정신 질환의 임상적 단계에 대한 모델을 개발했다. 이 모델에서, 정신 질환은 좋은 예후를 가진 경한 증상들에서 나쁜 예후를 가진 중증 정신 질환까지 단계가 나뉘어졌다(McGorry, 2010; McGorry, Hickie, Yung, Pantelis and Jackson, 2006). 현재 임상에서, 정신 질환은 DSM-IV를 이용하여 분류된다(APA, 2001). 그러나 DSM-IV 진단들을 분류하는 것의 생물학적 무가치와 정신과적 동반질환은 현대 정신 의학에서 중요한 변화를 야기한다. 경증에서 중증까지 증상 측면에 기반하여 대상자들을 진단(예: 정신병, 우울증)하는 것이 임상적, 생물학적으로 좀 더 가치 있을 수 있다(Miller and Holden, 2010). ARMS 대상자들의 정신병적 증상은 입체적인 방법인 CAARMS으로 평가되었고, 치료는 DSM-IV 진단과는 관계 없이 ARMS 증상들에 대해 제공될 수 있다(McGorry, 2011). 심지어 위양성 사례(예: 이러한 개입 없이 정신병으로 이행되지 않은 대상자)에도, 이러한 치료는 부정적인 부작용 없이 이득이 될 수 있다. 심각한 정신 질환으로 발전할 위험성이 높은 대상자들을 돕는 것은 초기 단계에서의 개입을 수반하기 때문에 긍정적으로 여겨진다(McGony et al , 2006). 그러나 중증 정신 장애의 발생이 고려되는 ARMS 대상자들에서 CBT의 효과를 파악하기 위해서, 그리고 독립적인 표본에서 우리의 결과들을 다시 얻기 위해서 좀 더 많은 연구가 필요하다.

어떤 비평가들은 정신 질환의 초기 단계에 대상자들을 치료하는 것이 그들을 낙인 찍히게 한다는 견해를 가지고 있다. 우리는 임상적 혹은 연구적 견해에 따라서 이러한 주장에 대해 동의할 수 없다. 우리의 기관에서 우리는 도움을 필요로 하는 대상자들을 다룬다; 이러한 개인들과 그들의 가족들은 이미 증상들에 대해 매우 걱정을 하며, 만약 그렇지 않았다면 도움을 찾지 않았을 것이다. 우리들의 경험에서, 그들은 증상에 대한 정상화 정보를 받을 때 매우 안도하고, 개인적으로 맞춰진 도움을 받게 된다. 이러한 환자들과 그 가족들은 그들이 낙인 찍힌다는 기분을 보고하지 않는다.

ARMS 대상자들의 치료에 대한 다른 가능성 있는 비판은, 증상이 치료 없이 완화될 수 있다는 것이다. 대상자가 어떤 방향으로 진행될지를 예측하는 더 나은 도구를 우리가 가질 때까지는, 도움을 필요로 하는 ARMS 환자들에게 부작용이 없는 부드러운 단기간의 개입을 제공하는 것이 현명할 것이다. 조현병 혹은 다른 중증 정신 장애가 ARMS 환자들의 소수에서라도 예방될 수 있다면, 치료를 제공하는 것은 아마도 경제학 용어로 비용-효과적이고, 인간 고통을 감소 시킬 수 있을 것이다.

부록 A

회기 서식 1(시작)

이름 : ………………………… 날짜 : …………………………

이전 회기에서 우리가 토의했던 것은 무엇인가요?

…………………………………………………………………………

…………………………………………………………………………

…………………………………………………………………………

이전 회기에 대해 궁금한 점은 없나요?
당신이 불편하거나, 혼란스럽거나, 불확실한 것이 있나요, 있다면 무엇인가요?

…………………………………………………………………………

…………………………………………………………………………

…………………………………………………………………………

지난 일주일은 어땠나요? 지난 주의 일들 중 의제로 세울 필요가 있는 것이 있나요?

…………………………………………………………………………

…………………………………………………………………………

…………………………………………………………………………

이번 회기의 의제 :

1. …………………………………………………………………………
2. …………………………………………………………………………
3. …………………………………………………………………………
4. …………………………………………………………………………

회기 서식 2(종료)

이름 : .... 날짜 : ....

무엇을 토의했나요? 다음 회기의 의제를 무엇으로 정할까요?

....

....

....

....

회기 메모(당신이 중요하다고 느끼는 것을 아래에 적으세요).

....

....

....

....

....

....

....

이번 회기에 대한 당신의 의견은 무엇인가요? 혹은 어떻게 평가하나요? 피드백이나 치료진에게 제안할 것은 없나요?

....

....

다음 회기를 위한 숙제는 무엇인가요?

....

....

....

....

부록 B

부가적 ABC 서식들

유발 사건 Activating event	*믿음 Beliefs*	*결과 Consequences*	
기이한 사건	자동화 사고와 해석	감정: 0–100% ( ) 두려움 ( ) 분노 ( ) 슬픔 ( ) 행복 ( ) 수치심 ( ) 중립적	행동
기이한 사건	자동화 사고와 해석	감정: 0–100% ( ) 두려움 ( ) 분노 ( ) 슬픔 ( ) 행복 ( ) 수치심 ( ) 중립적	행동
기이한 사건	자동화 사고와 해석	감정: 0–100% ( ) 두려움 ( ) 분노 ( ) 슬픔 ( ) 행복 ( ) 수치심 ( ) 중립적	행동

유발 사건 Activating event	*믿음 Beliefs*	*결과 Consequences*	
기이한 사건	자동화 사고와 해석	감정: 0–100% ( ) 두려움 ( ) 분노 ( ) 슬픔 ( ) 행복 ( ) 수치심 ( ) 중립적	행동
기이한 사건	자동화 사고와 해석	감정: 0–100% ( ) 두려움 ( ) 분노 ( ) 슬픔 ( ) 행복 ( ) 수치심 ( ) 중립적	행동
기이한 사건	자동화 사고와 해석	감정: 0–100% ( ) 두려움 ( ) 분노 ( ) 슬픔 ( ) 행복 ( ) 수치심 ( ) 중립적	행동
기이한 사건	자동화 사고와 해석	감정: 0–100% ( ) 두려움 ( ) 분노 ( ) 슬픔 ( ) 행복 ( ) 수치심 ( ) 중립적	행동

부록 C

기이한 경험들과 대안적 해석에 대한 ABC 서식

유발 사건 Activating event	*믿음 Beliefs*	*결과 Consequences*	
기이한 사건	자동화 사고와 해석	감정: 0–100% (　) 두려움 (　) 분노 (　) 슬픔 (　) 행복 (　) 수치심 (　) 중립적	행동
기이한 사건	대안적 사고와 해석	대안적 감정: 0–100% (　) 두려움 (　) 분노 (　) 슬픔 (　) 행복 (　) 수치심 (　) 중립적	대안적 행동

유발 사건 Activating event	*믿음 Beliefs*	*결과 Consequences*	
기이한 사건	자동화 사고와 해석	감정: 0–100% ( ) 두려움 ( ) 분노 ( ) 슬픔 ( ) 행복 ( ) 수치심 ( ) 중립적	행동
기이한 사건	대안적 사고와 해석	대안적 감정: 0–100% ( ) 두려움 ( ) 분노 ( ) 슬픔 ( ) 행복 ( ) 수치심 ( ) 중립적	대안적 행동

유발 사건 Activating event	*믿음 Beliefs*	*결과 Consequences*	
기이한 사건	자동화 사고와 해석	감정: 0–100% ( ) 두려움 ( ) 분노 ( ) 슬픔 ( ) 행복 ( ) 수치심 ( ) 중립적	행동
기이한 사건	대안적 사고와 해석	대안적 감정: 0–100% ( ) 두려움 ( ) 분노 ( ) 슬픔 ( ) 행복 ( ) 수치심 ( ) 중립적	대안적 행동

부록 D

사례 개념화 서식

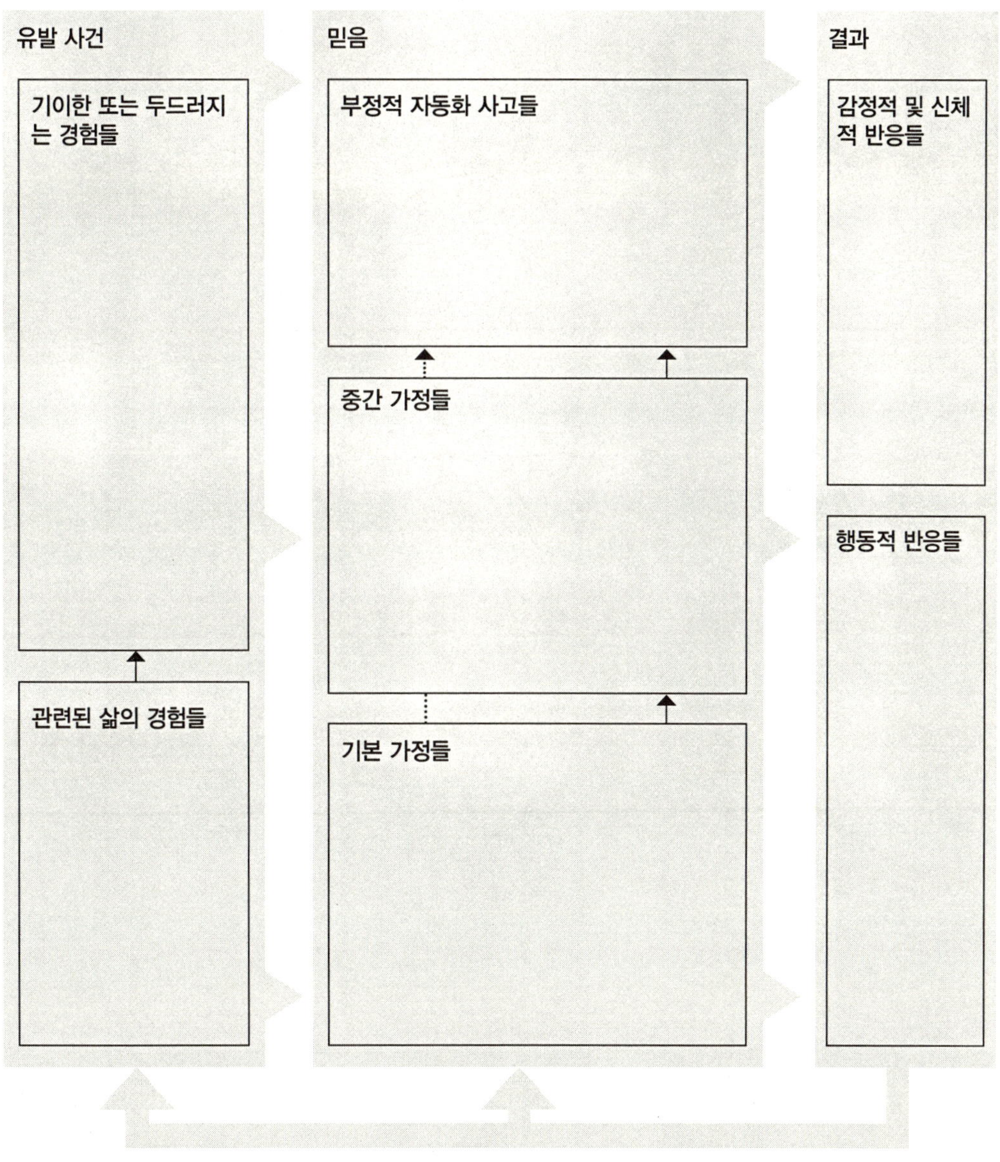
유발 사건
기이한 또는 두드러지는 경험들
관련된 삶의 경험들
믿음
부정적 자동화 사고들
중간 가정들
기본 가정들
결과
감정적 및 신체적 반응들
행동적 반응들

부록 E

치료 목표 서식

이름 : .... 날짜 : ....

사례 개념화를 단어로 정리하세요.

....

....

....

....

....

....

증상의 감소

....

....

....

....

....

(사회적) 기능의 향상(in SMART formulation: specific, measurable, attainable, relevant and time bound)

....

....

....

....

....

부록 F

파이 차트 서식

이름 : ……………………………… 날짜 : ………………………………

사건 :
………………………………………………………………
………………………………………………………………
………………………………………………………………
………………………………………………………………
………………………………………………………………
………………………………………………………………

사건 전의 신뢰도는? ……………………… %

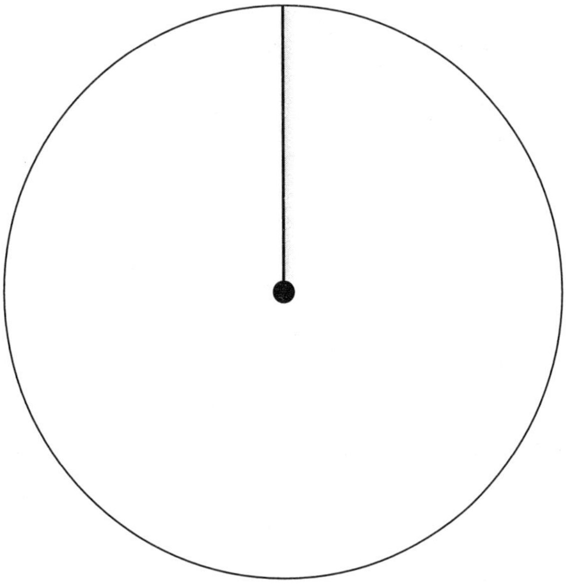

사건 후의 신뢰도는? ……………………… %

사건에 대한 가능한 설명들	*가능성 %*

다른 / 알려지지 않은 설명들

부록 G

누적 가능성 서식

이름 : .... 날짜 : ....

예상되는 사건에 대한 설명 :
....
....
....
....
....
....

이러한 사건이 일어날 확률은 어느 정도인가? .... %

사건이 실제로 일어나기 위한 필요 조건

단계	확률	누적 확률

이런 가능성을 계산하여서 나는 다음을 결론 내릴 수 있다. :

사건 후 추정되는 가능성 : ______ %

부록 H

행동 실험 서식

이름 : .... 날짜 : ....

평가하고자 하는 사고나 확신은 무엇인가요? 이것을 얼마나 믿을 수 있다고 생각하나요?

A :

평가하고자 하는 대안적 사고나 확신은 무엇인가요? 이것을 얼마나 믿을 수 있다고 생각하나요?

B :

이러한 사고나 확신을 평가하기 위해 당신은 어떤 실험을 수행하나요?

어떤 결과들이 당신의 근본적인 사고나 확신을 결정하나요?
이런 경우라면, A는 사실이다:

어떤 결과들이 당신의 대안적인 사고나 확신을 결정하는가요?
이런 경우라면, B는 사실이다:

실험을 수행하세요.
당신의 견해 상, 실험이 얼마나 성공적(혹은 실패적) 이었나요?

당신은 무엇을 배웠나요?

부록 I

행동 실험 및 노출 과제 숙제 서식

실험 전 작성			*실험 후 작성*		
날짜/ 시간	*나 스스로를 노출시킬 상황*	*나는 무슨 일이 일어나기를 바라는가?*	*어떻게 되었나? 나의 부정적 예상이 발생했는가?*	*나의 긴장과 공포의 수준에 어떤 일이 발생했나? (관련된 경우)*	*무엇을 배웠는가?*

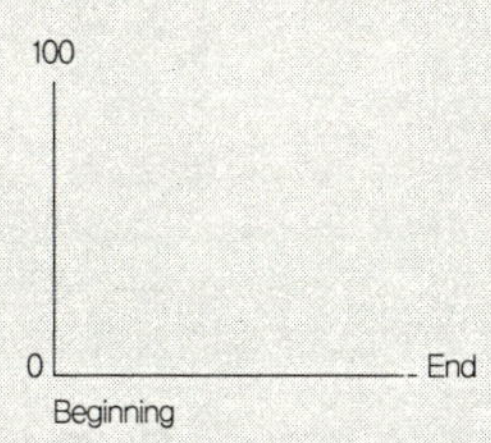

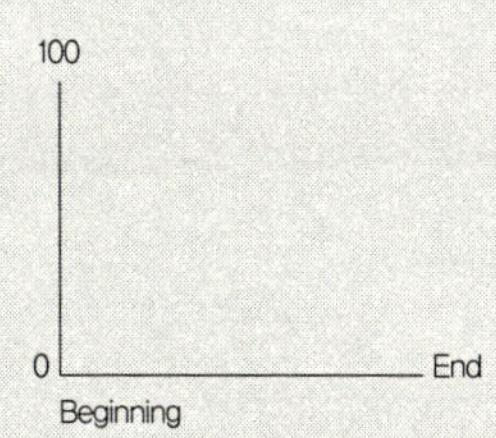

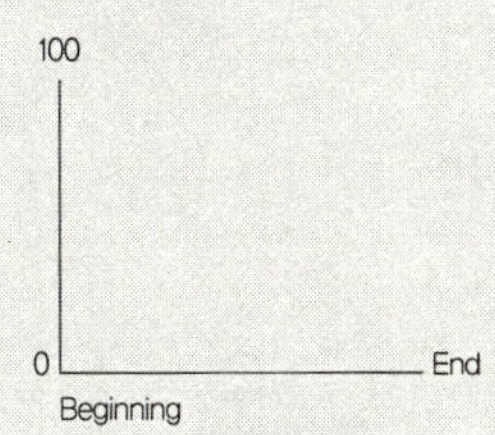

실험 전 작성			실험 후 작성		
날짜/ 시간	나 스스로를 노출시킬 상황	나는 무슨 일이 일어나기를 바라는가?	어떻게 되었나? 나의 부정적 예상이 발생했는가?	나의 긴장과 공포의 수준에 어떤 일이 발생했나? (관련된 경우)	무엇을 배웠는가?
				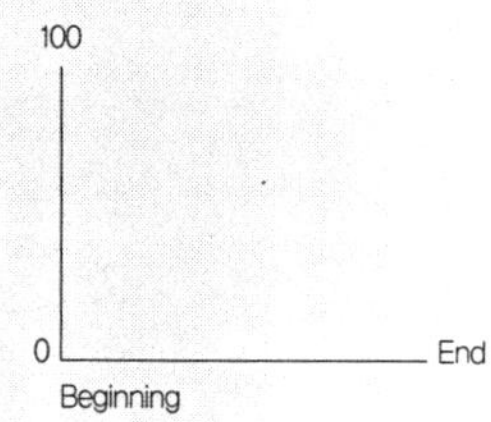	
				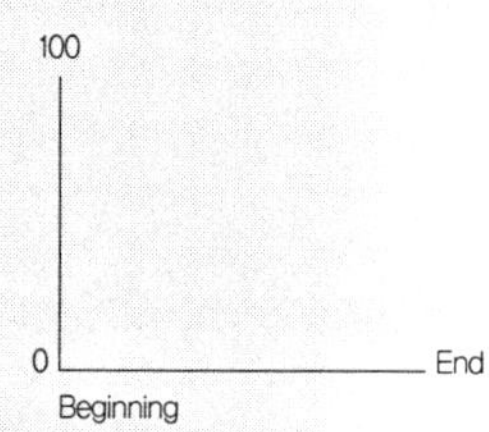	

부록 J

다차원적 평가 서식

이름 : .... 날짜 : ....

확신 :
....
....
....
....
....

다차원적 평가 전의 신뢰도 : .... %
....

차원들

....
....

....
....

....
....

다차원적 평가 후의 신뢰도 : %

다차원적 평가 후의 확신 :

부록 K

자존감 강화 훈련

1. 환자들이 그들의 장점 열 가지를 말하도록 하라.
2. 환자들이 실제 그들이 가지고 있는 특징이 어느 정도인지 판단하도록 하라. 환자들이 자신의 특징을 보여주는, 지난 주의 특별한 사건을 기록하게 해라. 환자들에게 이것들을 0점에서 100점 까지의 척도를 통해 평가하도록 하라.
3. 환자들에게 그들 스스로에게 목록을 되뇌고 사건을 상상하도록 요청하라. 그런 후 특징을 다시 평가하도록 요구하라(0–100). 신뢰도가 증거의 양에 의존한다는 것을 강조하라.
4. 다음 주에, 환자에게 긍정적인 일들에 대해 그들의 주의를 선택적으로 집중하도록 요청하고, 목록에 그들의 행동들을 등록하도록 하라.
5. 다음 회기는 목록의 어떤 항목들에 대한 피드백을 주게 된다. 환자로 하여금 사건들에 관한 여러 가지를 보고하도록 한다.
6. 긍정적 행동에 그들의 주의를 집중하는 것의 효과를 환자들에게 물어보라. 그들의 긍정적인 특징을 다시 평가하도록 하고 그들의 자존감에 긍정적인 집중이 주는 효과에 대해 의논하게 하라.
7. 이러한 절차를 반복하라. 그리고 우리의 자존감이 시간이 지남에 따라 변화할 수 있고, 우리가 주의를 집중하는 것에 의해 강력하게 영향 받는다는 것을 강조하라.
8. 환자로 하여금 당분간 긍정적 일지를 지속하도록 한다.

(Hall and Tarrier, 2003)

참고문헌

Abercrombie, H., Larson, C., Ward, R., Holden, J., Turski, P., Perlman, S. *et al.* (1996). Medial prefrontal and amygdala glucose metabolism in depressed and control subjects. An FDG–PET study. *Psychophysiology*, *33*(suppl.), S17.

Addington, J., Epstein, I., Liu, L., French, P., Boydell, K. M. and Zipursky, R. B. (2011). A randomized controlled trial of cognitive behavioral therapy for individuals at clinical high risk of psychosis. *Schizophrenia Research*, *125*, 54–61.

Aghotor, J., Pfueller, U., Moritz, S., Weisbrod, M. and Roesch-Ely, D. (2010). Metacognitive training for patients with schizophrenia (MCT): Feasibility and preliminary evidence for its efficacy. *Journal of Behaviour Therapy and Experimental Psychiatry*, *41*, 207–11.

Alden, L. E. and Bieling, P. (1998). Interpersonal consequences of the pursuit of safety. *Behaviour Research and Therapy*, *36*(1), 53–64.

Allen, P. P., Johns, L. C., Fu, C. H. Y., Broome, M. R., Vythelingum, G. N. and McGuire, P. K. (2004). Misattribution of external speech in patients with hallucinations and delusions. *Schizophrenia Research*, *69*(2–3), 277–87.

Alloy, L. B. and Tabachnik, N. (1984). Assessment of covariation by humans and animals: The joint influence of prior expectations and current situational information. *Psychological Review*, *91*(1), 112–49.

Alloy, L. B., Abrahamson, L. Y. and Whistehouse, W. G. (1999). Depressogenic cognitive styles: Predictive validity, information processing and personality characteristics and developmental origins. *Behaviour Research and Therapy*, *37*, 503–31.

Alvarez-Jiménez, M., Gleeson, J. F., Henry, L. P., Harrigan, S. M., Harris, M. G., Killackey, E. *et al.* (2011). Road to full recovery: Longitudinal relationship between symptomatic remission and psychosocial recovery in first-episode psychosis over 7.5 years. *Psychological Medicine*, *42*, 595–606.

Amaral, D., Price, J., Ptikanen, A. and Carmichael, S. (1992). Anatomical organization of the primate amygdaloid complex. In J. Aggleton (ed.), *The amygdala: Neurobiological aspects of emotion, memory and mental dysfunction*. (pp. 1–66). New York: John Wiley & Sons.

Amminger, G. P., Schäfer, M. R., Papageorgiou, K., Klier, C. M., Cotton, S. M., Harrigan, S. M. *et al.* (2010). Long-Chain Ω-3 fatty acids for indicated prevention of psychotic disorders: A randomized, placebo-controlled trial. *Archives of General Psychiatry*, *67*(2), 146–54.

Anderson, K. K., Fuhrer, R. and Malla, A. K. (2010). The pathways to mental health care of first-episode psychosis patients: A systematic review. *Psychological Medicine*, *40*(10), 1585–97.

APA (American Psychiatric Association) (2001). *Diagnostic and statistical manual of mental disorders. 4.* Washington, DC: American Psychiatric Association.

Armony, J. and Ledoux, J. (1999). Towards a systems, cellular, and computational understanding of cognitive–emotional interactions in fear circuits. In M. Gazzaniga (ed.), *The cognitive neurosciences.* (pp. 1067–80). Cambridge: MIT Press.

Arntz, A., Rauner, M. and van den Hout, M. (1995). I feel anxious, there must be danger: Ex-consequentia reasoning in inferring danger in anxiety disorders. *Behaviour Research and Therapy, 33,* 917–25.

Averbeck, B. B., Evans, S., Chouhan, V., Bristow, E. and Shergill, S. S. (2011). Probabilistic learning and inference in schizophrenia. *Schizophrenia Research, 127,* 115–22.

Avery, R., Startup, M. and Calabria, K. (2009). The role of effort, cognitive expectancy appraisals and coping style in the maintenance of the negative symptoms of schizophrenia. *Psychiatry Research, 167*(1–2), 36–46.

Bak, M., Delespaul, P., Hanssen, M., de Graaf, R., Vollebergh, W. and van Os, J. (2003). How false are 'false' positive psychotic symptoms? *Schizophrenia Research, 62*(1–2), 187–9.

Bar-Haim, Y., Lamy, D., Pergamin, L., Bakermans-Kranenburg, M. J. and van IJzendoorn, M. H. (2007). Threat-related attentional bias in anxious and nonanxious individuals: A meta-analytic study. *Psychological Bulletin, 133*(1), 1–24.

Beard, C. (2011). Cognitive bias modification for anxiety: Current evidence and future directions. *Expert Review of Neurotherapeutics, 11*(2), 299–311.

Beauregard, M., Lévesque, J. and Bourgouin, P. (2001). Neural correlates of conscious self-regulation of emotion. *The Journal of Neuroscience, 21,* 1–6.

Bechdolf, A., Wagner, M., Ruhrmann, S., Harrigan, S., Putzfeld, V., Pukrop, R. *et al.* (2012). Preventing progression to first-episode psychosis in early initial prodromal states. *The British Journal of Psychiatry: The Journal of Mental Science, 200,* 22–9.

Beck, A. T. (1976). *Cognitive therapy and the emotional disorders.* New York: International Universities Press.

Beck, A. T. and Steer, R. A. (1993). *Manual for Beck anxiety inventory.* San Antonio, TX: Psychological Corporation.

Beck, A. T., Emery, G. D. and Greenberg, R. L. (1985). *Anxiety disorders and phobias: A cognitive perspective.* New York: Basic Books.

Beck, A. T., Grant, P. M. and Perivoliotis, D. (2009). Cognitive therapy for negative symptoms and functioning. Unpublished paper. Philadelphia, PA: University of Pennsylvania.

Beck, A. T., Rector, N. A., Stolar, N. and Grant, P. (2009). *Schizophrenia: Cognitive theory, research, and therapy.* New York: The Guilford Press.

Beck, A. T., Steer, R. A. and Brown, G. K. (1996). *Manual for Beck depression inventory-ii.* San Antonio, TX: Psychological Corporation.

Bell, V., Halligan, P. W. and Ellis, H. D. (2006). Explaining delusions: A cognitive perspective. *Trends in Cognitive Sciences, 10*(5), 219–26.

Bennett, K. and Corcoran, R. (2010). Biases in everyday reasoning: Associations with subclinical anxiety, depression and paranoia. *Psychosis, 2*(3), 227–37.

Bentall, R. P. and Fernyhough, C. (2008). Social predictors of psychotic experiences: Specificity and psychological mechanisms. *Schizophrenia Bulletin, 34*(6), 1012–20.

Bentall, R. P. and Kaney, S. (1996). Abnormalities of self-representation and persecutory delusions: A test of a cognitive model of paranoia. *Psychological Medicine, 26*(6), 1231–37.

Bentall, R. P., Baker, G. A. and Havers, S. (1991). Reality monitoring and psychotic hallucinations. *The British Journal of Clinical Psychology/The British Psychological Society, 30*(3), 213–22.

Bentall, R. P., Corcoran, R., Howard, R., Blackwood, N. and Kinderman, P. (2001). Persecutory delusions: A review and theoretical integration. *Clinical Psychology Review, 21*(8), 1143–92.

Bentall, R. P., Kaney, S. and Dewey, M. E. (1991). Persecutory delusions: An attribution theory analysis. *The British Journal of Clinical Psychology/The British Psychological Society, 30,* 13–23.

Bentall, R. P., Rowse, G., Shryane, N., Kinderman, P., Howard, R., Blackwood, N. *et al.* (2009). The cognitive and affective structure of paranoid delusions: A transdiagnostic investigation of patients with schizophrenia spectrum disorders and depression. *Archives of General Psychiatry, 66*(3), 236–47.

Birchwood, M., Mason, R., MacMillan, F. and Healy, J. (1993). Depression, demoralization and control over psychotic illness: A comparison of depressed and non-depressed patients with a chronic psychosis. *Psychological Medicine, 23*(2), 387–95.

Bishop, S. J. (2008). Neural mechanisms underlying selective attention to threat. *Annals of the New York Academy of Sciences, 1129*, 141–52.

Bishop, S. J., Jenkins, R. and Lawrence, A. D. (2007). Neural processing of fearful faces: Effects of anxiety are gated by perceptual capacity limitations. *Cerebral Cortex (New York, N.Y.: 1991), 17*(7), 1595–603.

Blackmore, S. J. (1984). A postal survey of OBEs and other experiences. *Journal of the Society for Psychical Research, 52*(796), 225–44.

Blackmore, S. J. and Troscianko, A. (1985). Belief in the paranormal: Probability judgements, illusory control and the 'chance baseline shift'. *British Journal of Psychology, 76*, 459–68.

Blackwood, N., Howard, R., Bentall, R. and Murray, R. (2001). Cognitive neuropsychiatric models of persecutory delusions. *The American Journal of Psychiatry, 158*, 527–39.

Bleuler, E. (1911). Dementia preacox oder der gruppe der schizophrenien. In G. Aschaffenburg (ed.), *Handbuch der geisteskrankheiten.* Leipzig: Deuticke.

Boonstra, N., Sterk, B., Wunderink, L., Sytema, S., De Haan, L. and Wiersma, D. (2011). Association of treatment delay, migration and urbanicity in psychosis. *European Psychiatry: The Journal of the Association of European Psychiatrists, 27*(5), 500–5.

Boonstra, N., Wunderink, L., Sytema, S., and Wiersma, D. (2008). Detection of psychosis by mental health care services: A naturalistic cohort study. *Clinical Practice and Epidemiology in Mental Health: CP and EMH, 4*, 29.

Brakoulias, V., Langdon, R., Sloss, G., Coltheart, M., Meares, R. and Harris, A. (2008). Delusions and reasoning: A study involving cognitive behavioural therapy. *Cognitive Neuropsychiatry, 13*(2), 148–65.

Brébion, G., Gorman, J. M., Amador, X., Malaspina, D. and Sharif, Z. (2002). Source monitoring impairments in schizophrenia: Characterisation and associations with positive and negative symptomatology. *Psychiatry Research, 112*(1), 27–39.

Brennan, J. H. and Hemsley, D. R. (1984). Illusory correlations in paranoid and non-paranoid schizophrenia. *The British Journal of Clinical Psychology/The British Psychological Society, 23*(3), 225–6.

Brockner, J. and Rubin, J. Z. (1985). Entrapment in escalating conflicts: A social psychological analysis. New York: Springer.

Broome, M. R., Johns, L. C., Valli, I., Woolley, J. B., Tabraham, P., Brett, C. *et al.* (2007). Delusion formation and reasoning biases in those at clinical high risk for psychosis. *The British Journal of Psychiatry. Supplement, 51*, s38–42.

Broome, M. R., Woolley, J. B., Johns, L. C., Valmaggia, L. R., Tabraham, P., Gafoor, R. *et al.* (2005a). Outreach and support in south London (OASIS): Implementation of a clinical service for prodromal psychosis and the at risk mental state. *European Psychiatry: The Journal of the Association of European Psychiatrists, 20*(5–6), 372–8.

Broome, M. R., Woolley, J. B., Tabraham, P., Johns, L. C., Bramon, E., Murray, G. K. *et al.* (2005b). What causes the onset of psychosis? *Schizophrenia Research, 79*(1), 23–34.

Brüne, M. (2005). 'Theory of mind' in schizophrenia: A review of the literature. *Schizophrenia Bulletin, 31*(1), 21–42.

Brunelin, J., d'Amato, T., Brun, P., Bediou, B., Kallel, L., Senn, M. *et al.* (2007). Impaired verbal source monitoring in schizophrenia: An intermediate trait vulnerability marker? *Schizophrenia Research, 89*(1–3), 287–92.

Brunet, K., Birchwood, M., Lester, H. and Thornhill, K. (2007). Delays in mental health services and duration of untreated psychosis. *Psychiatric Bulletin, 31*(11), 408–10.

Buchy, L., Woodward, T. S. and Liotti, M. (2007). A cognitive bias against disconfirmatory evidence (BADE) is associated with schizotypy. *Schizophrenia Research, 90*(1–3), 334–7.

Candido, C. L. and Romney, D. M. (1990). Attributional style in paranoid vs. Depressed patients. *The British Journal of Medical Psychology, 63 (Pt 4)*, 355–63.

Cannistraro, P. A. and Rauch, S. L. (2003). Neural circuitry of anxiety: Evidence from structural and functional neuroimaging studies. *Psychopharmacology Bulletin, 37*(4), 8–25.

Cannon, T. D., Cadenhead, K., Cornblatt, B., Woods, S. W., Addington, J., Walker, E. *et al.* (2008). Prediction of psychosis in youth at high clinical risk: A multisite longitudinal study in North America. *Archives of General Psychiatry, 65*(1), 28–37.

Carpenter, W. T. and Strauss, J. S. (1991). The prediction of outcome in schizophrenia. IV: Eleven-year follow-up of the Washington IPSS cohort. *The Journal of Nervous and Mental Disease, 179*(9), 517–25.

Chapman, L. J. and Chapman, J. P. (1967). Genesis of popular but erroneous psychodiagnostic observations. *Journal of Abnormal Psychology, 72*(3), 193–204.

Christensen-Szalanski, J. J. J. and Willham, C. F. (1991). The hindsight bias: A meta-analysis. *Organizational Behaviour and Human Decision Processes, 48*(1), 147–68.

Chudleigh, C., Naismith, S. L., Blaszczynski, A., Hermens, D. F., Hodge, M. A. and Hickie, I. B. (2011). How does social functioning in the early stages of psychosis relate to depression and social anxiety? *Early Intervention in Psychiatry, 5*(3), 224–32.

Colbert, S. M. and Peters, E. R. (2002). Need for closure and jumping-to-conclusions in delusion-prone individuals. *The Journal of Nervous and Mental Disease, 190*(1), 27–31.

Connolly, K. M., Lohr, J. M., Olatunji, B. O., Hahn, K. S. and Williams, N. L. (2009). Information processing in contamination fear: A covariation bias examination of fear and disgust. *Journal of Anxiety Disorders, 23*(1), 60–8.

Conway, C. R., Bollini, A. M., Graham, B. G., Keefe, R. S., Schiffman, S. S. and McEvoy, J. P. (2002). Sensory acuity and reasoning in delusional disorder. *Comprehensive Psychiatry, 43*(3), 175–8.

Corcoran, R., Rowse, G., Moore, R., Blackwood, N., Kinderman, P., Howard, R. *et al.* (2008). A transdiagnostic investigation of 'theory of mind' and 'jumping to conclusions' in patients with persecutory delusions. *Psychological Medicine, 38*(11), 1577–83.

Costafreda, S. G., Brébion, G., Allen, P., McGuire, P. K. and Fu, C. H. (2008). Affective modulation of external misattribution bias in source monitoring in schizophrenia. *Psychological Medicine, 38*(6), 821–4.

Davidson, R. J. (2002). Anxiety and affective style: Role of prefrontal cortex and amygdala. *Biological Psychiatry, 51*(1), 68–80.

Davies, M., Coltheart, M., Langdon, R. and Breen, N. (2001). Monothematic delusions: Towards a two-factor account. *Philosophy Psychiatry and Psychology, 8*(2/3), 133–58.

Davies, M. F. (1993). Dogmatism and the persistence of discredited beliefs. *Journal of Personal and Social Psychology, 19*(6), 692–9.

Davies, M. F. (1998). Dogmatism and belief formation: Output inference in the processing of supporting and contradictory cognitions. *Journal of Personal and Social Psychology, 75*(2), 456–66.

De Jong, P. J., van den Hout, M. and Merkelbach, H. (1995). Covariation bias and the return of fear. *Behaviour Research and Therapy, 33*(2), 211–13.

De Jong, P. J., Merckelbach, H., and Arntz, A. (1995). Covariation bias in phobic women: The relationship between a priori expectancy, on-line expectancy, autonomic responding, and a posteriori contingency judgment. *Journal of Abnormal Psychology, 104*(1), 55.

de Koning, M. B., Bloemen, O. J., van Amelsvoort, T. A., Becker, H. E., Nieman, D. H., van der Gaag, M. *et al.* (2009). Early intervention in patients at ultra high risk of psychosis: Benefits and risks. *Acta Psychiatrica Scandinavica, 119*(6), 426–42.

Derryberry, D. and Reed, M. A. (2002). Anxiety-related attentional biases and their regulation by attentional control. *Journal of Abnormal Psychology, 111*(2), 225–36.

Derryberry, D. and Rothbart, M. K. (1988). Arousal, affect, and attention as components of temperament. *Journal of Personality and Social Psychology, 55*(6), 958–66.

Díez-Alegría, C., Vázquez, C. and Hernández-Lloreda, M. J. (2008). Covariation assessment for neutral and emotional verbal stimuli in paranoid delusions. *The British Journal of Clinical Psychology/The British Psychological Society, 47*(4), 427–37.

Dolan, R. J. and Vuilleumier, P. (2003). *Amygdala automaticity in emotional processing: A heterogeneous set of cognitive abilities (e.g. allocation of attention, inhibitory control, hypothesis generation) governed by the prefrontal cortex*. New York: Oxford University Press.

Drake, R., Haddock, G., Tarrier, N., Bentall, R. and Lewis, S. (2007). The psychotic symptom rating scales (PSYRATS): Their usefulness and properties in first episode psychosis. *Schizophrenia Research, 89*(1–3), 119–22.

Drake, R. J., Haley, C. J., Akhtar, S. and Lewis, S. W. (2000). Causes and consequences of duration of untreated psychosis in schizophrenia. *The British Journal of Psychiatry: The Journal of Mental Science, 177*, 511–15.

Dudley, R. E., J., C. H., Young, A. W. and Over, D. E. (1997a). The effect of self-referent material on the reasoning of people with delusions. *The British Journal of Clinical Psychology/The British Psychological Society, 36*(4), 575–84.

Dudley, R. E., J., C. H., Young, A. W. and Over, D. E. (1997b). Normal and abnormal reasoning in people with delusions. *The British Journal of Clinical Psychology/The British Psychological Society, 36*(2), 243–58.

Dudley, R. E. J. and Over, D. E. (2003). People with delusions jump to conclusions: A theoretical account of research findings on the reasoning of people with delusions. *Clinical Psychology and Psychotherapy, 10*, 263–74.

Eckersley, R. (2011). Troubled youth: An island of misery in an ocean of happiness, or the tip of an iceberg of suffering? *Early Intervention in Psychiatry, 5 Suppl 1*, 6–11.

Ehlers, A., Margraf, J., Davies, S. and Roth, W. T. (1988). Selective processing of threat cues in subjects with panic attack. *Cognition and Emotion, 2*, 201–19.

Eldar, S., Apter, A., Lotan, D., Edgar, K. P., Naim, R., Fox, N. A., Pine, D. S. and Bar-Haim, Y. (2012). Attention bias modification treatment for pediatric anxiety disorders: a randomized controlled trial. *American Journal of Psychiatry, 169*(2), 213–20.

Elstein, A. S. (1989). On the clinical significance of hindsight bias. *Medical Decision Making, 9*(1), 70.

Ensum, I. and Morrison, A. P. (2003). The effects of focus of attention on attributional bias in patients experiencing auditory hallucinations. *Behaviour Research and Therapy, 41*(8), 895–907.

Eysenck, M. W. (1992). *Anxiety: The cognitive perspective.* London: Lawrence Erlbaum Associates.

Eysenck, M. W. and Calvo, M. G. (1992). Anxiety and performance: The processing efficiency theory. *Cognition and Emotion, 6*(6), 409–34.

Fear, C., Sharp, H., and Healy, D. (1996). Cognitive processes in delusional disorders. *The British Journal of Psychiatry: The Journal of Mental Science, 168*(1), 61.

Fear, C. F. and Healy, D. (1997). Probabilistic reasoning in obsessive–compulsive and delusional disorders. *Psychological Medicine, 27*(1), 199–208.

Festinger, L. (1957). *A theory of cognitive dissonance.* Stanford, CA: Stanford University Press.

Fox, E. (1994). Attentional bias in anxiety: A defective inhibition hypothesis. *Cognition and Emotion, 8*(2), 165–95.

Frame, L. and Morrison, A. P. (2001). Causes of posttraumatic stress disorder in psychotic patients. *Archives of General Psychiatry, 58*(3), 305.

Freeman, D., Garety, P. A. and Kuipers, E. (2001). Persecutory delusions: Developing the understanding of belief maintenance and emotional distress. *Psychological Medicine, 31*(7), 1293–306.

Freeman, D., Garety, P. A., Fowler, D., Kuipers, E., Bebbington, P. E. and Dunn, G. (2004). Why do people with delusions fail to choose more realistic explanations for their experiences? An empirical investigation. *Journal of Consulting and Clinical Psychology*, *72*(4), 671–80.

Freeman, D., Garety, P. A., Bebbington, P., Slater, M., Kuipers, E., Fowler, D. *et al.* (2005). The psychology of persecutory ideation II: A virtual reality experimental study. *The Journal of Nervous and Mental Disease*, *193*(5), 309–15.

Freeman, D., Garety, P., Kuipers, E., Colbert, S., Jolley, S., Fowler, D. *et al.* (2006). Delusions and decision-making style: Use of the need for closure scale. *Behaviour Research and Therapy*, *44*(8), 1147–58.

Freeston, M. H., Rheaume, J., Letarte, H., Dugas, M. J. and Ladouceur, R. (1994). Why do people worry? *Personality and Individual Differences*, *17*, 791–802.

French, P. and Morrison, A. P. (2004). Early detection and cognitive therapy for people at high risk of developing psychosis: A treatment approach. Chichester: John Wiley & Sons.

Frenkel, E., Kugelmass, S., Nathan, M. and Ingraham, L. J. (1995). Locus of control and mental health in adolescence and adulthood. *Schizophrenia Bulletin*, *21*(2), 219–26.

Frijda, N. H. (1994). Emotions are functional, most of the time. In P. Ekman and R. J. Davidson (eds), *The nature of emotion: Fundamental questions*. (pp. 112–22). New York: Oxford University Press.

Fusar-Poli, P., Bonoldi, I., Yung, A. R., Borgwardt, S., Kempton, M., Barale, F., *et al.* (2012). Predicting psychosis: A meta-analysis of transition outcomes in individuals at high clinical risk. *Archives of General Psychiatry*, 69(3), 220–29.

Gallup, G. H. and Newport, F. (1991). Belief in paranormal phenomena among adult Americans. *Skeptical Inquirer*, *15*(2), 137–46.

Garety, P. A. and Freeman, D. (1999). Cognitive approaches to delusions: A critical review of theories and evidence. *The British Journal of Clinical Psychology/The British Psychological Society*, *38*(2), 113–54.

Garety, P. A., Bebbington, P., Fowler, D., Freeman, D. and Kuipers, E. (2007). Implications for neurobiological research of cognitive models of psychosis: A theoretical paper. *Psychological Medicine*, *37*(10), 1377–91.

Garety, P. A., Freeman, D., Jolley, S., Dunn, G., Bebbington, P. E., Fowler, D. G. *et al.* (2005). Reasoning, emotions, and delusional conviction in psychosis. *Journal of Abnormal Psychology*, *114*(3), 373–84.

Garety, P. A., Hemsley, D. R. and Wessely, S. (1991). Reasoning in deluded schizophrenic and paranoid patients. Biases in performance on a probabilistic inference task. *The Journal of Nervous and Mental Disease*, *179*(4), 194–201.

Gee, D. G., Karlsgodt, K. H., van Erp, T. G., Bearden, C. E., Lieberman, M. D., Belger, A. *et al.* (2012). Altered age-related trajectories of amygdala-prefrontal circuitry in adolescents at clinical high risk for psychosis: A preliminary study. *Schizophrenia Research*, *134*(1), 1–9.

Glotzbach, E., Ewald, H., Andreatta, M., Pauli, P. and Muhlberger, A. (2012). Contextual fear conditioning predicts subsequent avoidance behaviour in a virtual reality environment. *Cognition and Emotion*, *26*(7), 1256–72.

Goldman, H. H., Skodol, A. E., and Lave, T. R. (1992). Revising axis V for DSM-IV: A review of measures of social functioning. *The American Journal of Psychiatry*, *149*(9), 1148–56.

Gorman, J. M., Kent, J. M., Sullivan, G. M. and Coplan, J. D. (2000). Neuroanatomical hypothesis of panic disorder, revised. *The American Journal of Psychiatry*, *157*(4), 493–505.

Gottesman, I. and Gould, T. (2003). The endophenotype concept in psychiatry: Etymology and strategic intentions. *The American Journal of Psychiatry*, *160*(4), 636–45.

Granholm, E., Ben-Zeev, D. and Link, P. C. (2009). Social disinterest attitudes and group cognitive-behavioral social skills training for functional disability in schizophrenia. *Schizophrenia Bulletin*, *35*(5), 874–83.

Grant, P. M. and Beck, A. T. (2009). Defeatist beliefs as a mediator of cognitive impairment, negative symptoms, and functioning in schizophrenia. *Schizophrenia Bulletin*, *35*(4), 798–806.

Grant, P. M., Huh, G. A., Perivoliotis, D., Stolar, N. M. and Beck, A. T. (2012). Randomized trial to evaluate the efficacy of cognitive therapy for low-functioning patients with schizophrenia. *Archives of General Psychiatry*, *69*(2), 121–7.

Greenwood, C. M., Rangrej, J. and Sun, L. (2007). Optimal selection of markers for validation or replication from genome-wide association studies. *Genetic Epidemiology*, *31*(5), 396–407.

Hall, P. L. and Tarrier, N. (2003). The cognitive-behavioural treatment of low self-esteem in psychotic patients: A pilot study. *Behaviour Research and Therapy*, *41*(3), 317–32.

Hallion, L. S. and Ruscio, A. M. (2011). A meta-analysis of the effect of cognitive bias modification on anxiety and depression. *Psychological Bulletin*, *136*(6), 940–58.

Hanssen, M., Bak, M., Bijl, R., Vollebergh, W. and van Os, J. (2005). The incidence and outcome of subclinical psychotic experiences in the general population. *The British Journal of Clinical Psychology/The British Psychological Society*, *44*(2), 181–91.

Hariri, A. R., Bookheimer, S. Y. and Mazziotta, J. C. (2000). Modulating emotional responses: Effects of a neocortical network on the limbic system. *Neuroreport*, *11*(1), 43–8.

Harrington, L., Siegert, R. J. and McClure, J. (2005). Theory of mind in schizophrenia: A critical review. *Cognitive Neuropsychiatry*, *10*(4), 249–86.

Harvey, A. G., Watkins, E., Mansell, W. and Shafran, R. (2004). *Cognitive behavioural processes across psychological disorders: A transdiagnostic approach to research and treatment.* Oxford: Oxford University Press.

Heilbrun, A. B. J. (1980). Impaired recognition of self-expressed thought in patients with auditory hallucinations. *Journal of Abnormal Psychology*, *89*(6), 728–36.

Henquet, C., Krabbendam, L., Dautzenberg, J., Jolles, J. and Merckelbach, H. (2005). Confusing thoughts and speech: Source monitoring and psychosis. *Psychiatry Research*, *133*(1), 57–63.

Hickie, I. B. (2011). Youth mental health: We know where we are and we can now say where we need to go next. *Early Intervention in Psychiatry*, *5 Suppl 1*, 63–9.

Hoffmann, H., Kupper, Z., and Kunz, B. (2000). Hopelessness and its impact on rehabilitation outcome in schizophrenia: An exploratory study. *Schizophrenia Research*, *43*(2–3), 147–58.

Holton, B. and Pyszczynski, T. (1989). Biased information search in the interpersonal domain. *Personality and Social Psychology Bulletin*, *15*, 42–51.

Hope, D. A., Rapee, R. M., Heimberg, R. G., and Dombeck, M. J. (1990). Representation of the self in social phobia: Vulnerability to social threat. *Cognitive Therapy and Research*, *14*, 177–89.

Howes, O. D. and Kapur, S. (2009). The dopamine hypothesis of schizophrenia: Version iii–the final common pathway. *Schizophrenia Bulletin*, *35*(3), 549–62.

Huq, S. F., Garety, P. A., and Hemsley, D. R. (1988). Probabilistic judgements in deluded and non-deluded subjects. *Quarterly Journal of Experimental Psychology*, *40*(4), 801–12.

Hunter, E. C., Phillips, M. L., Chalder, T., Sierra, M. and David, A. S. (2003). Depersonalisation disorder: A cognitive-behavioural conceptualisation. *Behaviour Research and Therapy*, *41*(12), 1451–67.

Insel, T. R. (2010). Rethinking schizophrenia. *Nature*, *468*(7321), 187–93.

Ising, H. K., Veling, W., Loewy, R. L., Rietveld, M. W., Rietdijk, J., Dragt, S. *et al.* (2012). The validity of the 16-item version of the prodromal questionnaire (PQ-16) to screen for ultra high risk of developing psychosis in the general help-seeking population. *Schizophrenia Bulletin*, *38*(6), 1288–96.

Jackson, C. and Iqbal, Z. (2000). Psychological adjustment to early psychosis. In M. Birchwood, D. Fowler and C. Jackson (eds), *Early intervention in psychosis.* London: John Wiley & Sons.

Janis, I. L. (1982). *Groupthink* (2nd edn., rev. edn.). Boston, MA: Houghton Mifflin.

Janssen, I., Versmissen, D., Campo, J. A., Myin-Germeys, I., van Os, J. and Krabbendam, L. (2006). Attribution style and psychosis: Evidence for an externalizing bias in patients but not in individuals at high risk. *Psychological Medicine*, *36*(6), 771–8.

John, C. and Dodgson, G. (1994). Inductive reasoning in delusional thought. *Journal of Mental Health*, *3*(1), 3–49.

Johns, L. C., Allen, P., Valli, I., Winton-Brown, T., Broome, M., Woolley, J. *et al.* (2010). Impaired verbal self-monitoring in individuals at high risk of psychosis. *Psychological Medicine, 40*, 1433–42.

Johns, L. C., Gregg, L., Allen, P. and McGuire, P. K. (2006). Impaired verbal self-monitoring in psychosis: Effects of state, trait and diagnosis. *Psychological Medicine, 36*(4), 465–74.

Johnston, L. (1996). Resisting change: Information-seeking and stereotype change. *European Journal of Social Psychology, 26*, 799–825.

Johnstone, E. C., Crow, T. J., Johnson, A. L. and MacMillan, J. F. (1986). The Northwick park study of first episodes of schizophrenia. I. Presentation of the illness and problems relating to admission. *The British Journal of Psychiatry: The Journal of Mental Science, 148*(2), 115–20.

Joiner, T. E. (2001). Negative attributional style hopelessness depression and endogeneous depression. *Behaviour Research and Therapy, 39*, 139–49.

Kaney, S. and Bentall, R. P. (1989). Persecutory delusions and attributional style. *The British Journal of Medical Psychology, 62*(2), 191–8.

Kaney, S., Bowen-Jones, K., Dewey, M. E. and Bentall, R. P. (1997). Two predictions about paranoid ideation: Deluded, depressed and normal participants' subjective frequency and consensus judgments for positive, neutral and negative events. *The British Journal of Clinical Psychology/The British Psychological Society, 36*(3), 349–64.

Kay, S. R., Fiszbein, A. and Opler, L. A. (1987). The positive and negative syndrome scale (PANSS) for schizophrenia. *Schizophrenia Bulletin, 13*(2), 261–76.

Keefe, R. S., Arnold, M. C., Bayen, U. J. and Harvey, P. D. (1999). Source monitoring deficits in patients with schizophrenia: A multinomial modelling analysis. *Psychological Medicine, 29*(4), 903–14.

Keefe, R. S., Poe, M. P., McEvoy, J. P. and Vaughan, A. (2003). Source monitoring improvement in patients with schizophrenia receiving antipsychotic medications. *Psychopharmacology (Berlin), 169*(3–4), 383–9.

Kendler, K. S., Gallagher, T. J., Abelson, J. M., and Kessler, R. C. (1996). Lifetime prevalence, demographic risk factors, and diagnostic validity of nonaffective psychosis as assessed in a US community sample. The national comorbidity survey. *Archives of General Psychiatry, 53*(11), 1022–31.

Kennedy, S. J., Rapee, R. M. and Mazurski, E. J. (1997). Covariation bias for phylogenetic versus ontogenetic fear-relevant stimuli. *Behaviour Research and Therapy, 35*(5), 415–22.

Kinderman, P. and Bentall, R. P. (1997). Causal attributions in paranoia and depression: Internal, personal, and situational attributions for negative events. *Journal of Abnormal Psychology, 106*(2), 341–5.

Kinderman, P. and Bentall, R. P. (2000). Self-discrepancies and causal attributions: Studies of hypothesized relationships. *The British Journal of Clinical Psychology/The British Psychological Society, 39*(3), 255–73.

Klosterkötter, J., Hellmich, M., Steinmeyer, E. M. and Schültze-Lutter, F. (2001). Diagnosing schizophrenia in the initial prodromal phase. *Archives of General Psychiatry, 58*(2), 158–64.

Krabbendam, L., Myin-Germeys, I., Hanssen, M., Bijl, R. V., de Graaf, R., Vollebergh, W. *et al.* (2004). Hallucinatory experiences and onset of psychotic disorder: Evidence that the risk is mediated by delusion formation. *Acta Psychiatrica Scandinavica, 110*(4), 264–72.

Lader, M. H. and Wing, L. (1966). *Physiological measures, sedative drugs and morbid anxiety*. New York: Oxford University Press.

Langdon, R., Corner, T., McLaren, J., Ward, P. B. and Coltheart, M. (2006). Externalizing and personalizing biases in persecutory delusions: The relationship with poor insight and theory-of-mind. *Behaviour Research and Therapy, 44*(5), 699–713.

Langdon, R., Ward, P. B. and Coltheart, M. (2010). Reasoning anomalies associated with delusions in schizophrenia. *Schizophrenia Bulletin, 36*(2), 321–30.

Large, M., Nielssen, O., Slade, T. and Harris, A. (2008). Measurement and reporting of the duration of untreated psychosis. *Early Intervention in Psychiatry, 2*(4), 201–11.

Laroi, F., Van der Linden, M. and Marczewski, P. (2004). The effects of emotional salience, cognitive effort and meta-cognitive beliefs on a reality monitoring task in hallucination-prone subjects. *The British Journal of Clinical Psychology/The British Psychological Society*, *43*(Pt 3), 221–33.

Larsen, T. K., Melle, I., Auestad, B., Haahr, U., Joa, I., Johannessen, J. O. *et al.* (2011). Early detection of psychosis: Positive effects on 5-year outcome. *Psychological Medicine*, *41*(7), 1461–9.

Laruelle, M. (2000). The role of endogenous sensitization in the pathophysiology of schizophrenia: Implications from recent brain imaging studies. *Brain Research Reviews*, *31*(2–3), 371–84.

Lecomte, T., Leclerc, C., Corbière, M., Wykes, T., Wallace, C. J. and Spidel, A. (2008). Group cognitive behavior therapy or social skills training for individuals with a recent onset of psychosis? Results of a randomized controlled trial. *The Journal of Nervous and Mental Disease*, *196*(12), 866–75.

LeDoux, J. E. (1996). *The emotional brain*. New York: Simon & Schuster.

LeDoux, J. E. (2000). Emotion circuits in the brain. *Annual Review of Neuroscience*, *23*(1), 155–84.

Leucht, S. and Heres, S. (2006). Epidemiology, clinical consequences, and psychosocial treatment of nonadherence in schizophrenia. *The Journal of Clinical Psychiatry*, *67 Suppl 5*, 3–8.

Levine, E., Jonas, H. and Serper, M. R. (2004). Interpersonal attributional biases in hallucinatory-prone individuals. *Schizophrenia Research*, *69*(1), 23–8.

Lieberman, J. A., Stroup, T. S., McEvoy, J. P., Swartz, M. S., Rosenheck, R. A., Perkins, D. O. *et al.* (2005). Effectiveness of antipsychotic drugs in patients with chronic schizophrenia. *The New England Journal of Medicine*, *353*(12), 1209–23.

Lincoln, T. M., Peter, N., Schäfer, M. and Moritz, S. (2010). From stress to paranoia: An experimental investigation of the moderating and mediating role of reasoning biases. *Psychological Medicine*, *40*(1), 169–71.

Lincoln, T. M., Ziegler, M., Mehl, S. and Rief, W. (2010). The jumping to conclusions bias in delusions: Specificity and changeability. *Journal of Abnormal Psychology*, *119*(1), 40–9.

Linney, Y. M., Peters, E. R. and Ayton, P. (1998). Reasoning biases in delusion-prone individuals. *The British Journal of Clinical Psychology/the British Psychological Society*, *37* (3), 285–302.

Loewy, R. L., Bearden, C. E., Johnson, J. K., Raine, A. and Cannon, T. D. (2005). The prodromal questionnaire (PQ): Preliminary validation of a self-report screening measure for prodromal and psychotic syndromes. *Schizophrenia Research*, *77*(2–3), 141–9.

Lovibond, P., Mitchell, C. J., Minard, E., Brady, A. and Menzies, R. G. (2009). Safety behaviours preserve threat beliefs: protection from extinction of human fear conditioning by an avoidance response. *Behaviour Research and Therapy*, *47*(8), 716–20.

Lundgren, S. R. and Prislin, R. (1998). Motivated cognitive processing and attitude change. *Personality and Social Psychology Bulletin*, *24*, 715–26.

Lyon, H. M., Kaney, S. and Bentall, R. P. (1994). The defensive function of persecutory delusions: Evidence from attribution tasks. *The British Journal of Psychiatry: The Journal of Mental Science*, *164*(5), 637–46.

Lyon, H. M., Startup, M. and Bentall, R. P. (1999). Social cognition and the manic defense: Attributions, selective attention, and self-schema in bipolar affective disorder. *Journal of Abnormal Psychology*, *108*(2), 273–82.

Maher, B. A. (1988). Anomalous experience and delusional thinking: The logic of explanations. In T. F. Oltmanns and B. A. Maher (eds), *Delusional beliefs*. (pp. 15–33). New York: John Wiley & Sons.

Marks, I. M. (1987). *Fears, phobias, and rituals*. New York: Oxford University Press.

Marshall, M., Lewis, S., Lockwood, A., Drake, R., Jones, P. and Croudace, T. (2005). Association between duration of untreated psychosis and outcome in cohorts of first-episode patients: A systematic review. *Archives of General Psychiatry*, *62*(9), 975–83.

Marshall, W. L. (1988). Behaviour therapy. In C. G. Last and M. Hern (eds), *Handbook of anxiety disorders*. (pp. 338–61). Elmsford, NY: Pergamon Press.

Martin, D. J., Oren, Z. and Boone, K. (1991). Major depressives' and dysthymics' performance on the Wisconsin card sorting test. *Journal of Clinical Psychology*, *47*(5), 684–90.

Mateer, C. A. (1999). The rehabilitation of executive disorders. In D. T. Stuss and G. Winocor (eds), *Cognitive neurohabilitation.* (pp. 314–32). New York: Cambridge University Press.

Mathews, A. (1990). Why worry? The cognitive function of anxiety. *Behaviour Research and Therapy*, *28*(6), 455–68.

Mathews, A. and MacLeod, C. (1994). Cognitive approaches to emotion and emotional disorders. *Annual Review of Psychology*, *45*, 25–50.

Mathews, A. and MacLeod, C. (2002). Induced processing biases have causal effects on anxiety. *Cognition and Emotion*, *16*(3), 331–54.

Mathews, A., Mogg, K., Kentish, J. and Eysenck, M. (1995). Effect of psychological treatment on cognitive bias in generalized anxiety disorder. *Behaviour Research and Therapy*, *33*(3), 293–303.

Mattia, J. I., Heimberg, R. G. and Hope, D. A. (1993). The revised Stroop color-naming task in social phobics. *Behaviour Research and Therapy*, *31*(3), 305–13.

Mattick, R. P. and Clarke, J. C. (1998). Development and validation of measures of social phobia scrutiny fear and social interaction anxiety. *Behaviour Research and Therapy*, *36*(4), 455–70.

Mayberg, H. (2003). Modulating dysfunctional limbic–cortical circuits in depression: Towards development of brain-based algorithms for diagnosis and optimised treatment. *British Medical Bulletin*, *65*, 193–207.

McGlashan, T. H., Zipursky, R. B., Perkins, D., Addington, J., Miller, T. J., Woods, S. W., *et al.* (2003). The PRIME North America randomized double-blind clinical trial of olanzapine versus placebo in patients at risk of being prodromally symptomatic for psychosis. I. Study rationale and design. *Schizophrenia Research*, *61*(1), 7–18.

McGlashan, T. H., Zipursky, R. B., Perkins, D., Addington, J., Miller, T., Woods, S. W. *et al.* (2006). Randomized, double-blind trial of olanzapine versus placebo in patients prodromally symptomatic for psychosis. *The American Journal of Psychiatry*, *163*(5), 790–9.

McGorry, P. D. (n.d.). The NEURAPRO-E study: A multicenter randomized controlled trial (RCT) of omega-3 fatty acids and cognitive-behavioural case management for symptomatic patients at ultra-high risk for early progression to schizophrenia and other psychotic disorders to assess the 6-month transition rate to first episode psychosis. Online at: www.anzctr.org.au/Trial/Registration/TrialReview.aspx?ACTRN=12608000475347.

McGorry, P. D. (2010). Risk syndromes, clinical staging and DSM V: New diagnostic infrastructure for early intervention in psychiatry. *Schizophrenia Research*, *120*, 49–53.

McGorry, P. D. (2011). Transition to adulthood: the critical period for pre-emptive, disease-modifying care for schizophrenia and related disorders. *Schizophrenia Bulletin*, *37*(3), 524–30.

McGorry, P. D., Chanen, A., McCarthy, E., Van Riel, R., McKenzie, D. and Singh, B. S. (1991). Posttraumatic stress disorder following recent-onset psychosis. An unrecognized postpsychotic syndrome. *The Journal of Nervous and Mental Disease*, *179*(5), 253–8.

McGorry, P. D., Hickie, I. B., Yung, A. R., Pantelis, C. and Jackson, H. J. (2006). Clinical staging of psychiatric disorders: A heuristic framework for choosing earlier, safer and more effective interventions. *The Australian and New Zealand Journal of Psychiatry*, *40*(8), 616–22.

McGorry, P. D., Nelson, B., Amminger, G. P., Bechdolf, A., Francey, S. M., Berger, G. *et al.* (2009). Intervention in individuals at ultra high risk for psychosis: A review and future directions. *The Journal of Clinical Psychiatry*, *70*(9), 1206–12.

McGorry, P. D., Yung, A. R. and Phillips, L. J. (2003). The 'close-in' or ultra high-risk model: A safe and effective strategy for research and clinical intervention in prepsychotic mental disorder. *Schizophrenia Bulletin*, *29*(4), 771–90.

McGorry, P. D., Yung, A. R., Phillips, L. J., Yuen, H. P., Francey, S., Cosgrave, E. M. *et al.* (2002). Randomized controlled trial of interventions designed to reduce the risk of progression to first-episode psychosis in a clinical sample with subthreshold symptoms. *Archives of General Psychiatry*, *59*(10), 921–8.

McKay, R., Langdon, R. and Coltheart, M. (2006). Need for closure, jumping to conclusions, and decisiveness in delusion-prone individuals. *The Journal of Nervous and Mental Disease*, *194*(6), 422–6.

Melle, I., Larsen, T. K., Haahr, U., Friis, S., Johannesen, J. O., Opjordsmoen, S., *et al.* (2008). Prevention of negative symptom psychopathologies in first-episode schizophrenia: Two-year effects of reducing the duration of untreated psychosis. *Archives of General Psychiatry*, *65*(6), 634–40.

Menon, M., Mizrahi, R. and Kapur, S. (2008). 'Jumping to conclusions' and delusions in psychosis: Relationship and response to treatment. *Schizophrenia Research*, *98*(1–3), 225–31.

Menon, M., Pomarol-Clotet, E., McKenna, P. J. and McCarthy, R. A. (2006). Probabilistic reasoning in schizophrenia: A comparison of the performance of deluded and nondeluded schizophrenic patients and exploration of possible cognitive underpinnings. *Cognitive Neuropsychiatry*, *11*(6), 521–36.

Merrin, J., Kinderman, P. and Bentall, R. P. (2007). 'Jumping to conclusions' and attributional style in persecutory delusions. *Cognitive Therapy Research*, *31*(6), 741–58.

Miller, G. (2010). Beyond DSM: Seeking a brain-based classification of mental illness. *Science*, *327*(5972), 1437.

Miller, G. and Holden, C. (2010). Proposed revisions to psychiatry's canon unveiled. *Science*, *327*(5967), 770.

Miller, T. J., McGlashan, T. H., Rosen, J. L., Cadenhead, K., Cannon, T., Ventura, J. *et al.* (2003). Prodromal assessment with the structured interview for prodromal syndromes and the scale of prodromal symptoms: Predictive validity, interrater reliability, and training to reliability. *Schizophrenia Bulletin*, *29*(4), 703–15.

Miller, T. J., McGlashan, T. H., Rosen, J. L., Somjee, L., Markovich, P. J., Stein, K. *et al.* (2002). Prospective diagnosis of the initial prodrome for schizophrenia based on the structured interview for prodromal syndromes: Preliminary evidence of interrater reliability and predictive validity. *The American Journal of Psychiatry*, *159*(5), 863–5.

Mineka, S. and Sutton, S. K. (1992). Cognitive biases and the emotional disorders. *Psychological Science*, *3*(1), 65.

Mogg, K. and Bradley, B. P. (1998). A cognitive–motivational analysis of anxiety. *Behaviour Research and Therapy*, *36*(9), 809–48.

Mohlman, J. and Gorman, J. M. (2005). The role of executive functioning in CBT: A pilot study with anxious older adults. *Behaviour Research and Therapy*, *43*(4), 447–65.

Moore, M. T. and Fresco, D. M. (2007). The relationship of explanatory flexibility to explanatory style. *Behavior Therapy*, *38*(4), 325–32.

Moritz, S. and Woodward, T. S. (2005). Jumping to conclusions in delusional and non-delusional schizophrenic patients. *The British Journal of Clinical Psychology/The British Psychological Society*, *44*(Pt 2), 193–207.

Moritz, S. and Woodward, T. S. (2006). A generalized bias against disconfirmatory evidence in schizophrenia. *Psychiatry Research*, *142*(2–3), 157–65.

Moritz, S. and Woodward, T. S. (2007a). Metacognitive training for schizophrenia patients (MCT): A pilot study on feasibility, treatment adherence, and subjective efficacy. *German Journal of Psychiatry*, *10*, 69–78.

Moritz, S. and Woodward, T. S. (2007b). Metacognitive training in schizophrenia: From basic research to knowledge translation and intervention. *Current Opinion in Psychiatry*, *20*(6), 619–25.

Moritz, S., Kerstan, A., Veckenstedt, R., Randjbar, S., Vitzthum, F., Schmidt, C. *et al.* (2011). Further evidence for the efficacy of a metacognitive group training in schizophrenia. *Behaviour Research and Therapy*, *49*(3), 151–7.

Moritz, S., Veckenstedt, R., Randjbar, S., Hottenrott, B., Woodward, T. S., von Eckstaedt, F. V. *et al.* (2009). Decision making under uncertainty and mood induction: Further evidence for liberal acceptance in schizophrenia. *Psychological Medicine*, *39*(11), 1821–9.

Moritz, S., Vitzthum, F., Randjbar, S., Veckenstedt, R. and Woodward, T. S. (2010). Detecting and defusing cognitive traps: Metacognitive intervention in schizophrenia. *Current Opinion in Psychiatry, 23*(6), 561–9.

Moritz, S., Woodward, T. S. and Ruff, C. C. (2003). Source monitoring and memory confidence in schizophrenia. *Psychological Medicine, 33*(1), 131–9.

Morrison, A. P. and Haddock, G. (1997). Cognitive factors in source monitoring and auditory hallucinations. *Psychological Medicine, 27*(03), 669–79.

Morrison, A. P., French, P., Parker, S., Roberts, M., Stevens, H., Bentall, R. P. *et al.* (2007). Three-year follow-up of a randomized controlled trial of cognitive therapy for the prevention of psychosis in people at ultrahigh risk. *Schizophrenia Bulletin, 33*(3), 682–7.

Morrison, A. P., French, P., Stewart, S. L. K., Birchwood, M., Fowler, D., Gumley, I. *et al.* (2012). Early detection and intervention evaluation for people at risk of psychosis: Multisite randomised controlled trial. *British Medical Journal (Clinical Research Ed.), 344*(apr05 1), e2233.

Morrison, A. P., French, P., Walford, L., Lewis, S. W., Kilcommons, A., Green, J. *et al.* (2004). Cognitive therapy for the prevention of psychosis in people at ultra-high risk: Randomised controlled trial. *The British Journal of Psychiatry: The Journal of Mental Science, 185*, 291–7.

Morrison, A. P., Gumley, A. I., Ashcroft, K., Manousos, I. R., White, R., Gillan, K. *et al.* (2011a). Metacognition and persecutory delusions: Tests of a metacognitive model in a clinical population and comparisons with non-patients. *The British Journal of Clinical Psychology/The British Psychological Society, 50*, 223–33.

Morrison, A. P., Stewart, S. L., French, P., Bentall, R. P., Birchwood, M., Byrne, R. *et al.* (2011b). Early detection and intervention evaluation for people at high-risk of psychosis-2 (EDIE-2): Trial rationale, design and baseline characteristics. *Early Intervention in Psychiatry, 5*(1), 24–32.

Mortimer, A. M., Bentham, P., McKay, A. P., Quemada, I., Clare, L., Eastwood, N. *et al.* (1996). Delusions in schizophrenia: A phenomenological and psychological exploration. *Cognitive Neuropsychiatry, 1*(4), 289–304.

Moutoussis, M., Bentall, R. P., Williams, J. and Dayan, P. (2008). A temporal difference account of avoidance learning. *Network (Bristol, England), 19*(2), 137–60.

Moutoussis, M., Williams, J., Dayan, P. and Bentall, R. P. (2007). Persecutory delusions and the conditioned avoidance paradigm: Towards an integration of the psychology and biology of paranoia. *Cognitive Neuropsychiatry, 12*(6), 495–510.

Mowrer, O. H. (1960). *Learning theory and behaviour.* Oxford: John Wiley & Sons.

Muris, P., Merckelbach, H. and van Spauwen, I. (2003). The emotional reasoning heuristic in children. *Behaviour Research and Therapy, 41*(3), 261–72.

Muris, P., Merkelbach, H., Schepers, S. and Meesters, C. (2003). Anxiety, threat perception abnormalities, and emotional reasoning in nonclinical Dutch children. *Journal of Clinical Child Adolescent Psychology, 32*(3), 453–59.

Nelson, B. and Yung, A. R. (2007). When things are not as they seem: Detecting first-episode psychosis upon referral to ultra high risk ('prodromal') clinics. *Early Intervention in Psychiatry, 1*(2), 208–11.

Nelson, B., Thompson, A. and Yung, A. R. (2012). Basic self-disturbance predicts psychosis onset in the ultra high risk for psychosis 'prodromal' population. *Schizophrenia Bulletin, 37*(1), 61–72.

Nelson, B., Yung, A. R., Bechdolf, A. and McGorry, P. D. (2008). The phenomenological critique and self-disturbance: Implications for ultra-high risk ('prodrome') research. *Schizophrenia Bulletin, 34*(2), 381–92.

Nemeth, C. J. and Rogers, J. (1996). Dissent and the search for information. *British Journal of Social Psychology, 35*, 67–76.

NICE (2009, March). Schizophrenia: Core interventions in the treatment and management of schizophrenia in primary and secondary care (update). London: National Institute of Clinical Excellence.

Nieman, D. H., Rike, W. H., Becker, H. E., Dingemans, P. M., van Amelsvoort, T. A., de Haan, L. *et al.* (2009). Prescription of antipsychotic medication to patients at ultra high risk of developing psychosis. *International Clinical Psychopharmacology*, *24*(4), 223–8.

Nienow, T. M. and Docherty, N. M. (2004). Internal source monitoring and thought disorder in schizophrenia. *The Journal of Nervous and Mental Disease*, *192*(10), 696–700.

Nordentoft, M., Thorup, A., Petersen, L., Ohlenschlaeger, J., Melau, M., Christensen, T. O. *et al.* (2006). Transition rates from schizotypal disorder to psychotic disorder for first-contact patients included in the OPUS trial. A randomized clinical trial of integrated treatment and standard treatment. *Schizophrenia Research*, *83*(1), 29–40.

Norman, D. A. and Shallice, T. (1986). Attention to action: Willed and automatic control of behavior. In R. J. Davidson, G. E. Schwarts and D. Shapiro (eds), *Consciousness and self-regulation.* (pp. 1–18). New York: Plenum Press.

Ohayon, M. M. (2000). Prevalence of hallucinations and their pathological associations in the general population. *Psychiatry Research*, *97*(2–3), 153–64.

Palaniyappan, L., Mallikarjun, P., Joseph, V., White, T. P. and Liddle, P. F. (2010). Reality distortion is related to the structure of the salience network in schizophrenia. *Psychological Medicine*, *41*(8), 1701–8.

Pelletier, M., Bouthillier, A., Levesque, J., Carrier, S., Breault, C., Paquette, V. *et al.* (2003). Separate neural circuits for primary emotions? Brain activity during self-induced sadness and happiness in professional actors. *Neuroreport*, *14*(8), 1111–16.

Perivoliotis, D., Morrison, A. P., Grant, P. M., French, P. and Beck, A. T. (2009). Negative performance beliefs and negative symptoms in individuals at ultra-high risk of psychosis: A preliminary study. *Psychopathology*, *42*(6), 375–9.

Perkins, D. O., Gu, H., Boteva, K. and Lieberman, J. A. (2005). Relationship between duration of untreated psychosis and outcome in first-episode schizophrenia: A critical review and meta-analysis. *The American Journal of Psychiatry*, *162*(10), 1785–804.

Pessoa, L., Padmala, S. and Morland, T. (2005). Fate of unattended fearful faces in the amygdala is determined by both attentional resources and cognitive modulation. *NeuroImage*, *28*(1), 249–55.

Peters, E. and Garety, P. (2006). Cognitive functioning in delusions: A longitudinal analysis. *Behaviour Research and Therapy*, *44*(4), 481–514.

Peters, E., Colbert, S., Linney, Y., Lawrence, E. and Garety, P. (2003). Cognitive biases involved in the formation of delusional beliefs. *International Congress on Schizophrenia Research*, 178.

Peters, E. R., Thornton, P., Siksou, L., Linney, Y. and MacCabe, J. H. (2008). Specificity of the jump-to-conclusions bias in deluded patients. *The British Journal of Clinical Psychology/The British Psychological Society*, *47*(Pt 2), 239–44.

Phillips, L. J., McGorry, P. D., Yuen, H. P., Ward, J., Donovan, K., Kelly, D. *et al.* (2007). Medium term follow-up of a randomized controlled trial of interventions for young people at ultra high risk of psychosis. *Schizophrenia Research*, *96*(1–3), 25–33.

Pinkley, R. L., Griffith, T. L. and Northcraft, G. B. (1995). 'Fixed pie' a la mode: Information availability, information processing, and the negotiation of suboptimal agreements. *Organizational Behaviour and Human Decision Porcesses*, *62*, 101–12.

Posner, M. I. and Rothbart, M. K. (1998). Attention, self-regulation, and consciousness. *Philosophical Transcripts of the Royal Society of London*, *B353*, 1915–27.

Poulton, R., Caspi, A., Moffitt, T. E., Cannon, M., Murray, R. and Harrington, H. (2000). Children's self-reported psychotic symptoms and adult schizophreniform disorder: A 15-year longitudinal study. *Archives of General Psychiatry*, *57*(11), 1053–8.

Priebe, S., Huxley, P., Knight, S. and Evans, S. (1999). Application and results of the Manchester short assessment of quality of life (MANSA). *The International Journal of Social Psychiatry*, *45*(1), 7–12.

Rachman, S. (2004). Fear of contamination. *Behaviour Research and Therapy*, *42*(11), 1227–55.

Rasmussen, S. and Eisen, J. (1989). The epidemiology and clinical features of obsessive compulsive disorder. *Psychiatric Clinics of North America*, *98*, 743–58.

Rietdijk, J., Klaassen, R., Ising, H., Dragt, S., Nieman, D. H., van de Kamp, J. *et al.* (2012). Detection of people at risk of developing a first psychosis: Comparison of two recruitment strategies. *Acta Psychiatrica Scandinavica*, 126, 21–30.

Rietdijk, J., Linszen, D. and van der Gaag, M. (2011). Field testing attenuated psychosis syndrome criteria. *The American Journal of Psychiatry*, *168*(11), 1221.

Rosenthal, R. and Rubin, D. B. (1982). A simple, general purpose display of magnitude of experimental effect. *Journal of Educational Psychology*, *74*(2), 166.

Ross, K., Freeman, D., Dunn, G. and Garety, P. (2011). A randomized experimental investigation of reasoning training for people with delusions. *Schizophrenia Bulletin*, *37*(2), 324–33.

Rössler, W., Hengartner, M. P., Ajdacic-Gross, V., Haker, H., Gamma, A. and Angst, J. (2011). Sub-clinical psychosis symptoms in young adults are risk factors for subsequent common mental disorders. *Schizophrenia Research*, *131*(1–3), 18–23.

Rudnick, A. (2003). Paranoia and reinforced dogmatism. *Philosophy of the Social Sciences*, *33*(3), 339.

Rudski, J. M. (2002). Hindsight and confirmation biases in an exercise in telepathy. *Psychological Reports*, *91*(3 Pt 1), 899–906.

Ruhrmann, S., Schultze-Lutter, F., Salokangas, R. K., Heinimaa, M., Linszen, D., Dingemans, P. *et al.* (2010). Prediction of psychosis in adolescents and young adults at high risk: Results from the prospective European prediction of psychosis study. *Archives of General Psychiatry*, *67*(3), 241–51.

Salkovskis, P. M. (1991). The importance of behaviour in the maintenance of anxiety and panic: A cognitive account. *Behavioural Psychotherapy*, *19*, 6–19.

Sass, L. A. and Parnas, J. (2003). Schizophrenia, consciousness, and the self. *Schizophrenia Bulletin*, *29*(3), 427–44.

Schienle, A., Vaitl, D. and Stark, R. (1996). Covariation bias and paranormal belief. *Psychological Reports*, *78*(1), 291–95.

Schültze-Lutter, F. and Klosterkötter, J. (2002). *Bonn scale for the assessment of basic symptoms: Prediction list (BSABS-P)*. Cologne: University of Cologne.

Schwarz, N. and Clore, G. L. (1983). Mood, misattribution and judgments of well being: Informative and directive functions of affective states. *Journal of Personality and Social Psychology*, *45*, 513–23.

Schwarz, N. and Clore, G. L. (1988). How do I feel about it? The informative function of affective states. In K. Fiedler and J. P. Forgas (eds), *Affect, cognition and social behaviour*. (pp. 44–62). Toronto: Hogrefe.

Sharp, H., Fear, C. and Healy, D. (1997). Attributional style and delusions: An investigation based on delusional content. *European Psychiatry: The Journal of the Association of European Psychiatrists*, *12*(1), 1–7.

Shin, L. M., Rauch, S. L. and Pitman, R. K. (2006). Amygdala, medial prefrontal cortex, and hippocampal function in PTSD. *Annals of the New York Academy of Sciences*, *1071*, 67–79.

Silverman, R. J. and Peterson, C. (1993). Explanatory style in schizophrenic and depressed outpatients. *Cognitive Therapy and Research*, *17*, 457–70.

Simon, A. E., Cattapan-Ludewig, K., Gruber, K., Ouertani, J., Zimmer, A., Roth, B. *et al.* (2009). Subclinical hallucinations in adolescent outpatients: An outcome study. *Schizophrenia Research*, *108*(1–3), 265–71.

So, S. H., Freeman, D. and Garety, P. (2008). Impact of state anxiety on the jumping to conclusions delusion bias. *The Australian and New Zealand Journal of Psychiatry*, *42*(10), 879–86.

Spauwen, J., Krabbendam, L., Lieb, R., Wittchen, H. U. and van Os, J. (2003). Sex differences in psychosis: Normal or pathological? *Schizophrenia Research*, *62*(1–2), 45–9.

Startup, H., Freeman, D. and Garety, P. A. (2008). Jumping to conclusions and persecutory delusions. *European Psychiatry: The Journal of the Association of European Psychiatrists*, *23*(6), 457–9.

Startup, M., Startup, S. and Sedgman, A. (2008). Immediate source-monitoring, self-focused attention and the positive symptoms of schizophrenia. *Behaviour Research and Therapy*, *46*(10), 1176–80.

Stein, D. J., Westenberg, H. G. and Liebowitz, M. R. (2002). Social anxiety disorder and generalized anxiety disorder: Serotonergic and dopaminergic neurocircuitry. *The Journal of Clinical Psychiatry*, *63 Suppl 6*, 12–9.

Strunk, D. R. and Adler, A. D. (2009). Cognitive biases in three prediction tasks: A test of the cognitive model of depression. *Behaviour Research and Therapy*, *47*(1), 34–40.

Taylor, K. N., Graves, A. and Stopa, L. (2009). Strategic cognition in paranoia: The use of thought control strategies in a non-clinical population. *Behavioural and Cognitive Psychotherapy*, *37*(1), 25–38.

Tomarken, A. J., Mineka, S. and Cook, M. (1989). Fear-relevant selective associations and covariation bias. *Journal of Abnormal Psychology*, *98*(4), 381–94.

van Dael, F., Versmissen, D., Janssen, I., Myin-Germeys, I., van Os, J. and Krabbendam, L. (2006). Data gathering: Biased in psychosis? *Schizophrenia Bulletin*, *32*(2), 341–51.

van der Gaag, M., Nieman, D. H., Rietdijk, J., Dragt, S., Ising, H. K., Klaassen, R. M. *et al.* (2012). Cognitive behavioral therapy for subjects at ultrahigh risk for developing psychosis: A randomized controlled clinical trial. *Schizophrenia Bulletin*, *38*(6), 1180–8.

van der Gaag, M., van Oosterhout, B., Daalman, K., Sommer, I. E. and Korrelboom, K. (2012). Initial evaluation of the effects of competitive memory training (COMET) on depression in schizophrenia-spectrum patients with persistent auditory verbal hallucinations: A randomized controlled trial. *The British Journal of Clinical Psychology/The British Psychological Society*, *51*(2), 158–71.

van der Gaag, M., Schütz, C., Ten Napel, A., Landa, Y., Delespaul, P., Bak, M., *et al.* (2013). Development of the Davos Assessment of Cognitive Biases Scale (DACOBS). *Schizophrenia Research 144*(1–3), 63–71

van Os, J. and Delespaul, P. (2005). Toward a world consensus on prevention of schizophrenia. *Dialogues in Clinical Neuroscience*, *7*(1), 53–67.

van Os, J., Hanssen, M., Bijl, R. V. and Vollebergh, W. (2001). Prevalence of psychotic disorder and community level of psychotic symptoms: An urban-rural comparison. *Archives of General Psychiatry*, *58*(7), 663–8.

Vuilleumier, P., Armony, J. L., Driver, J. and Dolan, R. J. (2001). Effects of attention and emotion on face processing in the human brain: An event-related fMRI study. *Neuron*, *30*(3), 829–41.

Warman, D. M. and Martin, J. M. (2006a). Cognitive insight and delusion proneness: An investigation using the beck cognitive insight scale. *Schizophrenia Research*, *84*(2–3), 297–304.

Warman, D. M. and Martin, J. M. (2006b). Jumping to conclusions and delusion proneness: The impact of emotionally salient stimuli. *The Journal of Nervous and Mental Disease*, *194*(10), 760–5.

Warman, D. M., Lysaker, P. H., Martin, J. M., Davis, L. and Haudenschield, S. L. (2007). Jumping to conclusions and the continuum of delusional beliefs. *Behaviour Research and Therapy*, *45*(6), 1255–69.

Waters, F. A. and Badcock, J. C. (2010). First-Rank symptoms in schizophrenia: Reexamining mechanisms of self-recognition. *Schizophrenia Bulletin*, *36*(3), 510–17.

Wells, A. and Matthews, G. (1996). Modelling cognition in emotional disorder: The S-REF model. *Behaviour Research and Therapy*, *34*(11–12), 881–8.

White, L. O. and Mansell, W. (2009). Failing to ponder? Delusion-prone individuals rush to conclusions. *Clinical Psychology and Psychotherapy*, *16*(2), 111–24.

Wiersma, D., Nienhuis, F. J., Slooff, C. J. and Giel, R. (1998). Natural course of schizophrenic disorders: A 15-year followup of a Dutch incidence cohort. *Schizophrenia Bulletin*, *24*(1), 75–85.

Williams, J. M. G., Watts, F., MacLeod, C. and Mathews, A. (1988). *Cognitive psychology and emotional disorders* (1st edn.). Chichester: John Wiley & Sons.

Williams, J. M. G., Watts, F. N., MacLeod, C. and Matthews, A. (1997). *Cognitive psychology and emotional disorders* (2nd edn.). Chichester: John Wiley & Sons.

Woodward, T. S., Buchy, L., Moritz, S. and Liotti, M. (2007). A bias against disconfirmatory evidence is associated with delusion proneness in a nonclinical sample. *Schizophrenia Bulletin, 33*(4), 1023–8.

Woodward, T. S., Menon, M. and Whitman, J. C. (2007). Source monitoring biases and auditory hallucinations. *Cognitive Neuropsychiatry, 12*(6), 477–94.

Woodward, T. S., Moritz, S., Arnold, M. M., Cuttler, C., Whitman, J. C. and Lindsay, D. S. (2006a). Increased hindsight bias in schizophrenia. *Neuropsychology, 20*(4), 461–7.

Woodward, T. S., Moritz, S., Cuttler, C. and Whitman, J. C. (2006b). The contribution of a cognitive bias against disconfirmatory evidence (BADE) to delusions in schizophrenia. *Journal of Clinical and Experimental Neuropsychology, 28*(4), 605–17.

Woodward, T. S., Moritz, S., Menon, M. and Klinge, R. (2008). Belief inflexibility in schizophrenia. *Cognitive Neuropsychiatry, 13*(3), 267–77.

Woodward, T. S., Munz, M., Leclerc, C. and Lecomte, T. (2009). Change in delusions is associated with change in 'jumping to conclusions'. *Psychiatry Research, 170*, 124–7.

World Health Organization (1999). *Schedules for clinical assessment in neuropsychiatry* (Version 2.1 edn.). Geneva, Switzerland.

Wunderink, A., Nienhuis, F. J., Sytema, S. and Wiersma, D. (2006). Treatment delay and response rate in first episode psychosis. *Acta Psychiatrica Scandinavica, 113*(4), 332–9.

Young, H. F. and Bentall, R. P. (1997). Probabilistic reasoning in deluded, depressed and normal subjects: Effects of task difficulty and meaningful versus non-meaningful material. *Psychological Medicine, 27*(2), 455–65.

Yung, A. R. and McGorry, P. D. (1996). The prodromal phase of first-episode psychosis: Past and current conceptualizations. *Schizophrenia Bulletin, 22*(2), 353–70.

Yung, A. R. and Nelson, B. (2011). Young people at ultra high risk for psychosis: A research update. *Early Intervention in Psychiatry, 5 Suppl 1*, 52–7.

Yung, A. R., Nelson, B., Stanford, C., Simmons, M. B., Cosgrave, E. M., Killackey, E. *et al.* (2008). Validation of 'prodromal' criteria to detect individuals at ultra high risk of psychosis: 2 year follow-up. *Schizophrenia Research, 105*(1–3), 10–17.

Yung, A. R., Phillips, L. J., McGorry, P. D., McFarlane, C. A., Francey, S., Harrigan, S. *et al.* (1998). Prediction of psychosis. A step towards indicated prevention of schizophrenia. *The British Journal of Psychiatry. Suppl. 172*(33), 14–20.

Yung, A. R., Phillips, L. J., Nelson, B., Francey, S. M., Panyuen, H., Simmons, M. B. *et al.* (2011). Randomized controlled trial of interventions for young people at ultra high risk for psychosis: 6-month analysis. *The Journal of Clinical Psychiatry, 72*(4), 430–40.

Yung, A. R., Phillips, L. J., Yuen, H. P. and McGorry, P. D. (2004). Risk factors for psychosis in an ultra high-risk group: Psychopathology and clinical features. *Schizophrenia Research, 67*(2–3), 131–42.

Yung, A. R., Phillips, L. J., Yuen, H. P., Francey, S. M., McFarlane, C. A., Hallgren, M. *et al.* (2003). Psychosis prediction: 12-month follow up of a high-risk ('prodromal') group. *Schizophrenia Research, 60*(1), 21–32.

Yung, A. R., Yuen, H. P., Berger, G., Francey, S., Hung, T. C., Nelson, B. *et al.* (2007). Declining transition rate in ultra high risk (prodromal) services: Dilution or reduction of risk? *Schizophrenia Bulletin, 33*(3), 673–81.

Yung, A. R., Yuen, H. P., McGorry, P. D., Phillips, L. J., Kelly, D., Dell'Olio, M. *et al.* (2005). Mapping the onset of psychosis: The comprehensive assessment of at-risk mental states. *The Australian and New Zealand Journal of Psychiatry, 39*(11–12), 964–71.

Zawadzki, J. A., Woodward, T. S., Sokolowski, H. M., Boon, H. S., Wong, A. H., and Menon, M. (2012). Cognitive factors associated with subclinical delusional ideation in the general population. *Psychiatry Research, 197*(3), 345–9.

찾아보기

(ㄷ)

(ㄹ)

(ㅁ)

(ㅂ)

(ㅅ)

(ㅇ)

(ㅈ)

(ㅊ)

(ㅌ)

(ㅍ)

(ㅎ)

역자 약력

정 도 윤

- 인제대학교 의과대학 졸업
- 정신건강의학과 전문의, 의학박사
- 인제대학교 부산백병원 정신건강의학과 부교수
- 범죄피해트라우마통합지원기관 부산스마일센터장

정 성 수

- 경북대학교 의과대학 졸업
- 정신건강의학과 전문의
- 동래나눔과행복병원 원장

김 성 진

- 인제대학교 의과대학 졸업
- 정신건강의학과 전문의
- 인제대학교 부산백병원 정신건강의학과 임상강사

정신병 고위험군을 위한 인지행동치료

초발 삽화 정신병의 위험이 있는 사람들에 대한 인지행동치료

초판인쇄일 2017년 12월 08일
초판발행일 2017년 12월 15일

저 자 Mark van der Gaag, Dorien Nieman and David van den Berg
옮 긴 이 정도운 · 정성수 · 김성진
펴 낸 이 오무근

펴 낸 곳 韓國하나醫學社
주 소 서울시 서대문구 거북골로 7-7 하나빌딩 1층
출 판 등 록 제25100-2013-000061호(1988. 4. 1)
전 화 (02)730-2555, 2556
팩 스 (02)730-2557
이 메 일 hanampc1@naver.com
홈 페 이 지 www.hanampc.co.kr

가격 20,000원

◆ 역자와의 합의로 인지 생략
◆ 잘못된 책은 구입처에서 교환하여 드립니다.
ISBN 979-11-85696-49-2 93510